替牙列期矫治实践
——基于无托槽隐形矫治系统的诊疗策略与流程

Mixed Dentition Treatment with Clear Aligners
—Basic Concepts and Clinical Practice

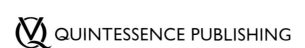

QUINTESSENCE PUBLISHING

Berlin | Chicago | Tokyo
Barcelona | London | Milan | Mexico City | Paris | Prague | Seoul | Warsaw
Beijing | Istanbul | Sao Paulo | Zagreb

Mixed Dentition Treatment with Clear Aligners

—Basic Concepts and Clinical Practice

替牙列期矫治实践

——基于无托槽隐形矫治系统的诊疗策略与流程

刘思琦　编著

北方联合出版传媒（集团）股份有限公司

辽宁科学技术出版社

图文编辑

张　浩　刘玉卿　肖　艳　刘　菲　康　鹤　王静雅　纪凤薇　杨　洋　戴　军　张军林

图书在版编目（CIP）数据

替牙列期矫治实践：基于无托槽隐形矫治系统的诊疗策略与流程 / 刘思琦编著. -- 沈阳：辽宁科学技术出版社，2025. 1 (2025. 3重印). -- ISBN 978-7-5591-3798-2

Ⅰ. R783.5

中国国家版本馆CIP数据核字第2024QJ4672号

出版发行：辽宁科学技术出版社
　　　　　（地址：沈阳市和平区十一纬路25号　邮编：110003）
印　刷　者：凸版艺彩（东莞）印刷有限公司
经　销　者：各地新华书店
幅面尺寸：210mm×285mm
印　　张：16.5
插　　页：4
字　　数：330千字
出版时间：2025年1月第1版
印刷时间：2025年3月第2次印刷
出　品　人：陈　刚
责任编辑：殷　欣
封面设计：周　洁
版式设计：周　洁　郭芷夷
责任校对：李　硕

书　　号：ISBN 978-7-5591-3798-2
定　　价：298.00元

投稿热线：024-23280336
邮购热线：024-23280336
E-mail: irisin0120@163.com / cyclonechen@126.com
http://www.lnkj.com.cn

作者简介
Author

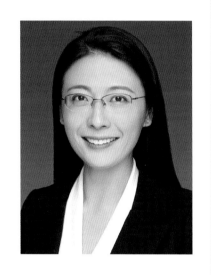

刘思琦

北京大学口腔医院门诊部正畸科副主任医师，门诊部医疗质控负责人。

口腔正畸学博士。毕业于北京大学口腔医学院，师从许天民教授。美国凯斯西储大学（Case Western Reserve University）访问学习，美国太平洋大学亚瑟杜戈尼牙医学院（University of the Pacific，Arthur A. Dugoni School of Dentistry）访问学者。PASS矫治技术教官。美国Angle Society会员。

作为项目负责人完成北京大学口腔医院门诊部新技术新疗法2项；作为主要参与人参加国家国际科技合作专项研究1项、北京市自然科学基金项目1项、中国科学技术协会项目1项。发表中英文论文10余篇，其中2篇入选领跑者5000中国精品科技期刊顶尖学术论文。参译正畸著作2部。

以颅颌生长发育评估及正畸系列矫治为临床特色，在临床工作中熟练开展青少年生理性支抗矫治（PASS）体系治疗，并进行成人多学科联合治疗。

序一
Foreword

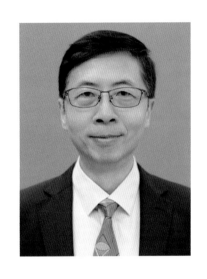

　　无托槽隐形矫治器是一种借助于数字化技术进行可视化设计，再利用3D打印和热压成型技术进行制作的新型矫治器。由于数字化技术能够根据正畸医生的意图精准设计牙齿的目标位置和矫治过程，以及高分子膜片具有的美观且舒适的特点，这一新型矫治器受到越来越多患者的喜爱。然而这种矫治器在简化了医生手工操作难度的同时，却给正畸医生的设计提出了全新的挑战。正畸医生将不得不去面对预测全疗程牙齿移动所需要的力系统、矫治器膜片的材料性能及衰变特点、患者的配合度等一系列不确定的因素，对于替牙列期的患者，正畸医生还要预测牙列生理性的变化规律，作者刘思琦医生无疑选择了一条艰难的探索之旅。

　　幸运的是，刘思琦医生的求学生涯使她在颅面生长发育和隐形矫治器这两个正畸学细分领域都具备了充分的知识积累，加上她个人对正畸临床研究的兴趣和持之以恒的探索精神，使她在隐形矫治器对替牙列期患儿的治疗方面摸索出了一套自己的心得体会，她在这本专著中分享了她亲历的一系列替牙列期病例用隐形矫治器治疗的设计思路和体会，相信对于希望开展隐形矫治器早期治疗的年轻医生会有所启发。在书中她特别强调了对青少年颅面生长发育知识的掌握是早期矫治能否成功的关键，并在第1章和第2章介绍了开展早期矫治所必需的牙列生长发育规律，其中不乏颅面生长发育方面最新的研究成果。

　　青少年早期矫治是近年来受关注度比较高的话题，我相信不同的矫治器在处理不同的错𬌗畸形上会有不同的特点，所以正畸医生对适应证的把控至关重要。作者结合多年的临床经验和最新的研究成果，以翔实的数据、丰富的病例和科学的分析，详细阐述了替牙列期隐形矫治的各种策略和技巧，对于伴有颌骨间关系异常的患儿，作者将传统矫形力与隐形矫治器结合起来，各取所需，形成了相辅相成的治疗方式，这些探索也有助于正畸医生逐渐加深对替牙列期隐形矫治适应证的认识。正畸临床技术的提高离不开实践–分析–反思–实践的不断循环，希望每一位读者也能学习到书中刘思琦医生的这套方法论。

北京大学口腔正畸科教授，博士生导师

美国凯斯西储大学（Case Western Reserve University）口腔正畸科兼职教授

中华口腔医学会副秘书长

中华口腔医学会口腔正畸专业委员会名誉主任委员

序二
Foreword

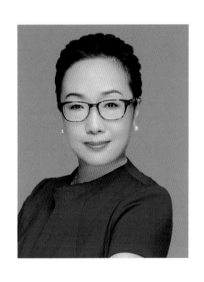

错𬌗畸形是世界卫生组织公布的口腔三大疾病之一。在儿童的生长发育过程中，因先天遗传因素或后天口咽气道失衡、喂养饮食或口腔不良习惯等会引起牙列不齐、咬合关系异常及颌骨比例失调等错𬌗畸形表现。针对替牙列期错𬌗畸形表现，正畸治疗是改善咬合关系、口颌功能以及面型美观的重要手段。与传统矫治器相比，无托槽隐形矫治器具有美观、舒适、便捷、出现急诊情况较少等优势，在临床中得到越来越广泛的应用。

正确诊断，适时介入是替牙列期隐形治疗成功的关键。对生长发育期患儿进行治疗要"以不变应万变"，此时期的患儿颌骨发生生长变化、牙齿发生萌替变化、矫治器发生治疗变化，唯一不变的是正畸医生的治疗原则。这包括对遗传骨型的充分认识、颅颌生长发育规律的正确理解和治疗目标的合理制订。如果在早期矫治中，正畸医生未能遵循上述治疗准则，很容易就会被琳琅满目的矫治器"牵着鼻子走"。作为一名合格的正畸医生，我们需要回答的问题是这个患者的错𬌗畸形是否需要当下开始治疗，如果需要治疗，可以使用哪一种矫治器治疗，而不是这种或者那种矫治器可以治疗什么患者。

《替牙列期矫治实践——基于无托槽隐形矫治系统的诊疗策略与流程》正是针对替牙列期儿童隐形矫治为主题编写的，本书回顾了颅颌面生长发育一般规律，详细讲解了替牙列期病例诊断分析的方法与流程，并针对临床常见主诉问题，以具体病例分析为依托，介绍了隐形矫治器在替牙列期矫治中应用的优势和局限。希望读者可以从本书中找到有价值的信息，帮助他们在临床实践中取得更好的矫治效果。

教授，博士生导师，华西医科大学口腔医学博士，日本新潟大学博士后

四川大学华西口腔医学院正畸系主任

中华口腔医学会口腔正畸专业委员会委员

序三
Foreword

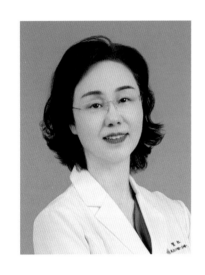

在这个正畸的黄金时代，作为一名口腔医学从业者，我深知儿童口腔健康对其一生的重要影响。我国儿童/青少年错𬌗畸形患病率由20世纪60年代初的40%升至2000年的67.82%。随着我国社会经济文化的高速发展，儿童及家长对错𬌗畸形早期矫治的需求逐年增大。早期矫治什么时候做、怎么做？已然成为当下广泛讨论的热门问题。

通过合理有效的干预降低错𬌗畸形严重程度和复杂程度是早期矫治的目标，在这个过程中排除口腔及全身相关的环境因素对牙颌面发育的不良干扰是其中一个重要的治疗环节。因此，早期矫治时关注异常呼吸方式、吞咽方式以及不良口腔习惯的重要性不言而喻。

随着人们对美观要求的提高，无托槽隐形矫治技术作为口腔矫治领域的一项革命性创新，正在被广泛地应用。在替牙列期错𬌗畸形矫治中，无托槽隐形矫治器可在治疗牙弓形态异常、长度异常、宽度不足和前牙覆𬌗覆盖异常等情况的治疗过程中发挥一定优势。

《替牙列期矫治实践——基于无托槽隐形矫治系统的诊疗策略与流程》正是针对替牙列期儿童隐形矫治为主题编写的，本书详尽介绍了替牙列期开展无托槽隐形矫治的适应证、方法及临床实践，为广大的口腔医生及学生提供了丰富的理论知识和实践指导。本书结合近年来的研究综述和临床应用经验，向大家展示了无托槽隐形矫治器在替牙列期针对特定错𬌗畸形开展早期矫治的优势。同时，该书也强调了遵循颅颌面生长发育原理和规律的重要性，探讨替牙列期无托槽隐形矫治器治疗的局限性，并以具体病例展示向大家介绍了传统矫形力和无托槽隐形矫治器相辅相成地结合起来的治疗方式。本书内容结构严谨，病例分析翔实，技术操作具体，具有很高的参考价值。通过本书，读者可以深入了解和掌握无托槽隐形矫治技术在替牙列期错𬌗畸形矫治中的应用。

"行是知之始，知是行之成"，让我们在不断实践中思考，在思考中进步，让每一位患儿笑得灿烂、笑得永久。

武汉大学口腔医学院教授，博士生导师，一级主任医师
武汉大学口腔医院口腔正畸一科主任、牙颌颜面发育与睡眠医学中心主任
中国香港大学牙医学院名誉教授
中华口腔医学会口腔正畸专业委员会候任主任委员

序四
Foreword

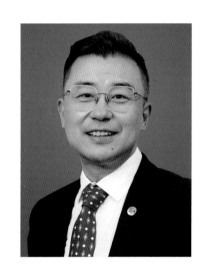

非常高兴收到刘思琦医生的邀请，为她的新书作序。刘思琦是北大口腔门诊部正畸科一名非常有代表性的优秀临床医生，她同时也负责门诊部整体的医疗质控工作。在繁重的医疗和管理工作之余，她拿出了大量的业余时间收集病例、整理病例、总结病例、归纳思想，为广大读者奉献了这样一本以临床工作为依托、充分表达自己治疗思想的专业参考书。这样奋斗进取、努力提升的精神是门诊部中青年医生们共有的精神。

我本人是种植修复专业，近年来另一个专业方向是口腔数字化。这本书的主题是无托槽隐形矫治，无托槽隐形矫治器无疑是口腔数字化技术发展的典型代表。

在正畸医生手持石膏模型分析测量的传统矫治技术时代，隐形矫治技术开始应用可视化的三维数字模型和虚拟测量手段；在患者忍受口内藻酸盐制取模型的不适感时，隐形矫治技术开始应用口内三维扫描成像手段；在正畸医生转战于头颅X线片资料和三维数字模型之间分析病例制订方案时，隐形矫治技术开始应用锥形束CT整合三维数字模型的方案演示模式。

正畸领域中的口腔数字化变革，不仅体现在隐形矫治技术各种可视化的呈现模式中，也体现在临床诊疗流程和医患互动模式的转变中。对处于替牙列期的儿童及其家长而言，通过动画模拟演示的治疗方案远远比以往医生的平铺直叙更直观，这有助于提高患儿对治疗的配合度，而良好的治疗依从性是正畸治疗获得良好效果的不可或缺的重要影响因素。数字化技术助力口腔临床实践还可以为评估牙齿移动提供实时数据收集分析渠道。通过三维数字模型重叠步骤，正畸医生可对实际牙齿移动与治疗设计的差异一目了然。

　　刘思琦医生自2013年博士毕业后留在门诊部工作，一直潜心钻研隐形矫治技术在青少年矫治中的应用，通过10余年的积累，精心编写了本书。本书从理论基础到临床操作，再到实际病例分析，内容详尽而深入，具有较高的参考价值和实践指导意义，是非常具有实用价值的专业著作。本书不仅向读者介绍了对生长发育期患儿开展隐形矫治的策略和临床流程，而且还向读者展示了数字化模型测量等一系列数字化流程设计和数字化治疗评估手段。在这个迅猛发展的口腔数字化舞台上，我们需要这样的著作，汲取其中的精华，进行思想的碰撞与交流。

　　"立身以立学为先，立学以读书为本"，愿本书能够呈现北大口腔门诊部中青年医生的学术风采，为广大口腔医生在替牙列期隐形矫治领域的工作提供一定的支持和帮助；希望它不仅仅是知识的传递，更希望能够带来更多思维的碰撞与升华，照亮未来学术探索的道路。

北京大学口腔医院门诊部主任

国际数字化牙科学会（DDS）中国区主席

全国卫生产业企业管理协会数字化口腔产业分会（CSDDI）会长

前言
Preface

从小在医学院家属院里长大的我，对牙齿模型和口腔操作器械非常着迷，一门心思想长大之后也像父亲一样成为一名口腔医生。高考报志愿的时候，父亲语重心长地跟我说："你可想好了，要是以后当一名牙医，那就要一辈子靠自己双手吃饭，是个累人的活儿！"年少力壮的我可没听进去"累"的事，想想靠自己双手创造价值那该多有成就感，于是在不同院校中都清一色地报考了同一个专业——口腔医学。

在湘雅医学院的5年本科学习生活如白驹过隙，转瞬即逝。我以口腔医学专业第一名的成绩被免试推荐到北京大学口腔医学院参加研究生复试选拔。研究生报考什么专业呢？从小我就在口腔医院里"自由参观"，对口腔治疗的操作有很多直观的认识，后来经过5年本科的学习，我觉得在这么多专业里面，口腔正畸学是自己最没学明白的一门专业。于是，我毫不犹豫地报考了口腔正畸学。

我不得不承认自己是个"颜值控"，第一眼在北医招生网页上看到许天民教授的时候，我就已经被他儒雅的外表和深邃坚定的眼神所折服，后来逐渐了解到许天民教授的学术背景后更是坚定了要报考他的研究生的决心。上天真是对我特别大方，每次都让我如愿以偿，我幸运地成为许天民教授的博士研究生，踏入北医的圣殿继续我的求学之路。

如果说读研究生之前的人生经历是为我的人生画作打了一份线条底稿的话，那么在北医读研究生这5年是为我的人生画作充填底色的时期。第一份底色是深蓝，代表着严谨治学，谨慎行医；无论科研探索还是临床实践，北医教给我们的第一课就是"矩不正，不可为方；规不正，不可为圆"，遵循基本原则和完整流程是降低出错成本的有效途径。第二份底色是亮黄，代表着百家争鸣，自由辩论；众所周知，全国一流正畸专家云集北大口腔正畸科，每一次病例讨论，每一次临床指导，每一次文献点评，都是专家观点碰撞的现场。当时刚入学不久的我们就是一群晕头转向的"菜鸟"，毕业多年后才逐渐体会到正是这样自由的学习氛围让我们理解了口腔正畸学"条条大路通罗马"的真谛，也正是这样多元化的观点博弈，让我们对待新的观点或临床问题时始终保持着谦卑和开放的态度。许老师从不对我们的问题轻易置否，他最常挂在嘴边的一句话就是"这个问题我还不太了解，如果你有更多的证据，咱们可以一块讨论一下"。第三份底色是红色，代表着薪火相传，谆谆教诲；我有幸在博士在读期间还曾得到了中国正畸泰斗傅民魁教授的面授，傅老师温柔而坚定的话语至今仍萦绕耳畔："别着急，慢慢学，正畸是够你探索一辈子的星辰大海，其乐无穷！"

博士在读期间，我曾赴美国凯斯西储大学（Case Western Reserve University）访问交流。该校的Bolton-Brush生长发育研究中心，是北美久负盛名的九大生长发育研究中心之一。口腔正畸历史上的巨匠B. Holly Broadbent教授是X线头影测量法的发明人之一，也是该生长发育研究中心的创始人。在追随时任正畸科主任的Mark. G. Hans教授学习的过程中，我不仅有机会如海绵般汲取着原汁原味的颅颌面生长发育知识，而且也得以首次沉浸在正畸影像测量发展的历史长河中，听着先辈们的故事，渐渐地在心中拼出了生长发育序列研究的框架。

访学回来不久，我有幸参与由林久祥教授领衔的颅颌面生长发育经典著作——美国颅颌面生长发育权威专家Donald. H. Enlow教授和Mark. G. Hans教授合著的《Essentials of Facial Growth》一书的翻译工作中，完成了该书中文版《颅面生长发育学（第2版）》第10章"面型的一般变异和错𬌗畸形的解剖基础"的翻译工作。

在凯斯西储大学学习交流期间，我有幸参加了Lysle E. Johnston教授开设的头影测量学习班，从颅颌结构的辨识和描画，到重叠原理的理解和操作，系统地学习了使用结构重叠方法对治疗前后或者生长发育序列X线头颅侧位片进行重叠分析的流程。每当我们请Johnston教授为我们示范解剖结构的定位和描画时，他就会说"我看到这个结构就在这里，但你能不能看到我就不知道了"。当时正在读博的我被教授说得一头雾水，教授的铅笔头前脚离开硫酸纸，后脚这个结构就消失在错综复杂的高低密度重叠影像中了。

2013年，我从北京大学口腔医学院博士毕业，留在门诊部正畸科工作，当时的门诊部主任王世明老师对我的工作非常支持，支持我以访问学者的身份被许天民教授选派到位于美国旧金山的太平洋大学杜戈尼牙医学院（University of the Pacific，UOP，Arthur A. Dugoni School of Dentistry）正畸科进行课题合作研究工作。当同龄人在实验室摇试管养细胞的时候，我在实验室里抱着干颅标本琢磨，使用平板电脑描画了上千张头颅侧位片的颅颌结构并进行了相应的结构重叠分析。此时我才恍然大悟，从头颅侧位片上辨识解剖结构靠的不是对图像的直观理解，而是头脑中对解剖结构相互之间位置关系的熟识程度。读博期间，我对颌骨和牙齿的生长发育变化的理解，仅仅停留在教科书上的字里行间。而当我一遍又一遍地描画生长发育序列样本的X线头颅侧位片时，这些生长发育变化栩栩如生地跃然纸上，在我脑海里留下了永久的烙印。

在UOP正畸科访学的近2年时间里，我一边跟随主管科研的Heesoo Oh教授和统计学专家David W. Chambers教授进行相关课题研究，一边在时任正畸科主任的Robert L. Boyd教授的指导下在临床学习隐形矫治相关技术和前沿发展。Boyd教授是在临床上使用隐形矫治器的先驱，也是国际知名的隐形矫治器的研发专家之一。我第一次与Boyd教授见面的时候，他就问我："如果你能活到100岁，你还想继续当一名正畸医生怎么办？"我一下子愣住了，Boyd教授哈哈大笑地说："那个时候你眼睛也花了，手也抖了，剩下最值钱的就是你的脑子里的经验了，这个时候隐形矫治器就是你的好朋友了。"从此，我逐渐开始认识这位"好朋友"。

这段访学经历让我最难忘的莫过于与顶级正畸临床研究专家Sheldon Baumrind教授共度的时光。Baumrind教授是许老师早年在美国加利福尼亚大学旧金山分校（University of California, San Francisco, UCSF）留学时的博士后导师，我在UOP访学期间也得以与年迈的Baumrind教授多次进行面谈和电话交流，教授通过平实的例子和简洁易懂的话语向我讲解了正畸临床研究设计的要素和他的洞见——"正畸医生经常抱怨样本收集很困难，实验混杂因素控制很困难，殊不知最难的是从一开始问对了问题。"

今年是我跟随许老师学习的第16个年头，在临床实践正畸专业的路上，学习许老师的临床洞察力，学习许老师的思辨创新力，学习许老师的逻辑表达力，学习问"对的问题"，正如古语云"弟子事师，敬同于父，习其道也，学其言语"。

基于对颅颌面生长发育知识的浓厚兴趣，我在临床上积极开展生长发育期患儿的相关治疗。在一般颅颌面生长发育规律的基础上，每一名患儿的生长发育均具有自身的特异性，由遗传特性决定的生长发育趋势并不会因为正畸治疗而改变。如何评价不同患者接受相同治疗手段后的疗效变化呢？这就需要我从许老师身上学到的临床洞察力和多年积累的头颅侧位片重叠分析经验。本书并不仅限于向大家展示成功病例治疗前后的对比，本书的出发点也不是希望通过仅有的几个病例来证明矫治器的优劣。书中对许多病例的治疗细节都进行了描述，并与大家分享了我的思考，我希望通过向大家展示我自己的观察与思考，从而让读者体会到不同矫治器在解决不同临床问题上的优劣。取长补短、相辅相成才是正解。

在我开展生长发育期患儿的正畸治疗过程中，以往常见使用矫形矫治器，比如螺旋扩弓器、口外弓和前方牵引矫治器等对具有骨性异常的患儿进行阻断性治疗。近年来，随着鼻咽气道异常伴有口颌功能失衡问题越来越多地引发家长和患儿的关注，替牙列期患儿求诊的比例逐年增长。同时，隐形矫治器在替牙列期的临床治疗中的应用也越来越广泛。我们不能简单地说由于隐形矫治器无法产生骨性矫形治疗效应，它就不适合用于替牙列期正畸治疗。与传统固定矫治器或者可摘牙齿局部矫治器相比，隐形矫治器在早期局部移动牙齿，去除𬌗干扰或者配合矫形矫治器进行相关牙齿移动方面，具有舒适、便于进食、减少黏膜损伤或避免金属矫治器脱落风险等优势。但是，我们也不能如管中窥豹一般仅仅看到隐形矫治器的优势，而将它应用于任何类型的替牙列期患儿身上。从许老师身上学习到的思辨创新力帮助我对不同的临床情形进行了总结和分类，本书以临床常见主诉问题为切入点，分别为大家介绍了不同临床情形的病例分析要点、治疗考虑和矫治器功效评价。并且，我将自己在临床上尝试结合传统矫形力和隐形矫治器的新治疗方式也向大家进行了介绍。

在对替牙列期患儿开展阻断性早期矫治的同时，我在临床上对恒牙列初期的患儿主要采用许老师自主发明的生理性支抗Spee氏弓矫治器（physiologic anchorage Spee's-wire system，PASS矫治器）开展治疗。在这个治疗体系里，许老师提到的利用生理性牙齿移动特点简化治疗的理念对我大有启发。以往我们对下颌后缩的骨性Ⅱ类患儿进行治疗的时候，经常挂在嘴边的是"导下颌向前"，希望通过人为改变下颌位置的方式获得颌骨改建效应。如果我们在颌骨生长潜力较大的时机开始治疗，我们是否可利用自身生长动力带来治疗效应呢？在这种情形下，问题就不在于用什么样的下颌前导矫治器了，而在于对患儿生长型和生长方向的准确判断，以及对下颌生长途中的干扰解除和咬合接触关系的调控。在本书的一些病例分析中，大家可以看到我如何利用患儿自身的颌骨生长动力和牙齿萌长变化来简化早期治疗程序，希望可以通过这些病例的探讨和大家一起继续深耕对颅颌面生长发育的规律及变化特点的理解与应用。

在本书的出版之际，请允许我对每一位帮助过我的人诚挚地说声感谢！感谢我的导师许天民教授和北大口腔正畸科各位专家教授对我的谆谆教导，让我在口腔正畸学的求学道路上一路精进；感谢北大口腔门诊部历任领导王世明老师、张祖燕老师、刘峰老师等各位领导对我的悉心培养，让我在医教研工作中不断精益求精；感谢门诊部正畸科的各位同事们，特别是护士长桑爱元老师以及各位"美小护"的鼎力支持；感谢杜阳医生与Wendy Lo在我探索自我成长道路上的鼓励与支持；感谢我的学生——来自吉林市人民医院的刘畅医生，在本书编写过程中给予我的无私帮助；感谢本书的编辑殷欣，在本书出版过程中耐心细致地工作；最后，感谢我的坚实后盾——我可爱的家人们，特别是我们家的"超人"姥姥！正是家人们的全方位支持，让我能有机会始终坚持做着自己喜欢做的事情。

刘思琦

2024年9月

目录
Contents

PART

1

第一部分
基础知识梳理

BASIC
CONCEPTS
REVIEW

1

第1章

颅颌牙列生长发育变化概述

OVERVIEW OF CRANIOFACIAL GROWTH AND DEVELOPMENT AND DENTAL TRANSITION

第1节　颅颌生长发育基本规律和变化

　　在生长发育过程中，颅面部的整体结构和形态一方面表现为各独立区域尺寸的增大，另一方面其比例、形状、相对尺寸和角度在一定程度上稳定不变，颅颌各部分按照恒定的形状和比例扩大，"平衡"地生长。如果在生长发育过程中，鼻咽口颌功能出现异常，颅颌发育平衡将被打破。颅颌各部分在失衡的状态下，可能会随着口颌功能环境的变化，发生相互代偿的生长发育，以实现功能的平衡。在遗传内因和口颌功能环境变化外因的共同影响下，有些个体可通过各部分相互代偿重新达到口颌功能状态的平衡，有些个体则无法通过自我代偿调整重新达到平衡状态而表现为错𬌗畸形。如果在生长发育过程中，我们能够及时发现导致面部失衡的口颌功能因素，了解影响平衡发育模式的各种偏倚是由什么组成的，并了解这些偏移在尺寸和角度方面的严重程度，我们可以尝试在生长发育过程中，针对可调整的偏倚因素进行修正，促进颅颌生长发育的正常推进[1]。

　　颅颌骨骼生长发育的基本模式包括改建和移位两种形式。改建一般发生在骨骼内外表面，由骨膜及其周边组织执行，面向生长移动方向的骨表面是沉积（＋），背向生长移动方向的骨表面是吸收（－）。如果骨沉积与吸收速率相等，则骨厚度不变。如果骨沉积超过了吸收速率，骨体积则会逐渐增大。一般而言，颅底，上颌骨前表面和下颌骨内侧面及前表面主要表现为吸收变化；颅外表面，上颌骨双侧后段外侧面和下颌骨外侧面主要表现为沉积变化（图1-1）。移位则是指整个骨的独立移动，通过一些物理力量，使其远离与其接触的骨表面，同时也发生尺寸大小的增加。在生长发育过程中，常见上颌骨在颅底和窦腔生长变化的推动下发生向前、向下移位，下颌骨在颅底和咽部生长变化的推动下向前、向下移位（图1-2）。改建和移位两种基本形式体现在颅颌三维生长发育过程当中[1-2]。

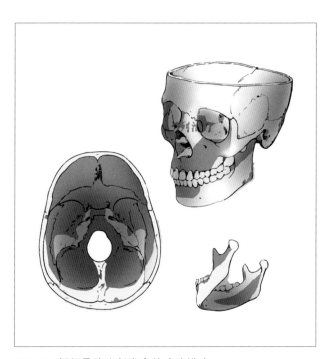

图1-1　颅颌骨骼生长发育的改建模式

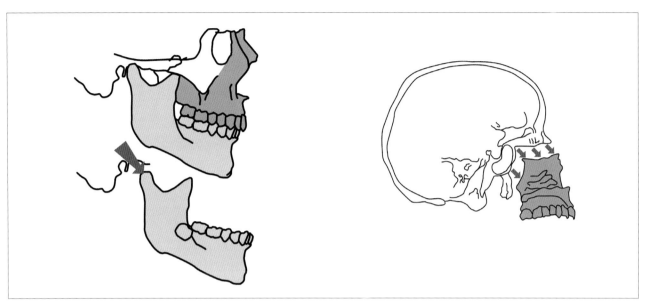

图1-2 颅颌骨骼生长发育的移位模式

1. 颅颌宽度发育变化

　　颅颌结构在横向、矢状向和垂直向上的生长发育变化是临床上进行早期矫治的生理基础。横向宽度是颅颌生长发育过程中最早启动的生长发育方向，伴随着上颌窦腔的发育，上颌表现出双向外侧移位，在向外侧移位的同时发生外侧骨沉积、内侧骨吸收的改建变化。以颧弓为例，上颌骨发生宽度方向上移位同时，也发生外侧骨沉积、内侧骨吸收的改建变化（图1-3）。上颌前部唇侧表现为吸收的同时，上颌后部在宽度方向上表现为颊侧骨沉积、腭侧骨吸收（图1-4）。可见，如果在替牙列期我们对患儿进行上颌扩弓治疗，扩弓治疗方向与上颌骨在生长发育过程中的骨沉积方向一致，是顺应生长发育趋势的治疗。基于上颌骨在宽度方向上的生长发育特点，与成人相比，替牙列期患儿所具有的生长发育潜力大大地减小了临床上进行上颌扩弓治疗的风险。另外，在生长移位的同时，上颌骨缝也发生相应的改建，带来上颌宽度的增长。其中，大家最为熟知的就是腭中缝（图

1-5）。腭中缝是上颌进行骨性扩弓的生理基础，8～10岁时骨缝尚宽平且曲度较小，具有较大的扩弓潜力。针对上颌的治疗考虑应及早开始，男孩7～11岁/女孩6～11岁时会经历上颌宽度高速生长，上颌扩弓治疗应在生长加速期进行[3]。

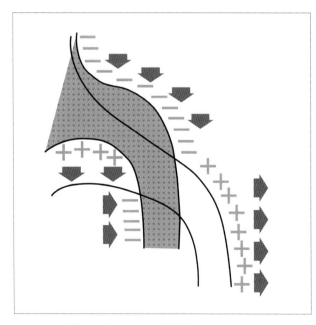

图1-3 以颧弓为例显示上颌骨的移位和改建

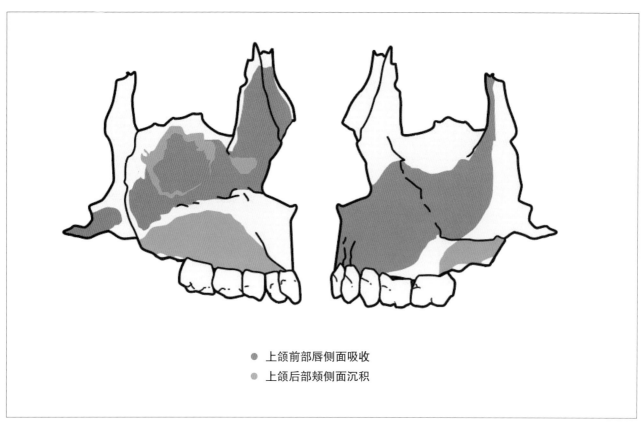

● 上颌前部唇侧面吸收
● 上颌后部颊侧面沉积

图1-4　上颌骨外表面吸收沉积改建

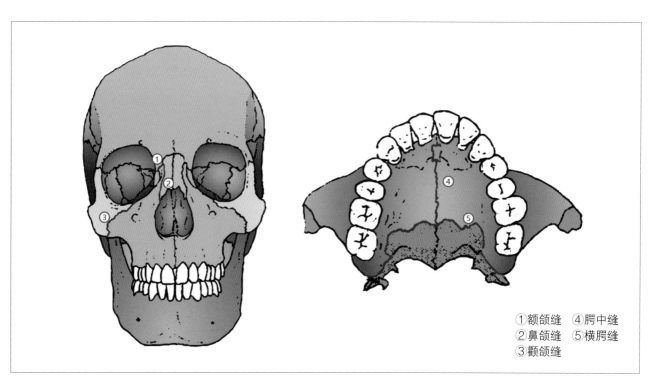

①额颌缝　④腭中缝
②鼻颌缝　⑤横腭缝
③颧颌缝

图1-5　上颌骨缝

在临床进行扩弓治疗的过程中，患儿家长常常担心扩弓治疗是否会带来面部宽度的显著增加。我们知道扩弓治疗是作用于上颌腭部，而在7～15岁期间，与面部其他部分相比较而言，颧弓部位的宽度生长增量最大（女性13.5mm/男性17.1mm），然后依次是下颌角部（女性11.1mm/男性14.1mm）和上颌体部（女性9.6mm/男性14.9mm）[4]。由此可见，上颌扩弓治疗的作用部位——上颌牙槽突部分（女性5.5mm/男性8.6mm）本身并不是面部宽度增长最明显的区域，从增量对比上可见，颧弓的宽度增长是带来面部整体宽度视觉变化的主要来源[4]（图1-6）。

与上颌不同，下颌自正中联合融合（出生6个

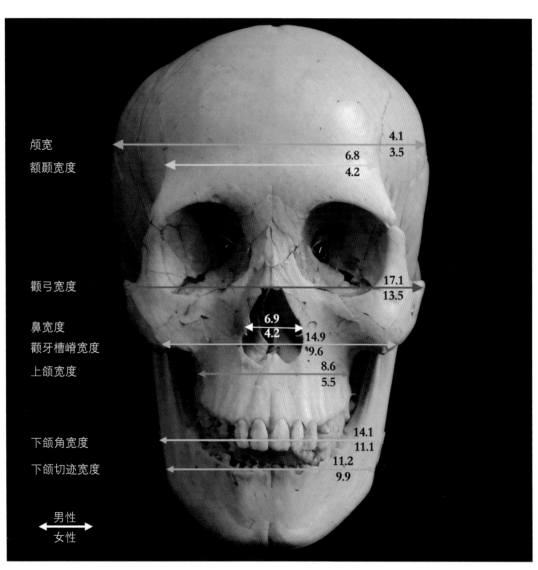

图1-6 7～15岁男性和女性面部各部分宽度生长发育变化（单位：mm）

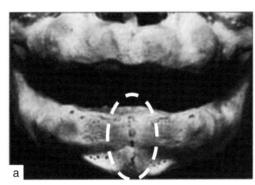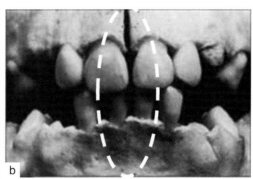

图1-7　上下颌中部骨缝变化。刚出生时下颌联合尚未闭合（a）；出生6个月后，下颌联合闭合，上颌腭中缝（b）在后续的生长发育中逐渐闭合

月）后，不再存在骨缝连接，其宽度变化主要来自骨表面改建，双侧骨块发生颊侧骨沉积、舌侧骨吸收。因此，下颌宽度治疗一般不考虑采用与上颌一样的骨缝扩张治疗，如果需要对其进行牙弓宽度调整，可考虑通过后牙颊舌向位置带来相应牙槽骨的改建变化（图1-7）。

2. 颅颌矢状向发育变化

在生长发育过程中，上颌在矢状向的生长发育变化主要表现在一方面受到颅底生长推移、上颌骨缝生长变化与窦腔生长变化发生向下、向前移位；另一方面，通过上颌结节处的骨沉积变化，上颌牙弓长度增加，此时上颌结节后方的骨表面发生骨沉积，与之相对的上颌窦内表面的骨表面发生骨吸收（**图1-8**）。换言之，上颌骨向前的生长发育变化并非来自上颌骨唇面的骨沉积，而是主要来自其自身骨缝生长和周围结构生长的推移，在向前位移变化的同时，上颌骨唇面实质上发生骨吸收改建。

与上颌类似，下颌也受到颅底生长推移和外围组织的发育扩大而发生移位；同时，下颌升支的前部向后方改建，从而使下颌体部得以延长，下颌升支后部增生，并随颅中窝水平向生长量匹配地增加其宽度，

同时下颌内侧表现出区域化的吸收与沉积变化（**图1-9**）。在下颌骨尺寸增长的基础上，下颌向前、向下的位移幅度和方向是影响侧貌美观的重要决定性因素，常见以颏部相对于颅底或者上颌的位置评判。在生长发育过程中，下颌颏部的前后位置受下颌旋转、髁突和关节窝的生长改建因素共同影响，其中，下颌旋转是主要影响因素。Björk经典生长发育序列研究中向我们展示了常见的下颌旋转生长模式：顺时针旋转或逆时针旋转，后者是常见的下颌生长变化模式。下颌旋转的旋转中心可见于切牙区、前磨牙区、末端磨牙区和髁突处（**图1-10**）。其中，切牙区和前磨牙区是下颌逆时针旋转常见的旋转中心（**图1-11**），后者常见于前牙深覆盖的患儿[5-6]。

临床上替牙列期患儿初诊（8.5岁）时，上下颌骨均已完成大部分生长变化，男女性的颅底均已发育超过90%，上颌矢状向已发育接近90%[7]。男性下颌矢状向已发育接近80%，女性则已发育完成超过80%[7]。对于女性而言，与12～16岁期间的生长量相比，上下颌矢状向生长变化在6～12岁期间增长量更大，其下颌髁突生长高峰常见于10.5～11.5岁；而男性则相反，12～16岁期间上下颌矢状向生长发育增长更多，其下颌髁突生长高峰出现在13.5～14.5岁[8-9]。在对男女性开展替牙列期治疗时，需充分考虑其生长

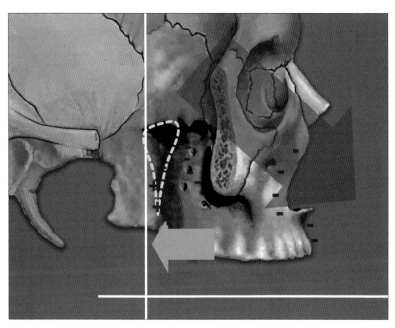

图1-8　上颌矢状向生长发育变化

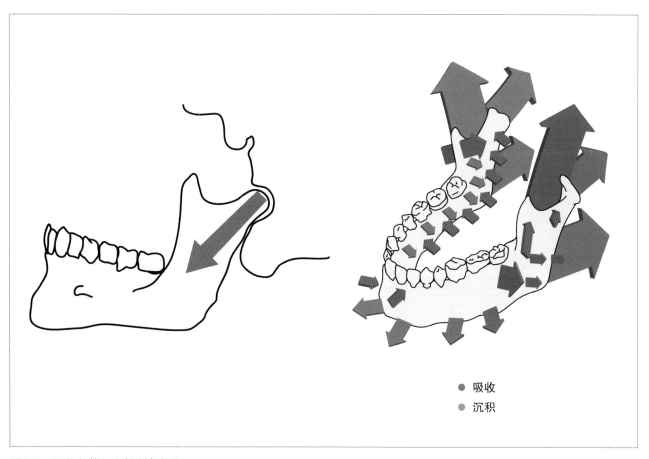

● 吸收
● 沉积

图1-9　下颌矢状向生长发育变化

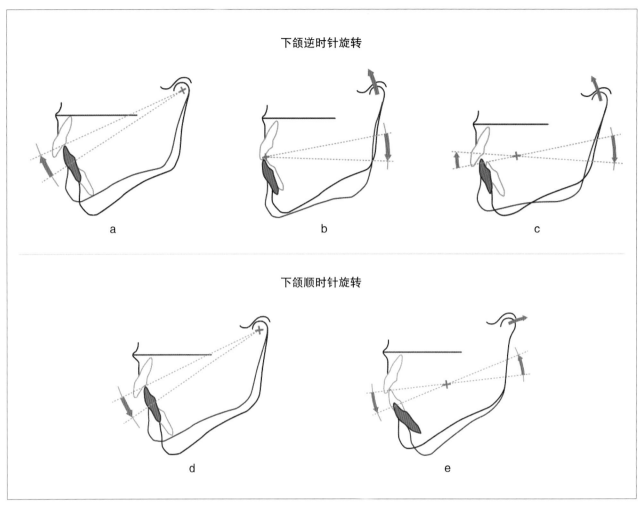

下颌逆时针旋转

a　　　　　b　　　　　c

下颌顺时针旋转

d　　　　　e

图1-10　下颌旋转的模式。下颌逆时针旋转：（a）以髁突为旋转中心，（b）以切牙为旋转中心，（c）以前磨牙为旋转中心；下颌顺时针旋转：（d）以髁突为旋转中心，（e）以末端磨牙为旋转中心

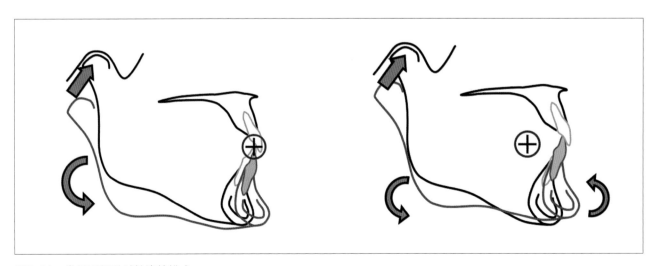

图1-11　常见下颌逆时针旋转模式

发育高峰的差异，女性在矢状向上的生长发育高峰早于男性。

在性别差异的基础上，颅颌生长发育在不同骨面型特征的患儿身上也表现出不同的特点，与男性相比，Ⅱ类女性的下颌髁突生长高峰出现得更早，除了与男性一样在青春生长发育高峰期出现加速生长以外，其会在青春生长发育高峰期前出现下颌髁突的高速生长[10]。对于Ⅲ类而言，与女性相比，男性下颌出现快速生长的时间更晚，持续时间更长[11-13]。

由此可见，在应用颅颌生长发育知识对患儿生长发育状态进行判断时，不仅需要熟知基础理论，并且要结合不同性别和骨面型特征进行有针对性的评估分析。

3. 颅面部垂直向发育

在颅颌整体垂直向生长发育变化中，上颌垂直向生长变化约占70%，下颌垂直向变化约占30%[1]。上颌垂直向发育主要体现在腭板上缘吸收、下缘沉积，

通过骨改建上颌体下移（图1-12）；同时，伴随颅底生长推移和骨缝改建，下颌向前、向下移位。上颌结节处除了矢状向改建增长上颌牙弓长度以外，也表现出大量的垂直向改建变化。6～20岁期间，上颌结节部位水平向增长3.44mm，垂直向增长15.89mm；其在8～9岁和10～11岁期间经历两次生长加速[14]。下颌垂直向生长变化主要来自颅底和上颌生长带来的推移作用以及其自身髁突区的生长变化（图1-13）。对于6～13岁的女孩和8～15岁的男孩的序列生长发育研究可见，在此期间，相对于矢状向3～5mm的生长变化而言，髁突发生了16～18mm的垂直向生长变化[15]。对于男性而言，髁突的矢状向/垂直向生长比例约为1.9/14.2；对于女性而言，其比例约为1.4/10.9[16]（图1-14）。由此可见，临床上经常提及的髁突的生长发育潜力实际上很大一部分表现在其垂直向生长方向上。当我们使用常见的下颌长度（Co-Gn）指标对下颌骨长度进行评价时，实际上反映了下颌骨在矢状向和垂直向两个方向的变化（图1-15），并且会受到髁突生长方向的影响。

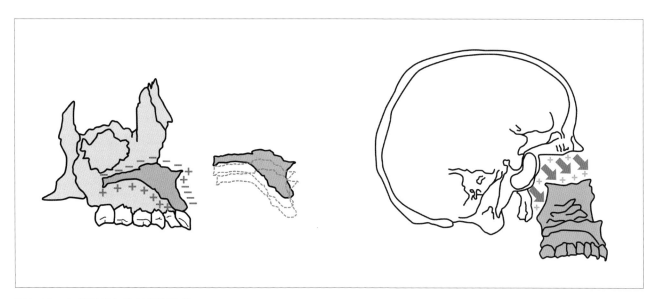

图1-12　上颌垂直向生长发育变化

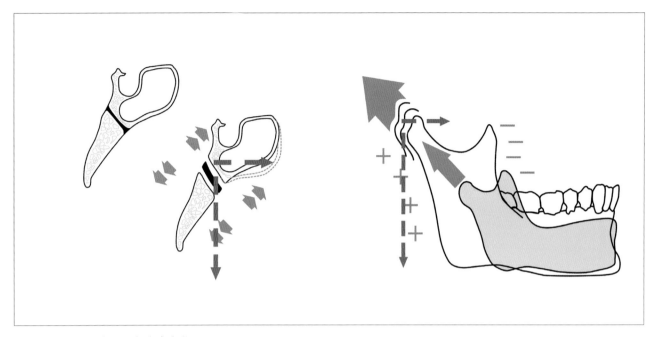

图1-13　下颌垂直向生长发育变化

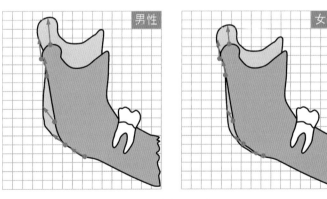

图1-14　10~15岁髁突生长发育变化特点

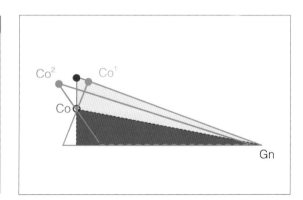

图1-15　下颌长度（Co-Gn）测量项目

颌骨的垂直向生长在面前部和面后部表达的速度并不一致，前后面高的生长变化表现出不同的变化趋势：从9岁开始，面部开始垂直向加速增长，前面高在12岁达到高峰，而后面高则在1~1.5年后才达到增长高峰。上前面高是生长增速出现最早的部分，在乳牙列和替牙列时期即出现生长增速，相比较而言，后面高从替牙列晚期恒牙列初期才开始出现生长增速；与男性相比，女性的后面高的生长高峰出现得更早。与高角面型相比，低角面型的后面高生长发育高峰出现得更晚，并且男性比女性出现得更晚[17-20]（图1-16）。

除了生长发育高峰差异，不同垂直骨面型特征的个体的下颌骨形态也会表现出相应的形态差异。高角面型个体的髁突一般向后生长，下颌升支比较短小，下颌体下缘可见显著吸收弧线；而低角面型个体的髁突一般向前生长，下颌升支比较粗壮，下颌下缘比较肥厚，少见凹陷（图1-17）。

在替牙列期矫治过程中，简单地将一般规律应用于替牙列期的生长发育评估中并不足以全面地评价患儿的生长发育状态，应全面考虑遗传骨面型特征、性别差异和口颌功能状态等因素，对患儿进行个性化诊断分析。

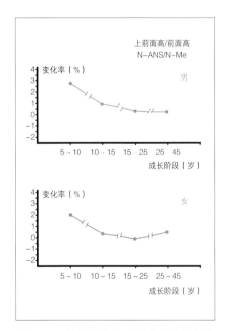
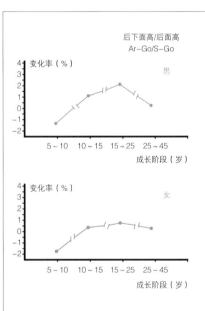
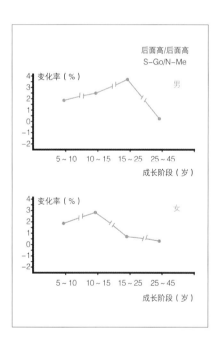

图1-16 前后面高的生长发育变化特点

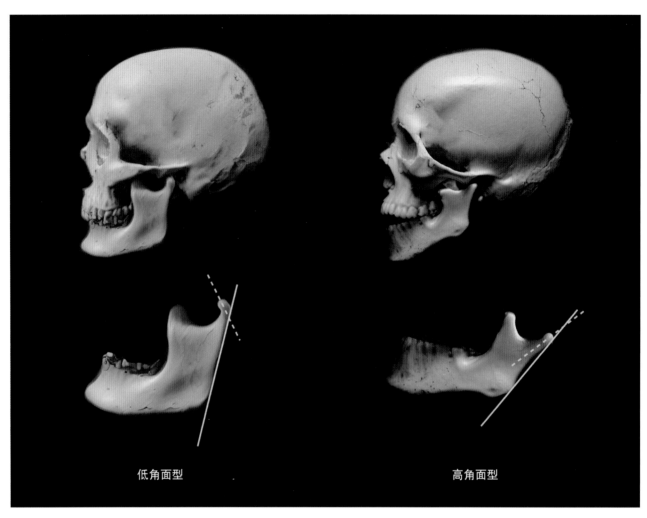

图1-17　不同垂直骨面型个体的下颌骨形态特征

第2节 牙列替换变化

根据牙齿的萌出状态，人类牙列替换过程可分为乳牙列（2.5~6岁）、替牙列（6~12岁）和恒牙列（12岁以上）3个时期。从第一颗恒牙萌出开始，即进入替牙列时期，首先替换的牙齿是上下颌切牙和第一磨牙，此时期称之为第一过渡牙列期（6~8.5岁）。在经历1.5~2.0年相对稳定的替换间隔期之后，乳磨牙和乳尖牙开始替换，此时称之为第二过渡牙列期（10~12岁）（**图1-18**）。由于恒切牙牙冠之和大于乳切牙牙冠之和，在第一过渡牙列期，上下颌切牙萌替之初，多见前牙段牙列不齐现象，这种现象常常成为替牙列期患儿及家长求诊的常见原因。在正常生长发育过程中，牙弓宽度的增长将有助于改善这种生理性拥挤现象。

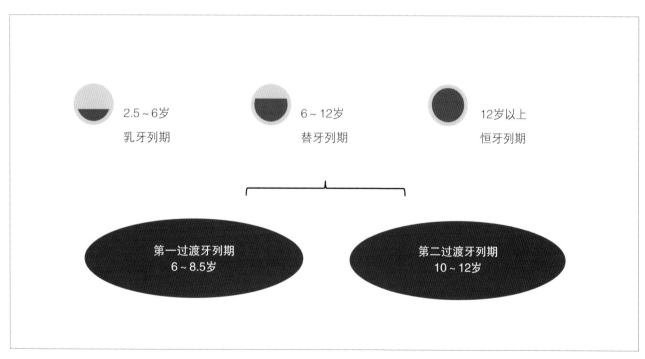

2.5~6岁
乳牙列期

6~12岁
替牙列期

12岁以上
恒牙列期

第一过渡牙列期
6~8.5岁

第二过渡牙列期
10~12岁

图1-18 牙列替换过程

1. 替牙列期牙弓宽度变化

以往密歇根生长发育中心曾进行序列研究测量牙弓各牙位之间的宽度随生长发育变化的增长量,以尖牙为例,双侧尖牙间宽度在切牙替换时期(6~8岁)出现高速增长(约3.0mm)[21](图1-19)。7~10岁期间,男性和女性(M/F)的乳尖牙、乳磨牙和第一恒磨牙间宽度增长总量可达6.42/6.41mm[21]。如果牙弓宽度的生长发育能正常推进,生理性拥挤会得到自行缓解。但是,当牙弓宽度正常生长的进程被阻碍的情况下,比如说,当骨面型或生长型异常时,像Ⅱ类的患儿其可在乳牙列期即表现牙弓宽度异常,并且随着生长发育,上下颌牙弓宽度差异呈现加重的趋势,而非缓解趋势[22]。

在上颌骨生长改建过程中,上颌后部颊侧发生骨沉积,腭侧发生骨吸收。基于这种骨改建特点,上颌磨牙间宽度并非伴随上颌牙弓宽度增长等比例增加,上颌磨牙在生长过程中表现出冠腭向、根颊向移动趋势[23](图1-20)。与上颌磨牙相比,下颌磨牙间宽度增长量较小。上颌第一磨牙间宽度在7~10岁增长近2mm,并在后续的生长过程中持续增长,增量可达3mm[23]。下颌第一磨牙总增量才达2mm,在7~10岁期间仅表现出1mm的增量变化[23]。上下颌磨牙间宽度的增量差异与生长发育过程中下颌的前移相适应,是替牙列期矫治中设计扩弓模式的重要参考因素(图1-21)。

2. 替牙列期咬合关系变化

从乳牙列替换至恒牙列的过程中,第二乳磨牙矢状向咬合关系可发生以下几种情况的转归:第二乳磨牙完全远中关系将100%发展为第一磨牙远中关系;第二乳磨牙远中尖对尖关系则有56%的可能性发展为第一磨牙远中关系,而有44%的可能性发展为第一磨牙中性关系;第二乳磨牙近中关系有23%的可能性发展为第一磨牙近中关系,而有77%的可能性发展为第一磨牙中性关系。这种磨牙关系的变化与遗传面型有关,也和生长发育过程中的下颌位置变化以及牙列替换间隙的变化有关[24]。

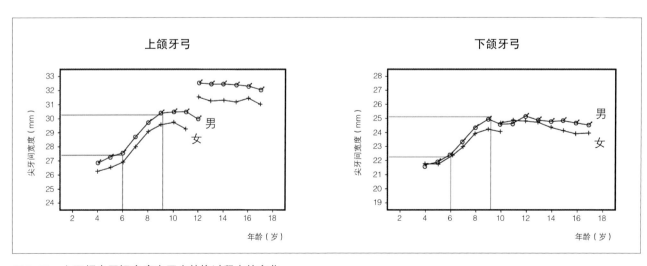

图1-19 上下颌尖牙间宽度在牙齿替换过程中的变化

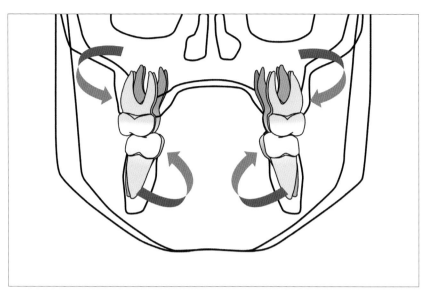

图1-20　上下颌磨牙在生长发育过程中的移动趋势

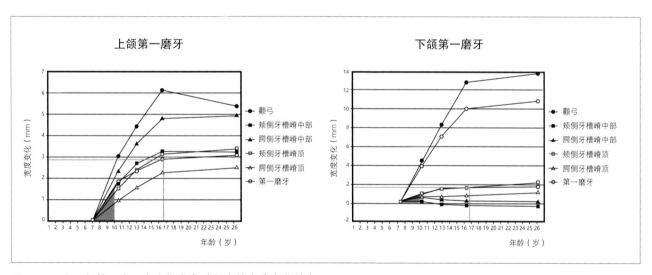

图1-21　上下颌第一磨牙在生长发育过程中的宽度变化特点

　　从矢状向来看，随着上颌结节向后生长改建，上颌磨牙向前萌长，如果使用Ricketts分析法中的U6-PtV项目测量上颌第一磨牙和上颌后界（过翼上颌裂最上最后点并与FH平面垂直的直线）之间的距离在生长发育过程中的变化，可见在9~19岁期间数值呈现增长的趋势，增长量累计达到8~10mm[25]（图1-22）。许天民教授团队通过对8~16岁生长发育样本进行重叠测量，也展示了相似的牙齿变化规律，上颌磨牙在生长发育过程中均发生向前、向下的位移变化，而下颌磨牙则发生向前、向上的位移变化[26]。

从垂直向来看，前牙覆𬌗随着牙列替换阶段的变化，也发生相应的变化：从出生到8岁，伴随上下颌的差异化生长，前牙覆𬌗逐渐建立，如果此期出现下颌后缩，将可能出现前牙过度萌长；8～11岁，伴随前磨牙段替换，颊侧咬合支撑丧失，这会带来暂时性的前牙覆𬌗加深；12～19岁，伴随前磨牙替换完成，前牙覆𬌗表现出减轻的趋势；13～19岁，伴随末端磨牙的萌出，前牙覆𬌗深度逐渐减小[27]（图1-23）。

在牙齿萌长过程中，磨牙和切牙之间的垂直生长并不是等量变化的。上颌磨牙的垂直生长量将近是上颌切牙的2倍，而上颌切牙的垂直生长量约是下颌切牙的1/2。上颌、切牙、磨牙和髁突在垂直方向上生长的差异，影响着𬌗平面旋转方向。如果髁突垂直生长量大于上颌和上下颌磨牙垂直生长量总和，𬌗平面会发生逆时针旋转，反之，𬌗平面会发生顺时针旋转[28-29]（图1-24）。另外，𬌗平面自身变化特点与骨面型密切相关，与Ⅰ类相比，Ⅱ类的后牙𬌗平面更陡峭，Ⅲ类的后牙𬌗平面更水平；其中，Ⅱ类高角面型的后牙𬌗平面最陡峭，Ⅲ类低角型的后牙𬌗平面最水平[30]；与Ⅰ类相比，从8岁开始，Ⅱ类的后牙𬌗平面开始表现出更陡峭的趋势，并在后续的生长发育过程中逐渐加重[31]。

		年龄（岁）					
		9	11	13	15	17	19
上颌第一磨牙与上颌后界之间的距离（mm）	男	8.4（1.9）	10.0（2.0）	13.6（3.1）	15.7（3.5）	18.1（3.0）	18.4（3.5）
	女	8.8（3.0）	10.7（3.1）	12.9（3.3）	15.5（3.8）	16.9（3.2）	16.9（3.3）

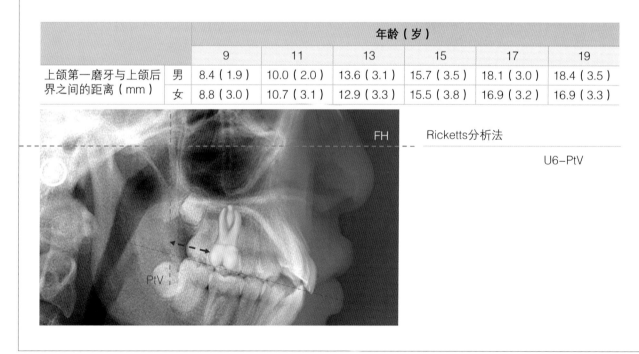

FH
Ricketts分析法

U6-PtV

PtV

图1-22　上颌第一磨牙的矢状向生长发育变化

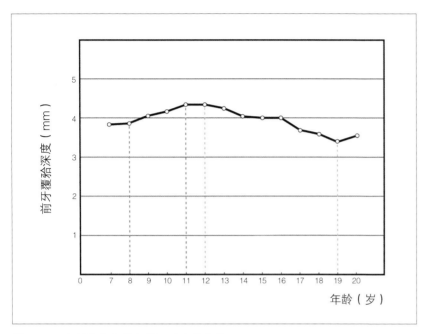

图1-23 生长发育过程中前牙覆𬌗的变化

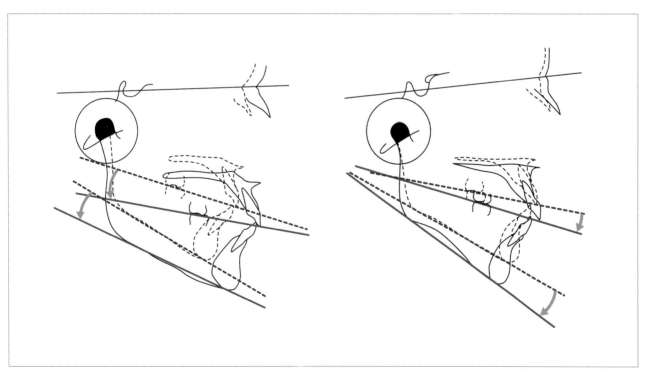

图1-24 生长发育过程中𬌗平面的变化

参考文献

[1] Enlow DH, Hans MG. 颅面生长发育学[M]. 林久祥译. 北京: 北京大学医学出版社, 2012.

[2] Enlow DH, Moyers RE. Growth and architecture of the face[J]. J Am Dent Assoc, 1971, 82(4):763–774.

[3] Snodell SF, Nanda RS, Currier GF. A longitudinal cephalometric study of transverse and vertical craniofacial growth[J]. Am J Orthod Dentofacial Orthop, 1993, 104(5):471–483.

[4] Lux CJ, Conradt C, Burden D, et al. Transverse development of the craniofacial skeleton and dentition between 7 and 15 years of age—a longitudinal postero–anterior cephalometric study[J]. Eur J Orthod, 2004, 26(1):31–42.

[5] Björk A. Prediction of mandibular growth rotation[J]. Am J Orthod, 1969, 55(6):585–599.

[6] Buschang PH, Jacob HB. Mandibular rotation revisited: What makes it so important?[J]. Semin Orthod, 2014, 20(4):299–315.

[7] Buschang PH, Baume RM, Nass GG. A craniofacial growth maturity gradient for males and females between 4 and 16 years of age[J]. Am J Phys Anthropol, 1983, 61(3):373–381.

[8] Nanda RS, Ghosh J. Longitudinal growth changes in the sagittal relationship of maxilla and mandible[J]. Am J Orthod Dentofacial Orthop, 1995, 107(1):79–90.

[9] Buschang PH, Santos–Pinto A, Demirjian A. Incremental growth charts for condylar growth between 6 and 16 years of age[J]. Eur J Orthod, 1999, 21(2):167–173.

[10] Kim J, Nielsen IL. A longitudinal study of condylar growth and mandibular rotation in untreated subjects with class II malocclusion[J]. Angle Orthod, 2002, 72(2):105–111.

[11] Alexander AE, McNamara JA Jr, Franchi L, et al. Semilongitudinal cephalometric study of craniofacial growth in untreated Class III malocclusion[J]. Am J Orthod Dentofacial Orthop, 2009, 135(6):700.e1–e14.

[12] Baccetti T, Franchi L, McNamara JJ. Growth in the untreated Class III subjects[J]. Semin Orthod, 2007, 13:130–142.

[13] Björk A. Sutural growth of the upper face studied by the implant method[J]. Acta Odontol Scand, 1966, 24(2):109–127.

[14] Vardimon AD, Shoshani K, Shpack N, et al. Incremental growth of the maxillary tuberosity from 6 to 20 years–A cross–sectional study[J]. Arch Oral Biol, 2010, 55(9):655–662.

[15] Buschang PH, Santos–Pinto A. Condylar growth and glenoid fossa displacement during childhood and adolescence[J]. Am J Orthod Dentofacial Orthop, 1998, 113(4):437–442.

[16] Buschang PH, Gandini Júnior LG. Mandibular skeletal growth and modelling between 10 and 15 years of age[J]. Eur J Orthod, 2002, 24(1):69–79.

[17] Bishara SE, Jakobsen JR. Changes in overbite and face height from 5 to 45 years of age in normal subjects[J]. Angle Orthod, 1998, 68(3):209–216.

[18] Nanda SK. Growth patterns in subjects with long and short faces[J]. Am J Orthod Dentofacial Orthop, 1990, 98(3):247–258.

[19] van der Beek MC, Hoeksma JB, Prahl–Andersen B. Vertical facial growth: a longitudinal study from 7 to 14 years of age[J]. Eur J Orthod, 1991, 13(3):202–208.

[20] Isaacson JR, Isaacson RJ, Speidel TM, et al. Extreme variation in vertical growth and associated variation in skeletal and dental relations[J]. Angle Orthod, 1971, 41(3):219–229.

[21] Moyers R, Van FP, Riolo M, et al. Standards of human occlusal development: Monograph no. 5 craniofacial growth series[M]. Tallahassee: University of Michigan Center for Human Growth & Dev, 1976.

[22] Baccetti T, Franchi L, McNamara JA Jr, et al. Early dentofacial features of Class II malocclusion: a longitudinal study from the deciduous through the mixed dentition[J]. Am J Orthod Dentofacial Orthop, 1997, 111(5):502–509.

[23] Hesby RM, Marshall SD, Dawson DV, et al. Transverse skeletal and dentoalveolar changes during growth[J]. Am J Orthod Dentofacial Orthop, 2006, 130(6):721–731.

[24] Bishara SE, Hoppens BJ, Jakobsen JR, et al. Changes in the molar relationship between the deciduous and permanent dentitions: a longitudinal study[J]. Am J Orthod Dentofacial Orthop, 1988, 93(1):19–28.

[25] Bae EJ, Kwon HJ, Kwon OW. Changes in longitudinal craniofacial growth in subjects with normal occlusions using the Ricketts analysis[J]. Korean J Orthod, 2014, 44(2):77–87.

[26] Zhang X, Baumrind S, Chen G, et al. Longitudinal eruptive and posteruptive tooth movements, studied on oblique and lateral cephalograms with implants[J]. Am J Orthod Dentofacial Orthop, 2018, 153(5):673–684.

[27] Bergersen EO. A longitudinal study of anterior vertical overbite from eight to twenty years of age[J]. Angle Orthod, 1988, 58(3):237–256.

[28] Schudy FF. The control of vertical overbite in clinical orthodontics[J]. Angle Orthod, 1968, 38(1):19–39.

[29] Schudy FF. The rotation of the mandible resulting from growth: its implications in orthodontic treatment[J]. Angle Orthod, 1965, 35(1):36–50.

[30] Coro JC, Velasquez RL, Coro IM, et al. Relationship of maxillary 3–dimensional posterior occlusal plane to mandibular spatial position and morphology[J]. Am J Orthod Dentofacial Orthop, 2016, 150(1):140–152.

[31] Tanaka EM, Sato S. Longitudinal alteration of the occlusal plane and development of different dentoskeletal frames during growth[J]. Am J Orthod Dentofacial Orthop, 2008, 134(5):602, e1–e11.

2

第2章

替牙列期错殆畸形的诊断分析

DIAGNOSIS AND
ANALYSIS OF
MALOCCLUSION IN
MIXED DENTITION

诊断分析是制订合理正畸治疗计划的前提，正确的诊断需要建立在全面信息采集和准确分析的基础上。在开展正畸治疗之前，我们一般会从临床检查、模型采集和X线片拍摄途径采集患者的牙列咬合信息、颅面结构信息和颌面功能运动信息等内容。对生长发育期患儿开展治疗时，在上述采集的信息基础上，我们还需要对其生长发育阶段进行判断。

对生长发育期患儿的临床资料进行准确分析的前提是认识到患儿处于"动态变化"中，这种"动态"的分析思路不仅体现在就诊当时的牙弓间隙测量的方式和头影测量正常参考值的选用上，也体现在观察时间段期间对其颅颌关系进行测量对比。

第1节　替牙列间隙分析

传统的模型分析包括磨牙关系、前牙覆𬌗覆盖和中线测量以及牙弓拥挤度分析。虽然每个项目具有对应的量值，但是无法综合地判断错𬌗的严重程度。美国正畸学会（American Board of Orthodontics）使用不调指数（discrepancy index，DI）对治疗前模型进行测量分析，通过对每个项目分级打分，然后计算总体得分状况反映治疗前错𬌗的严重程度。在不调指数当中，牙弓拥挤度分析实际上是对牙弓现有间隙和牙弓所需间隙分别进行测量，然后以两者的差异判断牙弓拥挤的程度。其中牙弓现有间隙的测量区段是从一侧第一恒磨牙近中至对侧第一恒磨牙近中，通过描记牙槽弓嵴顶连线代表牙弓现有间隙。而牙弓所需间隙则是计算从一侧第二恒前磨牙至对侧第二恒前磨牙间左右牙位的牙冠总和（图2-1）。

当对替牙列期进行拥挤度测量分析时，我们是否可照搬恒牙列拥挤度分析的方法呢？目前临床上首诊进行早期矫治咨询的患儿一般处于第一过渡牙列期，此时上下颌的恒切牙与第一恒磨牙已完成替换，但乳尖牙、第一乳磨牙和第二乳磨牙仍保留在牙弓内。这种混合牙列状态从7岁左右开始，一般会经历2~3年的替换间隔期后才开始进入第二过渡牙列期，在这期间乳尖牙、第一乳磨牙和第二乳磨牙开始脱落、替换。换言之，替牙列矫治时期，我们需要对混合牙列进行拥挤度分析。此时，我们对牙弓所需间隙进行测量时，并非对当下的乳尖牙和乳磨牙进行牙冠大小测量，而是需要对未来即将萌出的恒尖牙和恒前磨牙进行牙冠大小测量。以往常见的替牙列间隙分析方法主要包括两种：一种是牙列模型间接预测法，另一种是X线直接测量法[1-3]。后者会受到放射拍照角度和放大率的影响，造成牙冠大小测量失真，或是遇到牙齿扭

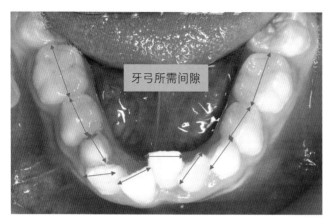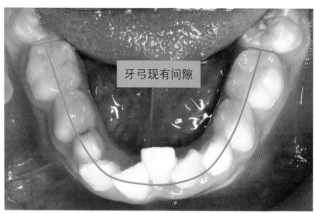

图2-1 牙弓所需间隙和牙弓现有间隙测量示意图

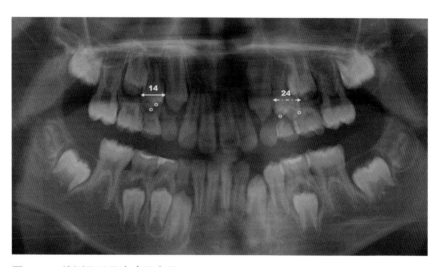

图2-2 X线测量牙冠宽度示意图

转等情况，也无法直接在X线片上直接测量牙冠大小（图2-2）。因此，临床上常用牙列模型间接预测法进行替牙列间隙分析。

一般而言，在牙齿替换的过程中，最早开始替换的部位是下颌前牙区。牙列模型间隙预测法则通过对下颌切牙段4颗切牙的牙冠宽度进行测量，然后使用下颌切牙牙冠宽度之和，按照一定的计算规律，预测

各象限恒尖牙和恒前磨牙的牙冠宽度之和。以往常用的方法有Moyers预测法和Tanaka-Johnston预测法。前者通过大数据研究，将下颌切牙牙冠宽度之和、各象限恒尖牙和恒前磨牙的牙冠宽度之和及之间的数量关系进行整理归类，按照对应概率分别罗列成表。比如说，下颌切牙牙冠宽度之和为22.5mm，按表查询可见，上颌单侧象限中恒尖牙和恒前磨牙牙冠之和75%

的概率为22.3，下颌对应预测值为21.9（图2-3）。以往系统综述结果显示，Moyers预测法在临床使用中，需凭临床经验选择合适的预测概率区段，并且，其参考数据具有显著的种族差异性，导致其临床应用预测准确性受到质疑[4-5]。

与Moyers预测法不同，Tanaka-Johnston预测法主要通过公式计算的方式预测未萌恒尖牙和恒前磨牙的牙冠宽度之和（图2-4）。首先计算下颌切牙牙冠宽度之和，然后按照上下颌分别将冠和的一半与固定参数相加，得出各象限的恒尖牙和恒前磨牙的牙冠宽度之和。自1974年该预测法被提出以来[6]，其分别被用于中国南方人群和北方人群中进行过准确性评价[7-8]。通过这些本地人群的准确性评价研究，提示我们使用对应的参数进行计算，而非原始的针对欧美人群的参数进行计算（图2-5）。如果当地人群曾进行该指数的准确性验证研究，建议预测时修正参数后计算。

当我们使用上述方法对未萌出的恒尖牙和恒前磨牙的牙冠宽度之和进行预测后，即可在对上下颌切牙牙冠宽度进行测量的基础上，计算牙弓所需间隙。然后，按照牙槽嵴顶弧度绘制连线测量牙弓可用间隙。最后，通过比较牙弓现有间隙和可用间隙之间的差异，预测未来牙弓的拥挤度，以决定目前阶段是否需要采用治疗措施或采用何种治疗措施。

以数字化软件测量为例，演示替牙列间隙分析步骤（图2-6～图2-10）：

- **第1步**：测量上下颌恒中切牙和恒侧切牙的牙冠宽度
- **第2步**：使用Tanaka-Johnston预测公式计算恒尖牙及前磨牙牙冠宽度总和
- **第3步**：测量上颌恒中切牙和侧切牙的牙冠宽度，并计算上下颌牙弓所需间隙
- **第4步**：测量上下颌牙弓可用间隙
- **第5步**：预测未来上下颌牙弓拥挤度

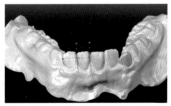

Moyers预测法

测量下颌切牙的牙冠宽度

查表预测 → 下颌切牙牙冠宽度之和

预测上颌单侧象限恒尖牙和恒前磨牙牙冠之和

21|12=	19.5	20.0	20.5	21.0	21.5	22.0	22.5	23.0	23.5	24.0	24.5	25.0
95%	21.6	21.8	22.1	22.4	22.7	22.9	23.2	23.5	23.8	24.0	24.3	24.6
85%	21.0	21.3	21.5	21.8	22.1	22.4	22.6	22.9	23.2	23.5	23.7	24.0
75%	20.6	20.9	21.2	21.5	21.8	22.0	22.3	22.6	22.9	23.1	23.4	23.7
65%	20.0	20.6	20.9	21.2	21.5	21.8	22.0	22.3	22.6	22.8	23.1	23.4
50%	20.2	20.3	20.6	20.8	21.1	21.4	21.7	21.9	22.2	22.5	22.8	23.0
35%	19.6	19.9	20.2	20.5	20.8	21.0	21.3	21.6	21.9	22.1	22.4	22.7
25%	19.4	19.7	19.9	20.2	20.5	20.8	21.0	21.3	21.6	21.9	21.9	22.4
15%	19.0	19.3	19.6	19.9	20.4	20.4	20.7	21.0	21.3	21.5	21.8	22.1
5%	18.5	18.8	19.1	19.3	19.6	19.9	20.1	20.4	20.7	21.0	21.2	21.5

预测下颌单侧象限恒尖牙和恒前磨牙牙冠之和

21|12=	19.5	20.0	20.5	21.0	21.5	22.0	22.5	23.0	23.5	24.0	24.5	25.0
95%	21.1	21.4	21.7	22.0	22.5	22.6	22.9	23.2	23.5	23.8	24.1	24.4
85%	20.5	20.8	21.1	21.4	21.7	22.0	22.3	22.6	22.9	23.2	23.5	23.8
75%	20.1	20.4	20.7	21.0	21.3	21.6	21.9	22.2	22.6	22.8	23.1	23.4
65%	19.8	20.1	20.4	20.7	21.0	21.3	21.6	21.9	22.2	22.5	22.8	23.1
50%	19.4	19.7	20.0	20.3	20.6	20.9	21.2	21.5	21.8	22.1	22.4	22.7
35%	19.0	19.3	19.6	19.9	20.2	20.5	20.8	21.1	21.4	21.7	22.0	22.3
25%	18.7	19.0	19.3	19.6	19.9	20.2	20.5	20.8	21.1	21.4	21.7	22.0
15%	18.4	18.7	19.0	19.3	19.6	19.8	20.1	20.4	20.7	21.0	21.3	21.6
5%	17.7	18.0	18.3	18.6	18.9	19.2	19.5	19.8	20.1	20.4	20.7	21.0

图2-3　Moyers预测法示意图

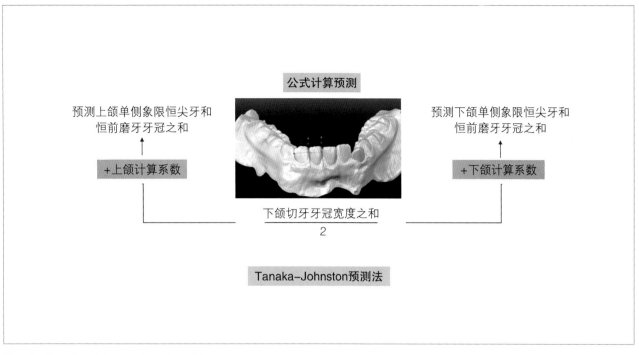

图2-4　Tanaka-Johnston预测法示意图

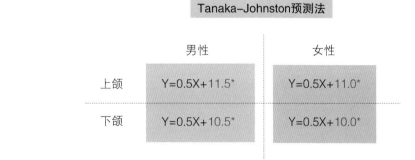

Tanaka-Johnston预测法

	男性	女性
上颌	Y=0.5X+11.5*	Y=0.5X+11.0*
下颌	Y=0.5X+10.5*	Y=0.5X+10.0*

Y=一个象限恒尖牙和恒前磨牙的牙冠宽度总和；X=4颗下颌恒切牙的牙冠宽度总和

*系数根据当地人群验证研究结果修正后计算

Tanaka-Johnston预测系数人群间比较

	中国南方人群		欧美人群
	男性	女性	
上颌	11.5	11.0	11.0
下颌	10.5	10.0	10.5

图2-5　Tanaka-Johnston预测系数使用方法

第1步：测量上下颌恒中切牙和恒侧切牙的牙冠宽度

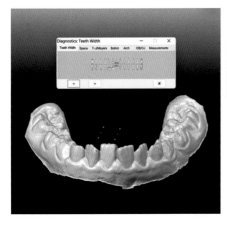

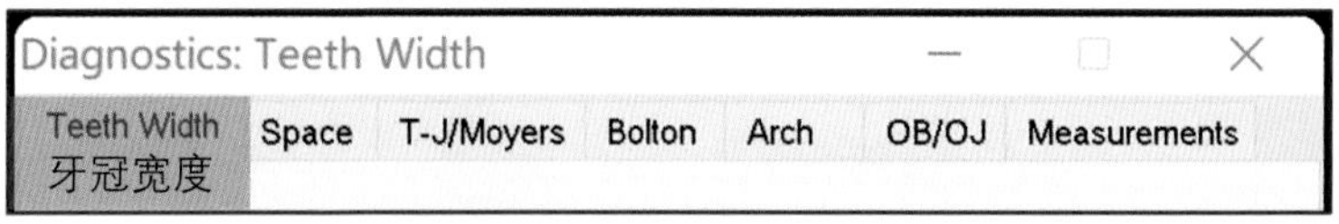

Diagnostics: Teeth Width					— □	×
Teeth Width 牙冠宽度	Space	T-J/Moyers	Bolton	Arch	OB/OJ	Measurements
牙冠宽度		8.4	9.6	9.6	8.1	
上颌牙位	(345)	2	1	1	2	(345)
下颌牙位	(345)	2	1	1	2	(345)
牙冠宽度		6.4	5.8	5.8	6.3	

图2-6　替牙列间隙分析步骤演示-1

第2步：使用Tanaka–Johnston预测公式计算恒尖牙及前磨牙牙冠宽度总和

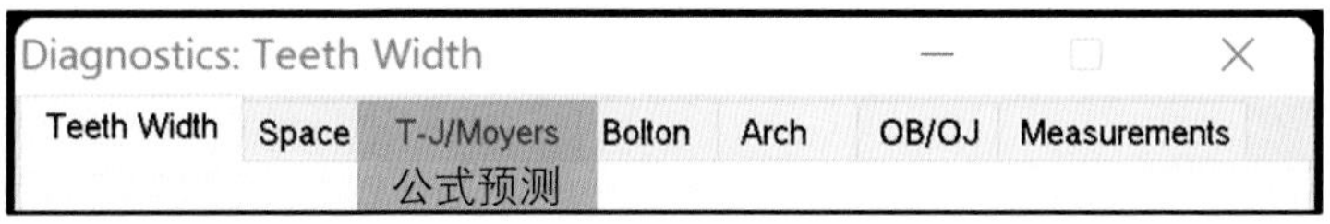

Diagnostics: Teeth Width					— □	×
Teeth Width	Space	T-J/Moyers 公式预测	Bolton	Arch	OB/OJ	Measurements
牙冠宽度		8.4	9.6	9.6	8.1	
上颌牙位	(345)	2	1	1	2	(345)
下颌牙位	(345)	2	1	1	2	(345)
牙冠宽度		6.4	5.8	5.8	6.3	

公式计算预测上颌恒345牙冠宽度总和：（6.4+5.8+5.8+6.3）/2+11.5 =23.7
公式计算预测下颌恒345牙冠宽度总和：（6.4+5.8+5.8+6.3）/2+10.5=22.7

图2-7　替牙列间隙分析步骤演示-2

第3步：测量上颌恒中切牙和侧切牙的牙冠宽度，并计算上下颌牙弓所需间隙

| Diagnostics: Teeth Width | | | | | — | | × |

| | Teeth Width | Space | T-J/Moyers 公式计算 | Bolton | Arch | OB/OJ | Measurements |

牙冠宽度	23.7	8.4	9.6	9.6	8.1	23.7	Σ→ 83.1
上颌牙位	(345)	2	1	1	2	(345)	牙弓所需间隙
下颌牙位	(345)	2	1	1	2	(345)	
牙冠宽度	22.7	6.4	5.8	5.8	6.3	22.7	Σ→ 69.7

图2-8　替牙列间隙分析步骤演示-3

第4步：测量上下颌牙弓可用间隙

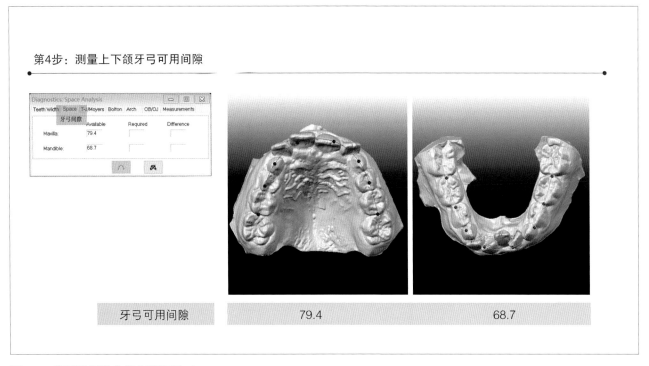

Diagnostics: Space Analysis

Teeth Width　Space　T-J/Moyers　Bolton　Arch　OB/OJ　Measurements

牙弓间隙

	Available	Required	Difference
Maxilla:	79.4		
Mandible:	68.7		

| 牙弓可用间隙 | 79.4 | 68.7 |

图2-9　替牙列间隙分析步骤演示-4

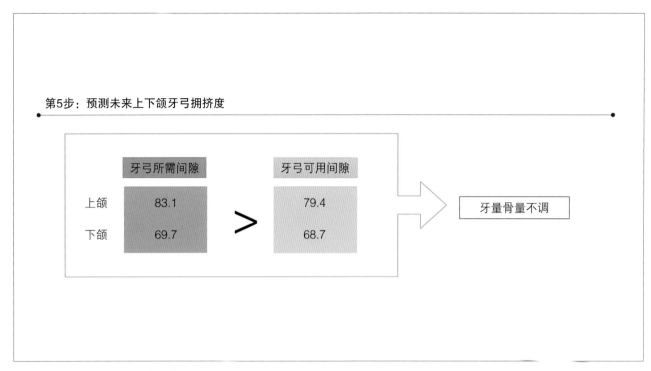

图2-10　替牙列间隙分析步骤演示-5

第2节　颅颌关系的测量分析

对替牙列期患儿进行颅面牙颌关系的测量分析时，不仅需要考虑治疗当时上下颌骨之间以及牙齿与颌骨之间的静态关系，并且需要对其生长发育潜力和方向进行动态的预测。

对牙齿与颌骨之间的关系进行分析的众多头影测量方法相信大家都已经非常熟悉，不同的测量方法可能因创建者的临床偏好和治疗理念各异而采用不同的测量项目来反映牙齿在颌骨中的位置与角度、颌骨间的关系以及软组织侧貌的特征。这些项目的差异主要体现在参考平面的选择上，比如说Downs分析法选取眶耳（FH）平面作为参考平面，使用U1/FH测量上颌切牙的唇倾度；而Steiner分析法则选用前颅底（SN）平面作为参考平面，NA或者NB作为颌骨参考线，使用U1/SN和U1/NA测量上颌切牙的唇倾度以及U1-NA（mm）测量上颌切牙的唇舌向位置。类似地，Ricketts分析法则使用APo连线作为颌骨参考线对牙齿在颌骨中的位置和角度进行测量。我们可以选择符合自己临床思路或者测量需求的项目进行个性化组合，建立与自己临床需求相适应的个性化头影测量项目组合。

除了选择临床项目组合以外，我们需要关注正常参考值的选取。目前常见头影测量软件中内置的正常参考值绝大部分是恒牙列期参考值，对应人群也多为软件研发所在地的地区人群，比如说临床上常见使用的Dolphin测量软件内置的正常值即为欧美人群的正常值，如果直接参考该正常值对我们临床上的患者进行

评价肯定有失准确。当我们对替牙列期患儿进行头影测量评价时，如果我们能参考本地区人群的替牙列期的正常参考值，将大大地提高诊断分析正确度。

傅民魁教授在20世纪70年代曾对一个正常殆样本进行头颅侧位片测量，建立起中国人群的头影测量正常参考值[9]。按照牙列萌替状况和年龄分布，该样本被分为替牙列期、恒牙列初期和恒牙列期3个阶段：

- **替牙列期**：自上下恒切牙建殆起至乳尖牙、乳磨牙完全替换以前止（男性平均年龄10.2岁，女性平均年龄9.0岁）
- **恒牙列初期**：自恒牙（第三磨牙除外）全部萌出的初期至16岁止（男性平均年龄14.5岁，女性平均年龄13.3岁）
- **恒牙列期**：17～25岁的牙列时期（男性平均年龄18.8岁，女性平均年龄18.6岁）

傅教授在研究中按照不同的分期分别对各阶段样本进行测量，建立各自的正常参考值[10]。以Steiner分析法的测量值为例可见，替牙列期的ANB角的正常值（4.7°）比恒牙列期的正常值（2.7°）大2°，换言之，如果使用恒牙列期正常值对替牙列期骨性Ⅱ类患者进行评估，会高估其骨面型的异常。从SNA、SNB的正常值对比上来看，替牙列期和恒牙列期的SNA正常值相近，但反映下颌骨相对颅底位置的SNB角度在两者比较中明显不同，反映了上下颌骨生长发育进度的差异。这正是反映了对替牙列期患儿进行动态分析的需求。

在实际的头影测量分析中，我们主要可以从矢状向和垂直向两个主要的方向对颅颌结构之间的项目关系进行分析评价（**图**2-11）。矢状向上可选用Steiner分析法中的项目对上下颌骨间关系（**图**2-12）和牙齿与颌骨间关系（**图**2-13）进行分析，也可参考Ricketts分析法相关项目对颏部位置进行评估（**图**2-14）。

从垂直向上对颅颌关系进行分析时，首先需要熟悉常见的参考平面和测量平面。临床上使用头影测量分析时最常用的两个参考平面为眶耳（FH）平面和前颅底（SN）平面。一般常见使用下颌平面与参考平面之间的成角关系判断颅颌垂直向关系。需要提醒大家注意的是，在不同的头影测量分析方法中，对下颌平面的定义不尽相同（**图**2-15）。当我们判断𬌗平面倾斜度时也会遇到类似的问题，如果我们选择Steiner分析法进行测量，使用前颅底参考平面和功能𬌗平面成角判断，但如果我们选择Downs分析法进行测量，则使用眶耳平面和解剖𬌗平面成角进行判断（**图**2-16）。除了角度测量以外，后面高和前面高之间的比例关系也可用作判断垂直向关系的指标，如果后面高所占比例较大，则说明颅颌结构趋向于闭合型，反之则趋向于开张型（**图**2-17）。

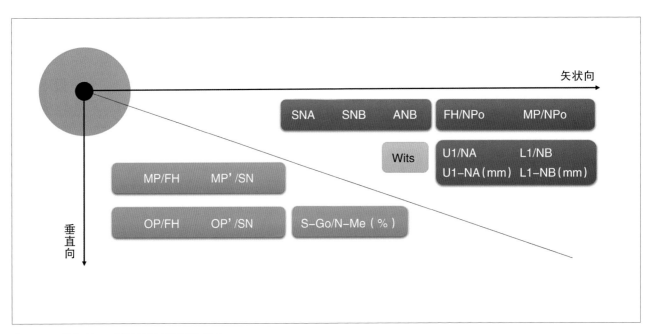

图2-11　常见替牙列期使用头影测量项目

Steiner分析法　　　　　　　　　　　　　　　　　　　　颌骨间矢状向关系

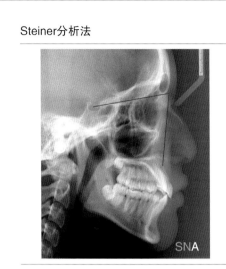
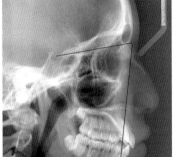
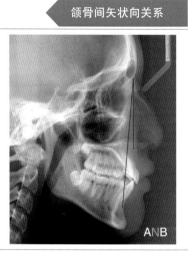

项目	替牙列期		恒牙列期	
	均值	标准差	均值	标准差
SNA（°）	82.3	3.5	82.8	4.0
SNB（°）	77.6	2.9	80.1	3.9
ANB（°）	4.7	1.4	2.7	2.0

图2-12　常见矢状向头影测量项目及正常值-1

Steiner分析法　　　　　　　　　　　　　　　　牙齿与颌骨间矢状向关系

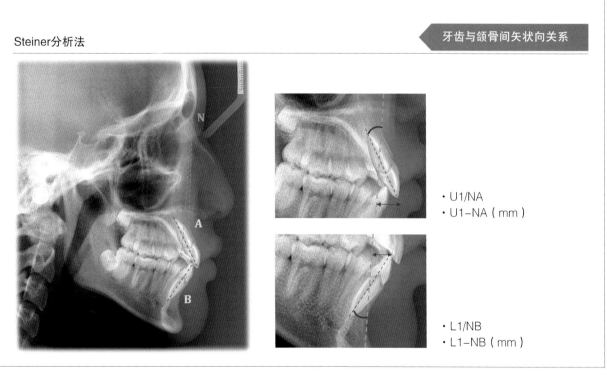

- U1/NA
- U1-NA（mm）

- L1/NB
- L1-NB（mm）

图2-13　常见矢状向头影测量项目及正常值-2

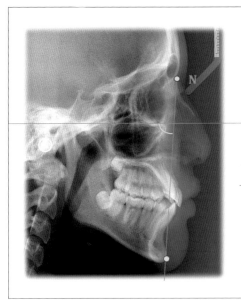

Ricketts分析法

颏部位置

项目	替牙列期		恒牙列期	
	均值	标准差	均值	标准差
FH/NPo（°）	83.4	2.4	84.4	3.1

图2-14 常见矢状向头影测量项目及正常值-3

MP平面

下颌角点 Gonion，Go

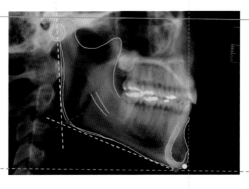

MP'平面

颏下点 Menton，Me
颏顶点 Gnathion，Gn

Downs分析法

颌骨间垂直向关系

项目	替牙列期		恒牙列期	
	均值	标准差	均值	标准差
MP/FH（°）	31.6	3.9	27.3	6.1

Steiner分析法

项目	替牙列期		恒牙列期	
	均值	标准差	均值	标准差
MP'/SN（°）	35.8	3.6	32.5	5.2

图2-15 常见垂直向头影测量项目及正常值-1

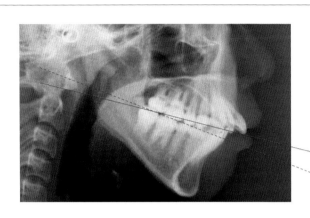

解剖殆平面（OP）

功能殆平面（OP'）

Downs分析法

颌骨间垂直向关系

项目	替牙列期		恒牙列期	
	均值	标准差	均值	标准差
OP/FH（°）	16.4	3.3	12.4	4.4

Steiner分析法

项目	替牙列期		恒牙列期	
	均值	标准差	均值	标准差
OP'/SN（°）	21.0	3.6	16.1	5.0

图2-16 常见垂直向头影测量项目及正常值-2

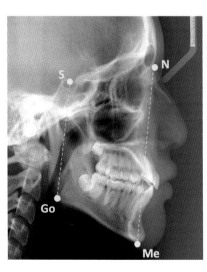

Jarabak分析法

颌骨间垂直向关系

项目	恒牙列期	
	均值	标准差
Posterior Face Height（S-Go）（mm）	75.4	5.0
Anterior Face Height（Na-Me）（mm）	118.6	5.0
S-Go/N-Me（%）	65.0	4.0

图2-17 常见垂直向头影测量项目及正常值-3

病例示意表（表2-1）

表2-1 头影测量分析参考结果

测量项目	正常值				测量值	
	替牙列期		恒牙列期		治疗前	治疗后
Y Axis（°）	65.5±2.9		66.3±7.1		60.7	63.4
FH-NPo（°）	83.1±3.0		84.4±2.7		87.3	87.0
SNA（°）	82.3±3.5		82.8±4.0		83.4	81.7
SNB（°）	77.6±2.9		80.1±3.9		79.1	77.8
ANB（°）	4.7±1.4		2.7±2.0		4.3	3.9
Wits（mm）	-1.4±2.6*	-1.4±2.8	-0.8±2.8*	-1.5±2.1	-1.0	-2.5
S-Go/N-Me（P-A Face Height）（%）	64.0±2.0				67.1	66.2
ANS-Me/Na-Me（%）	55.4±1.3*	55.0±1.1	54.4±2.1*	55.4±2.2	50.7	53.7
GoGn/SN（°）	35.8±3.6		32.5±5.2		31.6	35.9
MP/FH（°）	31.8±4.4		31.1±5.6		25 1	27.2
SN/OP（°）	21.0±3.6		16.1±5.0		21.0	22.9
U1-NA（mm）	3.1±1.6		5.1±2.4		8.7	4.4
U1/NA（°）	22.4±5.2		22.8±5.7		35.8	24.1
L1-NB（mm）	6.0±1.5		6.7±2.1		2.6	5.7
L1/NB（°）	32.7±5.0		30.3±5.8		21.8	27.3
U1/PP（°）	116.0±7.0				127.1	112.9
L1/MP（°）	96.3±5.1		96.9±6.0		89.7	93.7
Overbite（mm）	0~3.0				4.6	1.2
Overjet（mm）	0~3.0				13.6	3.7

Wits和ANS-Me/Na-Me两个项目区分男女个体，其中*标记代表男性个体正常参考值

第3节 生长发育评估

1. 生长发育阶段判断

人类骨骼的生长发育阶段可以通过一系列的生理指标来判断,包括身高的生长曲线、第二性征(男性变声、女性月经和乳房发育等)变化、骨龄、牙龄和年龄等。1927年,Richard E. Scammon利用一位法国男孩从出生至18岁期间每隔6个月记录的身高变化数值首次绘制了身高增长曲线[11]。在具备完善的纵向序列记录的情况下,身高的增长变化能反映全身骨骼生长变化,身高增长高峰(peak height velocity,PHV)常常被用于评价青春期生长发育程度[12]。与身高变化类似,Milo Hellman提出颅面生长发育过程中同样表现出加速和减速的阶段特征[12]。一般颅面部生长发育高峰与身高生长高峰同期发生或稍晚于身高变化高峰出现。女孩的身高和面部发育分别于9.3岁和9.8岁开始进入生长发育加速期,并于10.9岁和11.5岁达到生长发育高峰;而男孩的身高和面部发育分别于11.9岁和12.0岁开始进入生长发育加速期,并于14.0岁和14.4岁达到生长发育高峰[12]。如果能利用生长发育高峰期的生长潜力进行正畸矫形治疗,将有助于提高具有颅面关系异常的错殆畸形的治疗效率和效果。目前,骨龄被广泛应用于临床中预测生长发育高峰并估算生长潜力,正畸临床中常见的骨龄测量方法包括手腕骨测量法和颈椎测量法。随着CBCT在正畸临床中的广泛应用,使用CBCT图像判断腭中缝融合阶段也逐渐成为骨龄判断的重要组成部分。

(1)手腕骨测量法

手腕骨片一般以左手腕部为拍摄部位,通过对手腕骨有规律的骨化次序进行识别和比对或打分,判断儿童的骨龄。常见评价方式包括3种类型:一是图谱法,通过将儿童的手腕骨发育特征与图谱中各年龄阶段的手腕骨发育特征进行比对从而判定骨龄,最常使用的是G-P(Greulich and Pyle)图谱法;二是计分法,首先将骨发育过程划分为若干个等级阶段,按照各骨骨化中心出现以及骨化速度不同,分别赋予权重打分,最后计算总分作为骨发育等级的分值,最常使用的是TW(Tanner and Whitehouse)计分法;三是重点标志观察法,通过捕捉手腕骨发育阶段中出现的X线形态的特征性变化,即成熟度指征(maturity indicator)判定骨龄,该类型最具代表的方法是Fishman SMA(skeletal maturation assessment)评价体系。在临床使用过程中,图谱法具有简单、直观的优势,相比之下,计分法因其计分环节烦琐,在临床中使用频率不及图谱法。但是,以往研究表明,对白种人和黄种人而言,与图谱法相比,使用TW计分法评价骨龄与年龄的相关程度更高[13]。而将手腕骨骨龄应用于预测颌面骨骼生长发育进度时,Fishman SMA评价体系的准确性和可重复性优于其他两种方法。

1）Fishman SMA评价内容

Fishman SMA评价体系通过观察手腕骨片上位于大拇指、中指、小拇指和桡骨上的6处结构（图2-18），按照4个骨化阶段（ossification stages）（图2-19）出现的次序依次判断11项骨成熟度指征（skeletal maturational indicators，SMI）[14]。指骨处的骨骺从幼时开始是位于骨干正中方向上的微小的骨化中心，伴随着生长发育加速期的开始，骨骺会表现出横向增宽的变化，骨骺增宽至与骨干等宽是判断"骨化Ⅰ阶段（OS Ⅰ）"的标志性形态特征，该特征按照顺序依次在中指近端指骨、中指中间指骨和小拇指中间指骨部位出现，分别对应第1～第3项骨成熟度指征。发生于大拇指内侧的籽骨骨化是判断"骨化Ⅱ阶段（OS Ⅱ）"的标志性形态特征，对应第4项骨成熟度指征。接下来，指骨骨骺进一步发生横向生长变化，当它的横径大于骨干截面直径时，此时骨骺的边缘不再是圆钝的形态，而是变窄平并呈帽状覆盖在骨干上，骨骺呈帽状覆盖骨干是判断"骨化Ⅲ阶段（OS Ⅲ）"的标志性形态特征，该特征按照顺序依次在中指远端指骨、中指中间指骨和小拇指中间指骨部位出现，分别对应第5～第7项骨成熟度指征。最后，指骨骨骺和骨干按照从中部向两侧的方向发生融合，融合完成并形成边缘连续弧线是判断"骨化Ⅳ阶段（OS Ⅳ）"的标志性形态特征，该特征按照顺序依次在中指远端指骨、中指近端指骨、中指中间指骨和桡骨部位出现，分别对应第8～第11项骨成熟度指征。

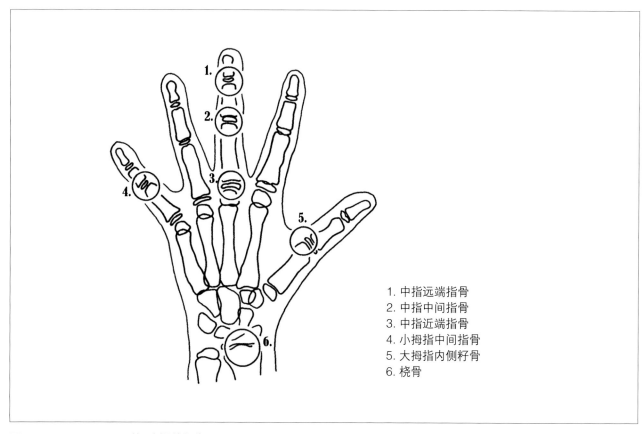

1. 中指远端指骨
2. 中指中间指骨
3. 中指近端指骨
4. 小拇指中间指骨
5. 大拇指内侧籽骨
6. 桡骨

图2-18　Fishman SMA的6个评价部位

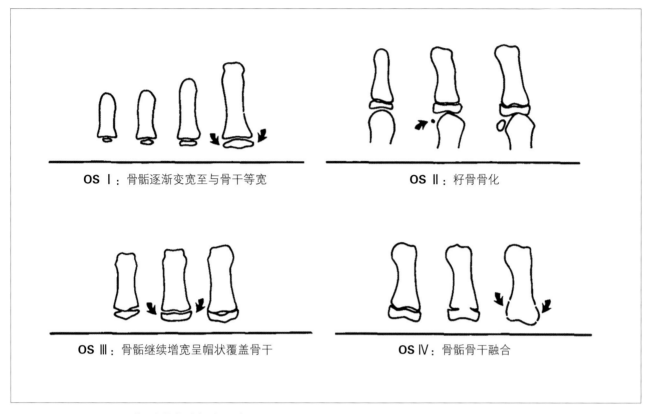

图2-19　Fishman SMA的4个骨化阶段（OS）

2）Fishman SMA评价方法

在临床上应用Fishman SMA评价体系时，对上述11项骨成熟特征按照特定顺序依次比对（**图2-20**），首先判断大拇指内侧是否出现籽骨骨化（SMI 4）：

- 当大拇指内侧尚无骨化籽骨时，骨骺形态仅发展至增宽阶段，尚未出现帽状变化，此时按照中指近端指骨、中指中间指骨和小拇指中间指骨出现骨骺增宽至骨干同宽的顺序，依次对应SMI 1～3

- 当大拇指内侧已现骨化籽骨时，需判断中指远端骨骺是否与骨干融合：

  ○ 如果中指远端骨骺骨干未融合，以骨骺增宽出现帽状结构作为判断标准，按照中指远端指骨、中指中间指骨和小拇指中间指骨的顺序，依次对应SMI 5～7

  ○ 如果中指远端骨骺骨干已融合，边缘形成连续弧线，此时按照中指远端指骨、中指近端指骨、中指中间和桡骨出现融合状态的顺序，依次对应SMI 8～11

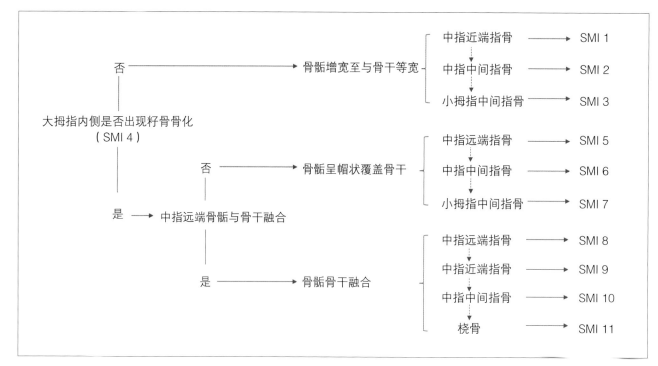

图2-20 Fishman SMA的11项骨成熟特征（SMI）的评价顺序

3）Fishman SMA的临床应用

评价体系判断生长发育阶段，当正畸医生需要借助儿童或青少年的骨龄来辅助进行正畸治疗决策时，我们需要进一步评价其目前的生长发育增速状态以及未来的生长发育潜力。根据手腕骨成熟度指征的出现顺序，可将青春生长发育迸发期大致分为3段时期：生长加速期（SMI 1～4）、生长高峰期（SMI 4～7）和生长减速期（SMI 7～11）[15]。按照上述手腕骨片的成熟度指征判断儿童的相应骨龄后可以大致判断其所处的生长发育阶段。相对生长速度（relative growth rate）可用于反映生长发育的进展速度，通过计算前后生长发育阶段之间的生长量在相同时间间隔中相对于平均生长量的变化，可以评价手腕骨各骨龄阶段对

应的生长发育增速和未来生长发育潜力。基于北美人群的研究显示，男性身高（height，Ht.）变化的最大增速期对应手腕骨龄SMI 6，而其上下颌骨（S-A，S-Gn）生长的最大增速期均对应SMI 7，相当于男性的上下颌骨在14～15岁期间达到生长增速高峰；女性身高（Ht.）变化的最大增速期对应手腕骨龄SMI 5，而其上下颌骨（S-A，S-Gn）生长的最大增速期分别对应SMI 6和SMI 7，相当于女性的上下颌骨则在12～13岁期间达到生长增速高峰，其中上颌比下颌更早达到高峰[14]（**图2-21**）。

如果我们将桡骨骨化阶段看作是青春生长发育迸发期的终点，通过计算生长发育完成前，每阶段对应的身高和上下颌骨的生长量相对于生长发育迸发期完

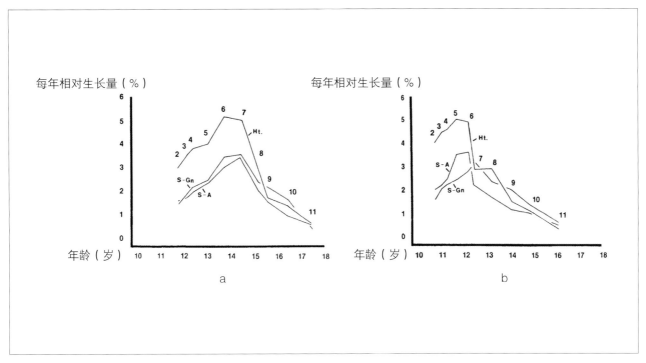

图2-21　Fishman SMA各阶段男性（a）和女性（b）的身高（Ht.）、上颌（S-A）和下颌（S-Gn）的相对生长速度（数据基于北美人群）

成时的生长总量的完成程度（percent of total adolescent growth completed，%），可以为判断儿童或青少年的生长发育潜力提供参考。以女性为例，当大拇指内侧出现籽骨骨化特征时（SMI 4），身高加速生长已完成32.7%，意味着还有67.3%的生长发育潜力，同理上颌还有79.7%的加速生长潜力，而下颌还有66.9%的加速生长潜力。同期，男性身高仍将有71.1%的加速生长潜力，上下颌分别还有79.7%和73.3%的加速生长潜力。在上下颌骨达到最大生长加速的阶段——SMI 6～7阶段，男性、女性均已完成将近50%加速生长[14]（**表2-2**）。由此可见，使用手腕骨片的成熟度指征对儿童或青少年的骨龄进行判断，有助于判断生长发育阶段和未来的生长发育潜力，为正畸临床决策提供参考。

（2）颈椎测量法

头颅侧位片是正畸诊断设计中常用的X线检查手段，Lamparski于1972年首次提出使用头颅侧位片上的颈椎形态变化判断生长发育阶段[16]。经过一系列改良，目前被广泛应用于正畸临床中的颈椎测量法是Baccetti改良颈椎测量法（cervical vertebral maturation，CVM）。该测量法通过对第2～第4颈椎的形态在生长发育过程中的6个阶段变化进行评价，判断方法简单易行，并且无需额外拍摄手腕骨片，避免了额外的X线检查，是目前正畸临床中用于骨龄判断的较为成熟的方法[17]。

表2-2 Fishman SMA各阶段男性和女性的生长发育完成程度*（单位：%）

SMI	男性			女性		
	身高	上颌长度（S-A）	下颌长度（S-Gn）	身高	上颌长度（S-A）	下颌长度（S-Gn）
2	15.0	16.7	15.9	12.2	16.7	14.7
3	21.6	18.5	19.5	22.5	18.5	25.0
4	28.9	20.3	26.7	32.7	20.3	33.1
5	34.0	28.6	30.8	39.8	28.6	38.3
6	52.6	49.7	48.5	51.7	49.7	47.0
7	74.3	69.0	66.7	73.6	69.0	58.0
8	87.3	83.0	77.7	86.6	83.0	72.7
9	92.0	89.6	84.6	91.9	89.6	84.0
10	95.3	92.7	91.5	96.1	92.7	90.0
11	100.0	100.0	100.0	100.0	100.0	100.0

*数据基于北美人群

1）Baccetti改良颈椎测量法的评价内容

颈椎测量法最初的观察范围包括第2～第6颈椎，考虑甲状腺保护套会遮挡部分颈椎，基于Hassel和Farman提出的改良方式，Baccetti改良颈椎测量法仅对第2颈椎（C2）、第3颈椎（C3）和第4颈椎（C4）进行形态特征观察。

颈椎形态特征主要从两个角度进行观察：首先，观察C2、C3和C4椎体下缘是否出现凹陷；其次，观察C3和C4椎体的形状变化，按照生长发育进度，下述4种形态将会依次出现[18]（图2-22）：

- 不规则四边形（trapezoid）：椎体从后缘向前缘呈聚拢状，椎体上缘从后向前、向下斜行
- 水平矩形（rectangular horizontal）：椎体前后边缘等高，并且其高度小于上下边缘的长度
- 正方形（square）：椎体前后边缘与上下边缘均相等
- 垂直矩形（rectangular vertical）：椎体前后边缘高度大于上下边缘的长度

2）Baccetti改良颈椎测量法的评价方法

从上述两个观察角度，结合C2、C3和C4椎体下缘是否出现凹陷以及C3、C4椎体形状特征，将颈椎发育过程分为6个阶段（CS 1-CS 6）[18]（表2-3和图2-23）：

- 阶段1（cervical stage 1，CS 1）：
  - 椎体下缘特征：各椎体下缘均为水平形状
  - 椎体形状特征：C3和C4呈后高前低的不规则四边形
  - 对应生长发育时期：下颌骨生长发育高峰期约在2年后出现
- 阶段2（cervical stage 2，CS 2）：
  - 椎体下缘特征：C2下缘出现凹陷，C3、C4下缘保持水平
  - 椎体形状特征：C3和C4保持不规则四边形
  - 对应时期：下颌骨生长发育高峰期约在1年后出现
- 阶段3（cervical stage 3，CS 3）：

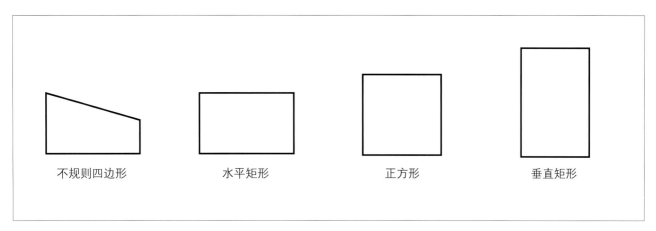

图2-22 Baccetti改良颈椎测量法的4种椎体形态示意图

表2-3 Baccetti改良颈椎测量法的评价方法

变化特征	颈椎分期					
	CS 1	CS 2	CS 3	CS 4	CS 5	CS 6
椎体下缘出现凹陷	/	C2	C2、C3	C2、C3、C4	下缘凹陷已不是主要判断指标	
C3椎体形状	不规则四边形	不规则四边形	水平矩形	水平矩形	水平矩形或正方形	垂直矩形
C4椎体形状	不规则四边形	不规则四边形	不规则四边形或水平矩形	水平矩形	水平矩形或正方形	垂直矩形

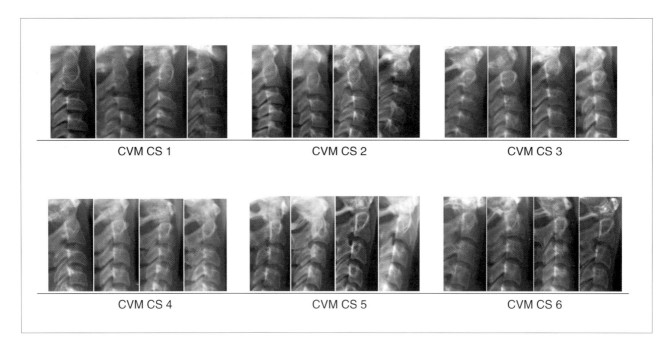

图2-23　Baccetti改良颈椎测量法各分期阶段典型示例图

○ 椎体下缘特征：C2和C3下缘均出现凹陷，C4下缘仍保持水平

○ 椎体形状特征：C3和C4保持不规则四边形或表现为水平矩形

○ 对应时期：开始经历下颌骨生长发育高峰期

● 阶段4（cervical stage 4，CS 4）：

○ 椎体下缘特征：C2、C3、C4下缘均出现凹陷

○ 椎体形状特征：C3和C4均表现为水平矩形

○ 对应时期：下颌骨生长发育高峰期在过去的1年内开始，仍处于生长发育高峰期

● 阶段5（cervical stage 5，CS 5）：

○ 椎体下缘特征：从此时起，下缘是否出现凹陷已经不是主要的判断指标

○ 椎体形状特征：C3和C4至少有一处椎体已经表

现为正方形

○ 对应时期：下颌骨生长发育高峰期已结束1年，下颌骨大部分生长发育已经完成

● 阶段6（cervical stage 6，CS 6）：

○ 椎体下缘特征：此时下缘是否出现凹陷已经不是主要的判断指标

○ 椎体形状特征：C3和C4表现为垂直矩形

○ 对应时期：下颌骨生长发育高峰期已结束2年，下颌骨发育成熟

3）Baccetti改良颈椎测量法的临床应用

通过评估颈椎分期判断生长发育阶段以及未来生长发育潜力，有助于为选择最佳正畸矫形治疗时机提供参考，特别是对Ⅱ类患者而言。下颌骨生长发育经历高峰阶段（CS 3）时其长度（Co-Gn）的增长量

（5.4mm）是未达生长发育高峰阶段（CS 1–CS 2）时长度增长量（2.5mm）的2倍多。如果Ⅱ类患者治疗前头颅侧位片的颈椎分期显示其仍在CS 1或CS 2期时，下颌生长发育高峰至少在1年以后才会开始，考虑到下颌骨将在生长发育高峰出现大量生长变化，过早开始正畸矫形治疗难以利用生长发育潜力获得良好疗效。以往研究表明，如果在CS 3期之前开始导下颌治疗的话，与未经治疗的样本相比，使用功能性导下颌向前的矫治器治疗Ⅱ类患者可获得1.0～1.8mm的下颌生长增量，但是，如果在CS 3期开始治疗，使用相同类型的矫治器，能获得3.0～4.7mm的下颌增量[19-21]。

然而，对Ⅲ类患者而言，在生长发育高峰期前开始上颌扩弓和前方牵引治疗的话，与未经治疗的样本相比，能同时获得上颌向前的生长增量（2mm）和下颌向后的生长抑制量（3.5mm）。但是，如果在生长发育高峰期才开始对Ⅲ类患者进行矫形治疗，此时仅能获得下颌向后的生长抑制量（4.5mm）[22-23]。

除了不同的错殆类型，颈椎测量法在临床应用中也应考虑不同性别或不同族群之间的差异。使用颈椎分期法对生长发育期青少年进行骨龄判断时，女孩比男孩更早达到相同的骨龄阶段，比如说，女孩11.5岁（95%CI：11.3～11.8）达到CVM CS 3期骨成熟度，而男孩12.6岁（95%CI：12.2～12.9）才能达到同期骨成熟度[24]。无论亚洲人群还是欧美人群，女孩均在11岁左右达到CVM CS 3期骨成熟度，而男孩则表现出明显的差异：亚洲男孩13.1岁（95%CI：12.6～13.5）才达到CVM CS 3期骨成熟度，而欧洲人群和美国人群分别在12.1岁（95%CI：11.6～12.6）和12.0岁（95%CI：11.1～12.9）达到CVM CS 3期骨成熟度[24]。

4）手腕骨测量法与颈椎测量法的比较

以往研究结果表明，手腕骨测量法和颈椎测量法均具有较好的评价者间一致性（ICC=0.92，ICC=0.81），对于同一名正畸医生而言，其相隔1周

再次评价相同片子时，使用手腕骨测量法的一致性（ICC=0.87）略高于颈椎测量法（ICC=0.77），而相同正畸医生在间隔5周后再次评价相同片子时，手腕骨测量法与颈椎测量法的重复准确性均有所提高，并且前者比后者略高（ICC=0.90；ICC=0.81）[25]。但是，基于中国人群样本的颈椎测量法准确性研究结果提示，中国正畸医生使用颈椎分期判断生长发育高峰阶段的一致性欠佳（kappa value=26.8%）[26]。随着人工智能在正畸领域的推广应用，多种数据模型算法被应用于头颅侧位片自动识别颈椎形态并进行分期，目前自动识别颈椎分期判断方法的准确度在50%～90%[27-30]。

系统综述研究结果提示，使用颈椎测量法和手腕骨测量法对生长发育期患儿进行骨龄判断时，两者的相关性为0.616～0.937[31]。在基于中国人群样本的研究中，对10～15岁的男孩和12～17岁的女孩分别使用Baccetti改良颈椎测量法（cervical vertebra maturation，CVM）和Fishman SMA手腕骨测量法（hand-wrist maturation，HWM）对其生长发育高峰进行预测，结果显示，两种方法的相关度非常高（Spearman's r 男孩=0.9206，女孩=0.9363），处于CVM CS 3期的患者对应HWM SMI 2/SMI 3阶段[32]。

从临床应用便利性的角度上来看，颈椎测量法可直接使用正畸常规头颅侧位片或者CBCT生成的头颅侧位片进行判断，而手腕骨测量法则需要额外拍摄X线片。在两种测量法具有相似的测量可重复性以及测量准确性的基础上，颈椎测量法在临床应用的便利性上更能体现其优势。

（3）使用CBCT判断腭中缝融合阶段

腭中缝的生长发育变化是临床上对青少年进行上颌快速扩弓治疗的生理基础。早在约160年前Angell就尝试通过打开腭中缝进行上颌扩弓治疗[33]；20世纪60

年代，Hass提出的快速上颌扩弓方式成为正畸临床中的经典治疗手段[34]。20世纪70年代，Melsen对0~18岁期间的33名男性和27名女性的组织学切片研究显示，随着年龄增长，腭中缝的生长发育变化可以大致分为3个阶段：第一个阶段（婴儿期）腭中缝宽直平滑，表现为Y型；随着生长发育进展，腭中缝逐渐出现曲线转折状态，呈现波浪状，进入第二个阶段（儿童期）；最后腭中缝发展成交错缠绕的鳞状骨缝状态，则达到第三阶段（青少年期）[35]。

在组织学研究的基础上，学者们还尝试通过尸体显微计算机断层扫描、口内X线片拍摄或动物多层螺旋CT等多种手段研究上颌腭中缝的闭合变化，以期为正畸临床采用扩弓治疗的时机和方式提供更详细的参考信息[36]。随着CBCT逐渐被广泛地应用于正畸临床诊断与分析，正畸医生可以根据腭中缝的形态特征判断对应骨龄，从而为临床采用不同的扩弓治疗方式提供参考。

在上颌骨腭突和蝶骨翼突之间，有一对呈"L"形的骨板，即为腭骨。腭骨分为水平板和垂直板两部分，水平板组成腭骨后份，两侧水平部的内侧缘在中线处相连，即为腭中缝的后部。双侧上颌骨腭突在中线处相连则构成腭中缝的前部，前后之间以水平走向的腭上颌缝为界。

临床上按照自然头位拍摄头颅CBCT，从冠状面观角度，以正中矢状面为参考将腭平面放置于与之垂直的位置，然后从轴状面观角度截取腭部断层截面。参照以往组织学研究所描述的腭中缝的生长发育过程中的特征，可将CBCT断层图像中腭中缝的融合变化（midpalatal suture maturation，MSM）分为5个阶段[37]（图2-24）：

- Stage A：腭中缝表现为一条规则的高密度缝状线条，没有或者仅有少量的交织
- Stage B：腭中缝表现为不规则形状或一条高密度贝

壳状线条，有时可表现为两条高密度贝壳状线条之间夹有低密度阴影区
- Stage C：腭中缝表现为两条平行的高密度贝壳状线条，中间夹有低密度阴影区，该特征形态贯穿前后腭中缝（从切牙孔和腭上颌缝之间，以及腭上颌缝之后）
- Stage D：后部腭中缝融合，并从后向前推进，此时在腭上颌缝之后的区域已无中缝结构，并且腭中缝周围骨密度增加；在腭上颌缝之前的区域，腭中缝尚未发生融合，仍然可见两条高密度贝壳状线条之间夹有阴影区的表现
- Stage E：腭上颌缝之前的区域的腭中缝也发生了融合，并且骨密度与腭板处相近

来自密歇根大学的3位具备CBCT阅片经验的高年资正畸医生对140例5.6~58.4岁的CBCT数据的腭部断层截面影像，参照上述5个阶段的形态特征，对腭中缝融合状态进行判断。结果显示，在任何5~11岁的样本中，均未发现腭中缝融合现象。腭中缝融合状态在各年龄段和不同性别之间的分布特异性较明显。11~14岁期间，25%的女孩出现腭板或者上颌部位的腭中缝融合（Stage D/E）；14~18岁期间，57.9%的女孩出现此阶段变化，但是同时期，仅有23%的男孩出现了腭板或者上颌部位的腭中缝融合。然而，该研究基于小样本非亚裔人群，并且以往研究显示该腭中缝融合判断方法的可靠性和可重复性仍有待提高[38]。

谷岩教授及其团队采用中国儿童及青少年人群（6.0~20.9岁）的大样本（1076例）对腭中缝形态进行了更为细致的划分，按照低密度区、过渡区和高密度区的分布范围、边界形态和影像密度特点（软组织/软骨组织密度/骨组织密度）分别进行描述（图2-25），建立中国儿童及青少年腭中缝分期（midpalatal suture stage，MPS）[39]。

MPS共分5期，大致与上述腭中缝融合分期Stage

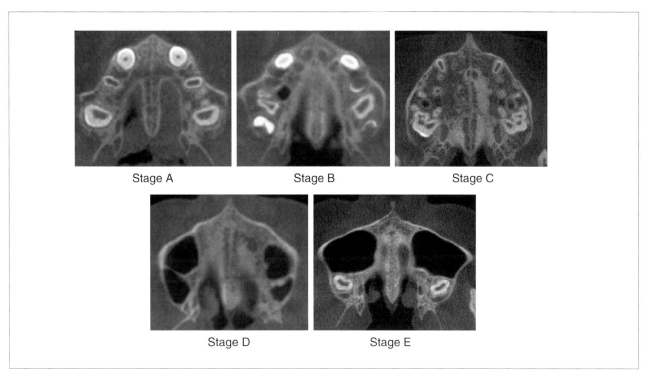

图2-24　使用CBCT判断腭中缝融合的MSM各阶段（Stage A～E）示意图

MPS分期	低密度区	过渡区	高密度区
1	外界较平直	内界平直，外界波浪状	内界波浪状
2	外界波浪状	内外界均波浪状，宽度与1期相同	内界波浪状
3	外界波浪状	/	内界波浪状
4	/	/	短波浪或点状不连续界线
5	/	/	双侧融合

图2-25　使用CBCT判断腭中缝融合的MPS各阶段（1～5）示意图

A～E对应，其中MPS 4期对应Stage D，该时期腭中缝后部融合，前部仍未融合。MPS分期以腭中缝后部融合是否超过1/2进一步将4期细致地划分为4s1（未超过1/2）和4s2期（超过1/2），以便为青少年期进行上颌螺旋扩弓选择合适的治疗时机提供更为准确的参考信息。

按照MPS分期，在6.0～8.9年龄阶段，女性样本的腭中缝发育均处于1～3期，尚未发生融合；相同腭中缝发育阶段可见于6.0～11.9年龄阶段的男性样本。而从14岁开始，过半的女性样本（66%）和男性样本（72%）均已经发生腭中缝融合，并且融合从后向前逐渐发展[39-40]。

以往研究提示上颌螺旋快速扩弓的效果与腭中缝的融合比例密切相关，在扩弓治疗过程中，即使前牙顺利地出现中缝扩宽变化，对于处于Stage D/E的患者（大于11岁的女孩和大于14岁的男孩）而言，由于此时腭后部已经发生融合，将出现后部骨性扩弓变化不足的问题，这就可能导致不良的牙性扩弓变化[37]。所以，上颌螺旋快速扩弓应用于Stage A/B时能获得较好的疗效，随着腭中缝融合度增加，种植钉辅助或者手术辅助的扩弓治疗则更有可能保证上颌扩弓的治疗效果。

与其他上颌骨缝的生长趋势相同，腭中缝的发育融合也与青春生长发育迸发期趋势一致。但是，腭中缝发育状态在各年龄段的分布特异性较明显，仅以年龄为参考判断腭中缝的发育融合状态准确性较低。目前，颈椎分期法已经较为成熟地被应用于正畸临床判断青少年的生长发育阶段，近年来的研究也提示腭中缝的发育融合阶段与颈椎分期具有一定相关性[38]。以往研究结果提示，处于CVM CS 1期的样本对应处于腭中缝发育阶段Stage A（36.6%）和Stage B（63.4%）；处于CVM CS 2期的样本同样对应处于腭中缝发育阶段Stage A（6.2%）和Stage B（93.8%）；而处于CVM CS

3期的样本对应处于腭中缝发育阶段Stage B（17.4%）和Stage C（82.6%）；处于CVM CS 4期的样本对应处于腭中缝发育阶段Stage C（72.0%）、Stage D（12.0%）和Stage E（16.0%）；处于CVM CS 5期的样本对应处于腭中缝发育阶段Stage C（13.5%）、Stage D（35.1%）和Stage E（51.4%）[38]。基于中国儿童和青少年人群的大样本研究提示相近的结果，其中处于CS 1～3期的90.9%样本对应腭中缝发育阶段的MPS 1～3期[39]。可见，在颈椎分期CS 3及以前的阶段中，绝大部分人群腭中缝尚未出现融合变化（MPS 1～3期），此时仅通过头颅侧位片的颈椎分期阶段即可对腭中缝的融合阶段做大致判断，临床上对青少年采用上颌螺旋扩弓治疗预后较好。与在CS 1～2期开始上颌扩弓治疗相比较，在CS 3～4期进行相同治疗会产生更多的牙性效应、更少的骨性效应。当颈椎分期提示处于CS 4或更成熟的阶段时，大部分样本已经开始出现腭中缝融合变化，此时可拍摄CBCT进一步判断腭中缝融合的具体情况，有助于临床选择合适的扩弓方式。

2. 生长发育方向评估

使用头颅侧位片对替牙列期患儿进行测量分析的过程中，除了判断静态下颅颌结果各部分之间的关系以外，还需要对处于动态变化中的生长发育潜力和生长发育方向进行预测。上文中详细地介绍了判断生长发育阶段的预测方法，接下来我们可以通过一系列头影测量角度来推断生长发育变化的大致方向。临床上常见的角度测量项目包括Downs分析法的Y轴角（**图2-26**）、Ricketts分析法的NBa/SGn角（**图2-27**）和Bjork分析法的系列角组合（**图2-28**）。从其替牙列及恒牙列正常参照值对比中可见，大部分测量项目两期之间的差异并不大，只有Bjork分析法的系列角组合

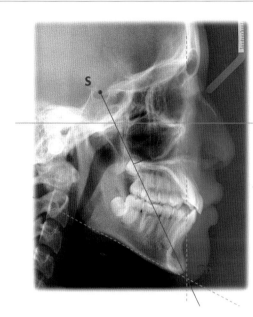

Downs分析法

生长发育方向预测

项目	替牙列期		恒牙列期	
	均值	标准差	均值	标准差
Y Axis（°）	65.5	2.9	65.8	4.2

图2-26 常见生长发育预测项目-1

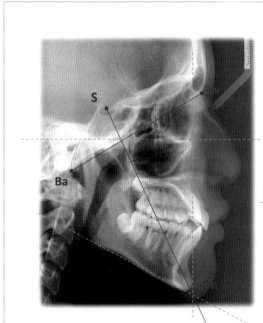

Ricketts分析法

生长发育方向预测

项目	替牙列期		恒牙列期	
	均值	标准差	均值	标准差
NBa/SGn（°）	89.7	2.6	89.6	3.8

图2-27 常见生长发育预测项目-2

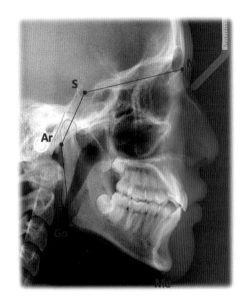

Björk分析法

生长发育方向预测

项目	替牙列期		恒牙列期	
	均值	标准差	均值	标准差
N–S–Ar（°）	124.7	5.3	125.1	4.7
S–Ar–Go（°）	148.0	6.5	148.3	5.7
Ar–Go–Me（°）	127.3	4.5	123.8	4.9

图2-28　常见生长发育预测项目-3

中的Ar-Go-Me角的替牙列期正常值明显大于恒牙列期，反映了下颌平面在生长发育过程中发生逆时针旋转变化的特征。

参考文献

[1] Carty O, Creaven V, Hennessy J, et al. A manual for space analysis in the mixed dentition[J]. Orthodontic Update, 2015, 8(4):118–125.

[2] Luu NS, Mandich MA, Tieu LD, et al. The validity and reliability of mixed-dentition analysis methods: a systematic review[J]. J Am Dent Assoc, 2011, 142(10):1143–1153.

[3] Moyers RE. Handbook of Orthodontics[M]. 3rd ed. Chicago: Year Book Medical Publishers, 1973.

[4] Buwembo W, Luboga S. Moyer's method of mixed dentition analysis: a meta-analysis[J]. Afr Health Sci, 2004, 4(1):63–66.

[5] Galvão M, Dominguez GC, Tormin ST, et al. Applicability of Moyers analysis in mixed dentition: A systematic review[J]. Dental Press J Orthod, 2013, 18(6):100–105.

[6] Tanaka MM, Johnston LE. The prediction of the size of unerupted canines and premolars in a contemporary orthodontic population[J]. J Am Dent Assoc, 1974, 88(4):798–801.

[7] Ling JY, Wong RW. Tanaka–Johnston mixed dentition analysis for southern Chinese in Hong Kong[J]. Angle Orthod, 2006, 76(4):632–636.

[8] Sherpa J, Sah G, Rong Z, et al. Applicability of the Tanaka–Johnston and Moyers mixed dentition analyses in Northeast Han Chinese[J]. J Orthod, 2015, 42(2):95–102.

[9] 傅民魁, 毛燮均. 144名正常人的X线头影测量研究[J]. 中华医学杂志, 1975, 55(12):865–867.

[10] 傅民魁. 口腔X线头影测量理论与实践[M]. 北京: 人民卫生出版社, 1992.

[11] Miller EM. The first Seriatum study of growth by R. E. Scammon[J]. Am J Phys Anthropol, 2018, 165(3):415–420.

[12] Mellion ZJ, Behrents RG, Johnston LE Jr. The pattern of facial skeletal growth and its relationship to various common indexes of maturation[J]. Am J Orthod Dentofacial Orthop, 2013, 143(6):845–854.

[13] Flores-Mir C, Nebbe B, Major PW. Use of skeletal maturation based on hand-wrist radiographic analysis as a predictor of facial growth: a systematic review[J]. Angle Orthod, 2004, 74(1):118–124.

[14] Fishman LS. Radiographic evaluation of skeletal maturation. A clinically oriented method based on hand-wrist films[J]. Angle Orthod, 1982, 52(2):88–112.

[15] Fishman LS. Maturational patterns and prediction during adolescence[J]. Angle Orthod, 1987, 57(3):178–193.

[16] Lamparski DG. Skeletal age assessment utilizing cervical vertebrae[D]. Pittsburgh: University of Pittsburgh, 1972.

[17] Baccetti T, Franchi L, Mcnamara JA. The cervical vertebral maturation (CVM) method for the assessment of optimal treatment timing in dentofacial orthopedics[J]. Semin Orthod, 2005, 11(3):119–129.

[18] McNamara JA Jr, Franchi L. The cervical vertebral maturation method: A user's guide[J]. Angle Orthod, 2018, 88(2):133–143.

[19] Baccetti T, Franchi L, Toth LR, et al. Treatment timing for Twin-

block therapy[J]. Am J Orthod Dentofacial Orthop, 2000, 118(2):159–170.

[20] McNamara JA Jr, Bookstein FL, Shaughnessy TG. Skeletal and dental changes following functional regulator therapy on class II patients[J]. Am J Orthod, 1985, 88(2):91–110.

[21] Faltin KJ, Faltin RM, Baccetti T, et al. Long–term effectiveness and treatment timing for Bionator therapy[J]. Angle Orthod, 2003, 73(3):221–230.

[22] Franchi L, Baccetti T, McNamara JA. Postpubertal assessment of treatment timing for maxillary expansion and protraction therapy followed by fixed appliances[J]. Am J Orthod Dentofacial Orthop, 2004, 126(5):555–568.

[23] Baccetti T, McGill JS, Franchi L, et al. Skeletal effects of early treatment of Class III malocclusion with maxillary expansion and face–mask therapy[J]. Am J Orthod Dentofacial Orthop, 1998, 113(3):333–343.

[24] Magalhães MI, Machado V, Mascarenhas P, et al. Chronological age range estimation of cervical vertebral maturation using Baccetti method: a systematic review and meta–analysis[J]. Eur J Orthod, 2022, 44(5):548–555.

[25] Cunha AC, Cevidanes LH, Sant'Anna EF, et al. Staging hand–wrist and cervical vertebrae images: a comparison of reproducibility[J]. Dentomaxillofac Radiol, 2018, 47(5):20170301.

[26] Zhao XG, Lin J, Jiang JH, et al. Validity and reliability of a method for assessment of cervical vertebral maturation[J]. Angle Orthod, 2012, 82(2):229–234.

[27] Amasya H, Cesur E, Yıldırım D, et al. Validation of cervical vertebral maturation stages: Artificial intelligence vs human observer visual analysis[J]. Am J Orthod Dentofacial Orthop, 2020, 158(6):e173–e179.

[28] Seo H, Hwang J, Jeong T, et al. Comparison of deep learning models for cervical vertebral maturation stage classification on lateral cephalometric radiographs[J]. J Clin Med, 2021, 10(16):3591.

[29] Kök H, Izgi MS, Acilar AM. Determination of growth and development periods in orthodontics with artificial neural network[J].

Orthod Craniofac Res, 2021, 24 Suppl 2:76–83.

[30] Mathew R, Palatinus S, Padala S, et al. Neural networks for classification of cervical vertebrae maturation: a systematic review[J]. Angle Orthod, 2022, 92(6):796–804.

[31] Szemraj A, Wojtaszek–Słomińska A, Racka–Pilszak B. Is the cervical vertebral maturation (CVM) method effective enough to replace the hand–wrist maturation (HWM) method in determining skeletal maturation?–A systematic review[J]. Eur J Radiol, 2018, 102:125–128.

[32] 陈莉莉. 骨龄在评估颅面生长发育中的应用及其影响因素[J]. 口腔医学, 2016, 36(5):385–389.

[33] Angell EC. Treatment of irregularities of the permanent or adult teeth[J]. Dent Cosmos, 1860, 1:541–544, 599–600.

[34] Haas AJ. Rapid expansion of the maxillary dental arch and nasal cavity by opening the mid–palatal suture[J]. Angle Orthod, 1961, 31:73–90.

[35] Melsen B. Palatal growth studied on human autopsy material. A histologic microradiographic study[J]. Am J Orthod, 1975, 68(1):42–54.

[36] 林嘉兴, 吕晨星, 贺红. 腭中缝评估方法及临床应用的研究进展[J]. 中华口腔医学杂志, 2022, 57(12):1266–1271.

[37] Angelieri F, Cevidanes LH, Franchi L, et al. Midpalatal suture maturation: classification method for individual assessment before rapid maxillary expansion[J]. Am J Orthod Dentofacial Orthop, 2013, 144(5):759–769.

[38] Angelieri F, Franchi L, Cevidanes LH, et al. Diagnostic performance of skeletal maturity for the assessment of midpalatal suture maturation[J]. Am J Orthod Dentofacial Orthop, 2015, 148(6):1010–1016.

[39] 高璐, 谷岩. 中国1076名儿童及青年腭中缝影像学分期与其颈椎骨龄分期的相关性研究[J]. 中华口腔医学杂志, 2021, 56(3):251–255.

[40] 高璐, 谷岩. 中国人群腭中缝生长发育形态特点分期与其相应生理年龄分布的初步研究[J]. 中华口腔正畸学杂志, 2020, 27(2):61–66.

3

第3章

隐形矫治器在生长发育期矫治中的应用

APPLICATION OF CLEAR
ALIGNERS IN PATIENTS
WITH GROWTH
POTENTIAL

迄今为止，隐形矫治器已经在成人矫治领域应用超过20年[1]。在应用之初，其仅能完成简单轻度的错𬌗畸形的矫治，随着材料的改进和治疗步骤的算法优化，其在恒牙列矫治中的应用范围逐渐扩展。最近的一次针对北美正畸医生的调查问卷结果显示，目前隐形矫治器在临床中使用的比例约65%[2]。从2008年开始，基于萌出补偿设计，隐形矫治器开始应用于替牙列期矫治，但此时主要应用于替牙列晚期（第二过渡牙列期），萌出补偿主要为尖牙前磨牙段替换而设计。直到2019年，可应用于替牙列早期（第一过渡牙列期）的隐形矫治器问世，在恒切牙和第一磨牙替换后即可开始使用[3]。从此，隐形矫治器被尝试用于治疗前牙反𬌗、牙齿替换异常、萌出诱导等早期矫治领域。

在对替牙列期儿童进行早期矫治的过程中，与传统固定矫治器相比，隐形矫治器不仅戴用舒适度更高、患儿外观认可度更高、更有利于口腔卫生维护、更便于儿童进食，而且应急复诊次数更少、椅旁操作时间更短。但是，如果遇到患儿配合度不佳的情况，隐形矫治器的疗效则会大打折扣，并且会显著延长治疗时间[4]。在患者体验感以外，隐形矫治器用于临床治疗过程中的牙齿移动效率是临床医生最为关注的矫治器特性。

第1节　隐形矫治器应用于替牙列期矫治的优势

隐形矫治器在替牙列期矫治中最常见用于上颌扩弓治疗，通过上颌牙齿颊向移动，调整牙弓形态，改善上颌狭窄，解除上颌牙列拥挤或前牙个别牙反𬌗。以往研究对替牙列期患儿应用快速螺旋扩弓器和隐形矫治器分别进行扩弓治疗后的疗效进行对比，结果显示从治疗前后牙齿排列位置变化角度来看，两者均可产生牙齿颊向移动，牙弓宽度增加，但是，隐形矫治扩弓与快速螺旋扩弓相比，其在改善个别牙齿位置和牙弓形态上更具优势，但隐形矫治器无法获得腭中缝扩展的骨性扩弓效应[5-6]。

从这个角度上来说，与传统早期矫治器相比，隐形矫治器的优势正是体现在对个别牙齿的三维控制上。比如说在前牙反𬌗的早期矫治中，应用𬌗垫舌簧矫治器可对腭向错位上颌切牙进行唇展移动，但无法同期排齐相邻牙位或纠正对颌唇向错位的牙齿。而使用隐形矫治器则能同期实现上述需求。当然，如果在替牙列期使用固定矫治器2×4方式对前牙反𬌗进行治疗，个别牙齿的控制度也将有所提升[7]，但是，儿童戴用固定矫治器的风险，如矫治器脱落、黏膜损伤等也随之增加。

　　另外，对于牙齿替换异常引起的牙列拥挤和磨牙关系异常，替牙列期隐形矫治的萌出补偿功能也可发挥优势作用。如果在替牙过程中出现上颌第二乳磨牙早失的情况，上颌第一磨牙会近中倾斜移动，导致远中磨牙关系和上颌牙弓拥挤。此时可利用隐形矫治推磨牙远中移动优势恢复上颌第一恒磨牙的正常位置，并同时改善其近中倾斜的角度。在上颌第一恒磨牙恢复正常位置和角度后，可设计第二前磨牙区的萌出补偿维持该处间隙，等待相应恒牙萌出。

第2节　隐形矫治器的牙齿移动效率评估

　　从整体牙齿移动效率上来看，隐形矫治器牙齿移动效率最低的方式是伸长移动（30%），其次是扭转移动；而上颌磨牙进行约1.5mm整体远中移动效率最高（88%）；当使用隐形矫治器对牙弓进行整平时，其对前牙压低的实现效率大于后牙伸长的实现效率；与前牙转矩控制相比，后牙颊舌向转矩控制效率更高[8]。与恒牙列治疗的牙齿移动方式相比，替牙列期进行隐形治疗最常见的牙齿移动方式是通过双侧乳尖牙、乳磨牙和第一恒磨牙的颊向移动进行扩弓治疗。以往研究对替牙列期患儿［（9.4±1.2）岁］戴用隐形矫治器扩弓治疗的结果显示，按牙位（测量尖牙牙尖、乳磨牙颊尖和磨牙颊尖及腭侧边缘中点）扩弓量从大到小依次为上颌第一乳磨牙区［（+3.7±1.4）mm］、第二乳磨牙区［（+3.4±1.6）mm］、乳尖牙区［（+2.6±2.0）mm］和上颌第一磨牙区［（+1.2±1.2）mm］，其中上颌第一磨牙的近中颊尖扩弓量［（+3.2±1.2）mm］比远中颊尖扩弓量

［（+1.7±1.2）mm］更大[9]。与治疗计划相比，隐形矫治器用于上颌扩弓治疗的总体扩弓效率（尖牙牙尖，乳磨牙和磨牙腭尖为测量参考点）为62.6%，其中尖牙区效率55.2%、乳磨牙区效率60.7%～63.3%、磨牙区效率61.1%[10]。以牙尖及中央窝为参照点对恒牙列进行扩弓治疗的效率进行评价，可见近似的扩弓效率表达，尖牙区72.2%、第一前磨牙区78.9%、第二前磨牙区81.1%、第一磨牙区63.5%和第二磨牙区41.5%[11]。由此可见，使用隐形矫治器进行上颌扩弓治疗，其牙齿移动效率在牙弓中段较高，而在牙弓末端磨牙处表达较差。在上颌扩弓的同时，上颌颊段牙齿一般会伴有牙齿的颊侧倾斜，如果此时腭尖过于下垂，将产生𬌗干扰。在进行上颌扩弓的过程中，可设计冠腭向根颊向转矩纠正牙齿过度颊倾状况并预防牙齿在扩弓移动过程中出现颊倾不良反应，以往研究提示使用隐形矫治器进行扩弓治疗的过程中，前磨牙和磨牙的实际颊舌向转矩表达量均大于设计量，此时无

需进行颊舌向转矩的过矫治设计[12-14]。

在替牙列期矫治中除了使用扩弓设计改善牙列拥挤或个别牙前牙反𬌗以外，另外一个常见的治疗方式是对以下颌后缩为主的骨性Ⅱ类患儿进行早期矫治，改善前牙深覆𬌗、深覆盖，促进下颌向前生长发育，改善面型美观。以往研究表明，60%以上的安氏Ⅱ类错𬌗是下颌后缩所致，只有约10%的患者表现为单纯的上颌前突[15]。临床上常见使用Twin-Block、Activator或Herbst功能矫治器对下颌后缩患儿开展早期矫治，与之类似的隐形矫治器可见隐适美MA矫治器或其他品牌相应系列。系统综述结果提示[16]，使用隐形矫治器与传统功能矫治器（Twin-Block）对患儿进行导下颌向前治疗之后，上下颌骨矢状向关系指标（ANB、SNA、SNB）均未见显著差异，使用传统功能矫治器治疗后下颌平面角增加（0.90°），而使用隐适美MA矫治器治疗后则未见治疗后下颌平面角显著增加。但与传统功能矫治器相比，使用隐适美MA矫治器治疗后下颌升支（Co-Go）生长量更小（1.10mm）。两者相比上颌前牙的变化量无显著差异，而隐适美MA矫治器治疗组的下颌切牙角度控制更好，唇倾度更小（1.94°）。另有研究提示，隐适美MA不仅对下颌切牙唇倾度控制较好，与Twin-Block相比，其可更有效地调控上颌切牙的位置，避免上颌切牙的过量内收[17]。近年来，通过对使用Vanbeek Activator（VA）、Herbst、Twin-Block和Invisalign MA对骨性Ⅱ类患儿进行早期矫治的结果进行比较可见，所有类型的矫治器均显著地改善了前牙覆盖（2.77~5.53mm），前牙覆盖改善度主要来自上颌切牙内收[18]。其中，戴用VA和MA矫治器的患儿下颌切牙表现为舌向移动，而戴用Herbst和Twin-Block矫治器组则表现为下颌切牙唇倾。按照下颌骨性前移的程度从大到小排列，依次是Herbst、Twin-Block、Vanbeek Activator和Invisalign MA，上述矫治

器治疗后均伴有下面高增加。另外一则对青少年戴用隐适美MA的疗效评价研究结果显示，治疗前后前牙覆盖减小4.31mm，其中41.3%变化来自上下颌切牙位置和角度的变化，58.7%变化来自下颌骨生长和位置改建[19]。在前导下颌的过程中，以往研究结果显示分步前导与一次性前导相比，下颌切牙唇倾不良反应更少[20]。由此可见，与传统功能矫治器相比，使用隐形矫治器对骨性Ⅱ类患者进行早期矫治，在利用生长发育潜力获得下颌骨向前改建的基础上，可发挥其对牙齿三维方向控制的优势，对上下颌切牙的位置和唇倾度进行适当的控制，更有利于颌骨间关系的调整。

在生长发育期安氏Ⅱ类矫治的过程中，除了改善前牙深覆盖以外，我们常常还需要致力减轻前牙深覆𬌗。从治疗机制上来看，改善深覆𬌗的常见牙齿移动方式是压低前牙和/或伸长后牙，针对不同垂直骨面型的患者，我们可以选择合理的牙齿移动的组合策略。以往对成人患者使用隐适美矫治器进行深覆𬌗治疗的效果评价可见，首轮矫治器戴用可减少前牙覆𬌗约1.15mm，设计实现率是33%~39.2%[21]。在整平下颌Spee曲线的过程中，下颌第一磨牙的伸长移动效率最低，而在调整上颌曲线的过程中，上颌后牙的压低会超设计实现（117%），伸长移动则效率较低，牙弓中段的牙齿伸长效率甚至出现负增长-14%~48%[22-23]。与尖牙和前磨牙相比，切牙的垂直向移动效率更低，下颌切牙的压低效率约50%，上颌切牙甚至出现反向移动。从转矩的角度来看，与垂直向移动同期设计的切牙转矩控制的实现效率较低，上颌切牙的转矩控制效率在10%左右，下颌切牙的转矩控制效率在30%~50%[24]。无论使用优化附件抑或传统附件，治疗效率没有显著差异[25-26]。

从颌骨和牙列生长发育变化中可见，伴随着颌骨在垂直向上的生长发育变化，牙齿也在萌长的过程中发生垂直向的变化，比如说上颌恒磨牙就在生长发

育过程中出现向下、向前的位移变化，如果在替牙列期矫治过程中，对自然生长发育变化加以利用，将助力我们对前牙深覆𬌗的改善治疗。近年来研究结果显示，与成人相比（45.3%），对青少年设计切牙压低改善深覆𬌗的实现度更高（63.5%），并且随着年龄

的增长，切牙压低效率表现出轻度的减弱趋势[27]。由此可见，在对生长发育期患儿进行牙齿移动控制时，不仅需要考虑矫治器的牙齿移动效率，更不能忽略生长发育本身带来的自然生长动力。

第3节　隐形矫治器与传统矫形矫治器在替牙列期矫治中的综合应用

目前隐形矫治器被广泛地应用于替牙列期开展扩弓治疗，数个研究结果显示，如果使用牙性测量指标，对于轻中度拥挤病例，戴用隐形矫治器进行扩弓治疗可以获得与Hyrax螺旋扩弓器或者可摘Hass扩弓器近似的牙齿颊向扩弓效果[28]。但是，这种类型的研究仅仅对特定的病例进行了牙性测量指标上的评价。严格地来说，隐形矫治器与螺旋扩弓器不可同日而语。螺旋扩弓器是骨性扩弓器，可产生腭中缝打开的骨性效应，而隐形矫治器是牙性扩弓器，无法产生腭中缝打开的骨性效应，仅可通过牙齿移动带来相应部位的牙槽骨改建。以往研究显示，对8~14岁年龄阶段的上颌狭窄的患儿进行快速螺旋扩弓（0.5mm/d，14天）后，从CT横断面上可见腭中缝均增宽，腭部空间治疗后增加约32%，并且在6个月复查时基本保持增量不减少（37%）[29]。以往系统综述结果提示，使用快速螺旋扩弓器治疗后，腭部前份平均打开1.6~4.3mm，腭部后份平均打开1.2~4.4mm，治疗后上颌平面发生

顺时针旋转（SN-PNS +0.9mm；SN-ANS +1.6mm），冠状平面观弯曲度增加（6.2°），并且上颌后部磨牙表现出颊倾的变化（5.8°），在后续的疗效观察期上颌牙齿颊倾度可有所恢复[30]。通过CT影像研究显示，虽然在快速螺旋扩弓治疗结束当时出现支抗牙位的颊侧牙槽骨厚度变窄，但是经过6个月的保持期后，该牙位的颊侧牙槽骨厚度有所恢复[31]。

上颌扩弓效应与治疗年龄有一定关系，对分别在不同年龄（PG1：<10岁，n=20；PG2：10~12岁，n=20；PG3：≥12岁，n=20）接受扩弓治疗的患儿的CBCT数据进行分析可见[32]，各年龄阶段均可获得腭中缝打开宽度增加的效应，但对于小年龄组患儿（PG1和PG2），其腭中缝打开的模式更倾向于平行模式，前后打开幅度近似，对于PG1组患儿，甚至可见腭中缝后部打开幅度大于前部打开幅度。并且，腭部高度变化也随年龄变化表现出相似的趋势，仅在PG1组可见腭部高度前后同时增加，PG2和PG3组扩

弓后腭部高度的后部变化非常小。由此可见，对小于10岁的患儿进行上颌快速螺旋扩弓后，腭中缝一般表现为前后平均打开，随着年龄的增长，特别是对大于12岁的青少年的患儿进行上颌快速螺旋扩弓后，腭中缝一般表现为前宽后窄、前高后矮的"V"形打开模式。

对替牙列期患儿使用骨性扩弓器时，有些临床医生可能担心快速扩弓形式会带来比慢速扩弓形式更明显的疼痛或者不适感，以往研究对使用这两种扩弓方式的患者感受进行了系统回顾，结果显示在发音、吞咽困难、唾液过多、口腔卫生维护、患者和家长满意度上两者均无显著性差异[33]。在开始扩弓操作的第一周快速扩弓带来的痛感会比慢速扩弓明显，但是，后续的扩弓操作带来的疼痛感则无显著差异。

对于替牙列期Ⅱ类关系的改善，传统功能矫治器有许多选择，比如说Twin-Block、Activator、Herbst等，除此以外，口外弓也是常用的颌骨矫形治疗的矫治器之一。并且，口外弓可与隐形矫治器结合使用，在充分发挥隐形矫治器对牙齿的三维控制优势的同时，配合口外弓进行颌骨间关系调整。以往研究[34]对平均年龄为（7.6±0.3）岁的牙弓拥挤的患儿戴用口外弓治疗，结果显示治疗1年后口外弓组的上颌牙弓周长增加（4.7±2.42）mm，2年后随访牙弓周长增加（6.0±3.61）mm；与此同时，未经治疗的对照组仅相应增加了（0.2±2.01）mm和（0.2±2.78）mm。口外弓治疗组的第一恒磨牙间牙弓宽度在治疗1年后和2年后随访时分别增加了（5.4±2.76）mm和（5.6±2.12）mm。对照组则只增加了（0.6±1.51）mm和（1.1±1.87）mm。即使下颌未戴用矫治器，口外弓组与对照组相比，其牙弓周长和牙弓宽度也有显著增加。从颅颌关系上来看，口外弓治疗组的SNA角度［（-1.3±1.08）°/1年；（-1.7±1.39）°/2年］和ANB角度［（-1.8±1.25）°/1年；（-2.6±1.45）°/2

年］均有显著减小，而垂直向上的角度（SN/NL和NL/ML）变化未见显著差异。口外弓治疗组的上下颌切牙角也在治疗后显著减小，而对照组则无显著差异。相似的研究也提示，在早期矫治中，戴用口外弓治疗可显著增加上下颌牙弓周长和牙弓宽度，口外弓可被视作扩弓改善轻中度拥挤的有效治疗手段，在治疗中建议使用300g轻力牵引，而非500g重力牵引[35]。对早期矫治戴用口外弓治疗后的8年随访结果显示，与对照组相比，戴用口外弓的患儿的上颌牙弓的宽度和长度显著增加，恒牙列期矫治的拔牙概率也有所降低[36]。如果对比替牙列早期治疗组和替牙列晚期治疗戴用口外弓进行治疗的差异，从7岁开始追踪随访至18岁的变化结果显示，替牙列早期开始口外弓治疗组上颌牙弓长度和宽度更大，并且增量随年龄增长保持稳定[37]。戴用口外弓对安氏Ⅱ类1分类患者进行治疗后20年的随访结果显示，治疗产生的ANB角减小的效果持续保持[38]。从10.5岁开始戴用口外弓治疗的患者，其治疗后可见显著的下颌前移效果[39]。戴用口外弓矫治器只需在上颌第一恒磨牙上添加带环，装置简便易行，适宜和隐形矫治器配合使用。在后续的章节中我们可以从一些临床病例中体会口外弓配合隐形矫治器进行治疗的方式。

参考文献

[1] Boyd RL. Complex orthodontic treatment using a new protocol for the Invisalign appliance[J]. J Clin Orthod, 2007, 41(9):525-547.

[2] Abu-Arqub S, Ahmida A, Da Cunha Godoy L, et al. Insight into clear aligner therapy protocols and preferences among members of the American Association of Orthodontists in the United States and Canada[J]. Angle Orthod, 2023, 93(4):417-426.

[3] Blevins R. Phase I orthodontic treatment using Invisalign First[J]. J Clin Orthod, 2019, 53(2):73-83.

[4] Lynch NM, Shroff B, Carrico CK, et al. Clear aligner therapy in the mixed dentition: Indications and practitioner perspectives[J]. Am J Orthod Dentofacial Orthop, 2023, 164(2):172-182.

[5] Cretella Lombardo E, Paoloni V, Fanelli S, et al. Evaluation of the Upper Arch Morphological Changes after Two Different Protocols of

Expansion in Early Mixed Dentition: Rapid Maxillary Expansion and Invisalign® First System[J]. Life (Basel), 2022, 12(9):1323–1342.

[6] Lu L, Zhang L, Li C, et al. Treatment effects after maxillary expansion using invisalign first system vs. acrylic splint expander in mixed dentition: a prospective cohort study[J]. BMC Oral Health, 2023, 23(1):598–607.

[7] da Silva VM, Ayub PV, Massaro C, et al. Comparison between clear aligners and 2 × 4 mechanics in the mixed dentition: a randomized clinical trial[J]. Angle Orthod, 2023, 93(1):3–10.

[8] Rossini G, Parrini S, Castroflorio T, et al. Efficacy of clear aligners in controlling orthodontic tooth movement: a systematic review[J]. Angle Orthod, 2015, 85(5):881–889.

[9] Lione R, Cretella Lombardo E, Paoloni V, et al. Upper arch dimensional changes with clear aligners in the early mixed dentition : A prospective study[J]. J Orofac Orthop, 2023, 84(1):33–40.

[10] Gonçalves A, Ayache S, Monteiro F, et al. Efficiency of Invisalign First® to promote expansion movement in mixed dentition: a retrospective study and systematic review[J]. Eur J Paediatr Dent, 2023, 24(2):112–123.

[11] Tien R, Patel V, Chen T, et al. The predictability of expansion with Invisalign: A retrospective cohort study[J]. Am J Orthod Dentofacial Orthop, 2023, 163(1):47–53.

[12] Ma S, Wang Y. Clinical outcomes of arch expansion with Invisalign: a systematic review[J]. BMC Oral Health, 2023, 23(1):587–604.

[13] Lim ZW, Weir T, Meade MJ. The predictability of maxillary curve of Wilson leveling with the Invisalign appliance[J]. J World Fed Orthod, 2023, 12(5):207–212.

[14] Goh S, Dreyer C, Weir T. The predictability of the mandibular curve of Wilson, buccolingual crown inclination, and transverse expansion expression with Invisalign treatment[J]. Am J Orthod Dentofacial Orthop, 2023, 163(1):109–116.

[15] McNamara JA Jr. Components of class II malocclusion in children 8–10 years of age[J]. Angle Orthod, 1981, 51(3):177–202.

[16] 余磊, 李紫薇, 康芙嘉, 等. 隐形功能矫治器对比传统功能矫治器前导下颌治疗骨性Ⅱ类错𬌗畸形患者疗效的meta分析[J]. 华西口腔医学杂志, 2023, 41(3), 305–314.

[17] Caruso S, Nota A, Caruso S, et al. Mandibular advancement with clear aligners in the treatment of skeletal Class II. A retrospective controlled study[J]. Eur J Paediatr Dent, 2021, 22(1):26–30.

[18] Wu Y, Yu Q, Xia Y, et al. Does mandibular advancement with clear aligners have the same skeletal and dentoalveolar effects as traditional functional appliances?[J]. BMC Oral Health, 2023, 23(1):65–77.

[19] Kong L, Liu XQ. Efficacy of invisible advancement correction for mandibular retraction in adolescents based on Pancherz analysis[J]. World J Clin Cases, 2023, 11(6):1299–1309.

[20] Knösel M, Espinoza-Espinoza GE, Sandoval-Vidal P, et al. Angle class II correction: stepwise mandibular advancement or bite jumping? : A systematic review and meta-analysis of skeletal, dental and condylar effects[J]. J Orofac Orthop, 2020, 81(4):286–300.

[21] Blundell HL, Weir T, Kerr B, et al. Predictability of overbite control with the Invisalign appliance[J]. Am J Orthod Dentofacial Orthop, 2021, 160(5):725–731.

[22] Goh S, Dreyer C, Weir T. The predictability of the mandibular curve of Spee leveling with the Invisalign appliance[J]. Am J Orthod Dentofacial Orthop, 2022 162(2):193–200.

[23] Lim ZW, Meade MJ, Weir T. The predictability of maxillary curve of Spee leveling with the Invisalign appliance[J]. Angle Orthod, 2023, 93(6):638–643.

[24] Shahabuddin N, Kang J, Jeon HH. Predictability of the deep overbite correction using clear aligners[J]. Am J Orthod Dentofacial Orthop, 2023, 163(6):793–801.

[25] Burashed H, Sebai RE. Quantifying the efficacy of overbite reduction in patients treated with clear aligners using optimized versus conventional attachments[J]. J World Fed Orthod, 2023, 12(3):105–111.

[26] Blundell HL, Weir T, Byrne G. Predictability of overbite control with the Invisalign appliance comparing SmartTrack with precision bite ramps to EX30[J]. Am J Orthod Dentofacial Orthop, 2022, 162(2):e71–e81.

[27] Kravitz ND, Hansa I, Vaid NR, et al. Does age influence deep overbite correction with Invisalign? A prospective study evaluating mandibular incisor intrusion in adolescents vs adults[J]. Angle Orthod, 2024, 94(2):145–150.

[28] Lione R, Pavoni C, Laganà G, et al. Rapid maxillary expansion: effects on palatal area investigated by computed tomography in growing subjects[J]. Eur J Paediatr Dent, 2012, 13(3):215–218.

[29] Bazargani F, Feldmann I, Bondemark L. Three-dimensional analysis of effects of rapid maxillary expansion on facial sutures and bones[J]. Angle Orthod, 2013, 83(6):1074–1082.

[30] Lione R, Franchi L, Cozza P. Does rapid maxillary expansion induce adverse effects in growing subjects?[J]. Angle Orthod, 2013, 83(1):172–182.

[31] Ballanti F, Lione R, Fanucci E, et al. Immediate and post-retention effects of rapid maxillary expansion investigated by computed tomography in growing patients[J]. Angle Orthod, 2009, 79(1):24–29.

[32] Kinzinger GSM, Hourfar J, Buschhoff C, et al. Age-dependent interactions of maxillary sutures during RME and their effects on palatal morphology : CBCT and dental cast analysis[J]. J Orofac Orthop, 2022, 83(6):412–431.

[33] Rutili V, Nieri M, Franceschi D, et al. Comparison of rapid versus slow maxillary expansion on patient-reported outcome measures in growing patients: a systematic review and meta-analysis[J]. Prog Orthod, 2022, 23(1):47–63.

[34] Mäntysaari R, Kantomaa T, Pirttiniemi P, et al. The effects of early headgear treatment on dental arches and craniofacial morphology: a report of a 2 year randomized study[J]. Eur J Orthod, 2004, 26(1):59–64.

[35] Talvitie T, Helminen M, Karsila S, et al. Effects of force magnitude on dental arches in cervical headgear therapy[J]. Eur J Orthod, 2022, 44(2):146–154.

[36] Pirttiniemi P, Kantomaa T, Mäntysaari R, et al. The effects of early headgear treatment on dental arches and craniofacial morphology: an 8 year report of a randomized study[J]. Eur J Orthod, 2005, 27(5):429–436.

[37] Hannula M, Tolvanen M, Pirttiniemi P, et al. Effects of headgear timing on dental arch changes from 7 to 18 years of age: a follow-up study[J]. Eur J Orthod, 2023, 45(5):496–504.

[38] Braga Santos SR, Martins de Araújo T, Vogel CJ, et al. Evaluation of anteroposterior and vertical stability 25 years after Angle class II division 1 treatment with cervical headgear[J]. J Orofac Orthop, 2021, 82(6):382–390.

[39] Lima Filho RM, Lima AL, de Oliveira Ruellas AC. Mandibular changes in skeletal class II patients treated with Kloehn cervical headgear[J]. Am J Orthod Dentofacial Orthop, 2003, 124(1):83–90.

PART

2

第二部分
临床病例实践

PRACTICE AND
DISCUSSION OF
CLINICAL CASES

4

第4章

替牙列期牙列拥挤的治疗

TREATMENT OF CROWDING CASES IN MIXED DENTITION

乳牙列在正常发育过程中（2.5～5.0岁）可存在间隙，主要包括分布在上下颌切牙段的生长间隙（interdental space）和乳尖牙处的灵长间隙（primate space）（图4-1）。其中，灵长间隙分布于上颌乳尖牙近中（约1.7mm）和下颌乳尖牙远中（约1.5mm）。以往流行病学调查结果显示，在3～6岁儿童中，约85%人群上颌存在间隙，而72.1%人群下颌存在间隙，下颌出现拥挤的概率大于上颌，并且女孩（37.9%）比男孩（21.3%）出现下颌拥挤的概率更大[1]。

与乳切牙相比，恒切牙牙冠更大，恒中切牙牙冠宽度是乳中切牙的1.5倍，恒侧切牙牙冠宽度是乳侧切牙的1.2倍。如果乳牙列的间隙和生长发育过程中的牙弓宽度增长量不足以为所有的恒切牙萌出提供充足的空间，恒切牙替换过程中即会产生牙列拥挤的表现。相关早期矫治专家共识中将此类暂时性切牙轻度拥挤归结于切牙债务的原因，并指出暂时性切牙轻度拥挤随尖牙唇侧萌出或恒前磨牙的替换可自行调整，属于暂时性错𬌗畸形[2-3]。

美国正畸协会（American Association of Orthodontists）建议至少7岁时开始进行第一次正畸临床检查，评估颅颌牙列的生长发育状态[4]。此期正值儿童处于第一牙列过渡期（图4-2），上下颌切牙以及第一磨牙已经萌替，乳尖牙和乳磨牙尚未开始替换。从第1章中介绍的颅颌生长发育和牙齿萌替的变化，我们知道伴随着上下恒切牙开始替换，乳尖牙间宽度也从6岁开始出现高速增长，后续乳磨牙和第一恒磨牙之间的宽度也依次出现类似增长。这样的牙弓宽度的生理性增长为牙弓提供可用间隙，有助于缓解替牙过程中前牙区的暂时性拥挤。

然而，牙弓宽度的正常增长需要平衡的口颌功能保驾护航。如果儿童在生长发育过程中，口颌功能处于平衡状态，伴随着颌骨生长和牙弓宽度发育，生理性牙列拥挤将自行缓解，替牙列期出现的牙列拥挤并不是早期矫治的指征。但是，如果在颅颌生长发育过程中，对颅颌功能平衡发挥举足轻重的鼻咽通气状态发生异常，就会对牙弓宽度增长产生不利影响。腺样体和/或扁桃体肥大被认为是阻碍正常鼻呼吸，导致口呼吸的主要原因之一。长期口呼吸会导致张闭唇肌肉平衡被打破，口颌功能活动失衡进而导致局部骨改建异常，可能会导致上下颌牙弓狭窄、牙弓宽度发育异常。贺红教授在2022年发表的《儿童上气道不同位点阻塞相关口颌面功能异常及错𬌗畸形的治疗策略》中指出，相比健康儿童，3～6岁腺样体肥大儿童上下唇、颊、舌肌的肌张力明显减弱[5]。在这种情况下，生理性牙列拥挤的状态可能转变为伴有牙弓狭窄的病理性牙弓拥挤，此时则需要早期治疗干预。

由此可见，临床上面对替牙列期以"牙不齐"为主诉的患儿时，首先应对患儿的鼻咽气道情况以及口颌功能及不良习惯进行检查，然后通过替牙列间隙分析确定牙弓拥挤程度，对牙列拥挤状态进行鉴别诊断后再考虑是否需要当下开始早期干预治疗（图4-3）。经过上述鉴别诊断后，如果患儿长期伴有鼻咽通气异常和/或口颌功能失衡情况，如具有口呼吸、吐舌吞咽等不良习惯，并且出现了上颌宽度发育受阻等情况，我们需要适当地开展早期矫治改善上述问题。替牙列期改善牙列拥挤最常使用的矫治手段就是扩弓治疗。

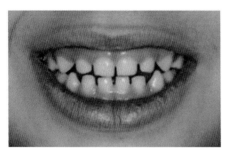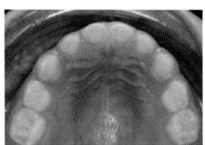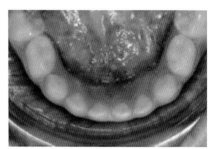

图4-1　乳牙列间隙分布

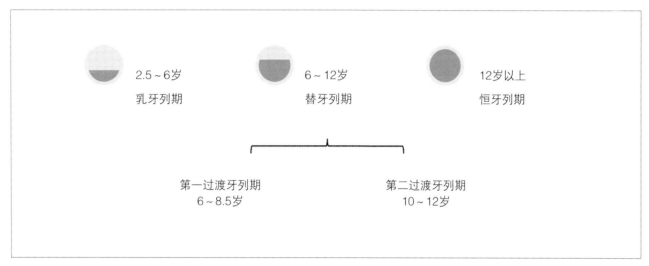

图4-2　牙列分期

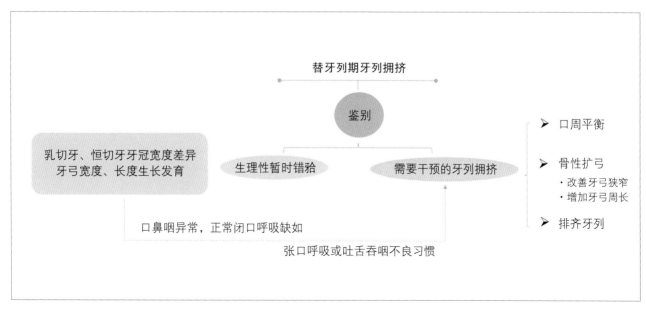

图4-3　替牙列期拥挤诊断分析导图

第1节   上颌扩弓的设计策略

选择恰当的扩弓策略的关键是判断牙弓现有间隙是否满足牙弓所需间隙的要求。按照第3章中介绍的替牙列间隙分析方法对牙弓拥挤度进行测量分析，以评估牙弓现有间隙与牙弓所需间隙之间的大小关系，从而判断未来牙弓存在拥挤的概率。

1. 牙弓现有间隙大于牙弓所需间隙

如果目前替牙列间隙分析的结果提示牙弓现有间隙大于所需间隙，说明牙齿目前所表现出来的不齐仅

为牙弓形态异常，牙槽骨储备量尚充足，无需进行上颌骨性扩弓，可直接使用隐形矫治器或其他可摘局部矫治器对牙弓形态进行调整。通过设计磨牙、乳磨牙和乳尖牙的颊向移动，排齐前牙，将牙弓从尖圆形或锥形修改为卵圆形。目前隐形矫治器常见的扩弓移动模式为分步扩弓移动模式，首先对第一磨牙进行颊向移动，然后以第一磨牙为支抗，依次对前磨牙段和尖牙段进行扩弓。视病例扩弓具体需求，也可设计整体扩弓移动模式，对尖牙、前磨牙和第一磨牙段矫治器同步进行颊侧扩展。

病例4-1

病例概况

这是一名初诊年龄9岁的女孩，主诉牙不齐，具有腺样体肥大病史、张口呼吸和吐舌吞咽不良习惯。正面观面部基本对称，侧面观凸面型；口内可见替牙列，双侧磨牙远中关系，第一过渡牙列期；前牙深覆盖Ⅱ度，水平性开𬌗，上下中线正，上颌牙弓中度拥挤，下颌牙弓轻度拥挤（**图4-1-1**）。替牙列间隙分析结果显示上颌牙弓现有间隙（76.7mm）大于所需间隙（74.3mm），下颌牙弓现有间隙（66.3mm）大于所需间隙（65.0mm）。从替牙列间隙分析的结果可见，患儿上下颌牙弓牙槽骨储备充足，前牙不齐前突

的表现可通过牙弓形态调整即可改善。设计隐形矫治器扩弓改善牙弓形态，排齐前牙，共进行两轮矫治，第1轮设计29步，第2轮设计20步，按照每周更换频率戴用。

病例诊断

● 安氏Ⅰ类

● 毛氏Ⅰ类1分类

治疗过程

第1轮治疗后可见牙弓形态改善，但是上颌前牙区并未完全排齐，这主要由于上颌切牙段仍处于替换过程中，右侧侧切牙在治疗之初牙冠萌出未及1/2，

矫治器戴用过程中牙冠宽度和高度均发生变化，但是矫治器形状并未能同步地发生相应尺寸变化，在这种情况下会产生矫治器的控制力下降，牙齿移动效率下降；左侧侧切牙治疗初是乳牙，后续替换成恒牙，矫

治器形状的贴合度更低，这同样是导致牙齿排齐不完善的原因之一（图4-1-2～图4-1-4）。

为了解决前牙区排齐不足，设计第2轮矫治器，继续进行扩弓排齐设计（图4-1-5）。

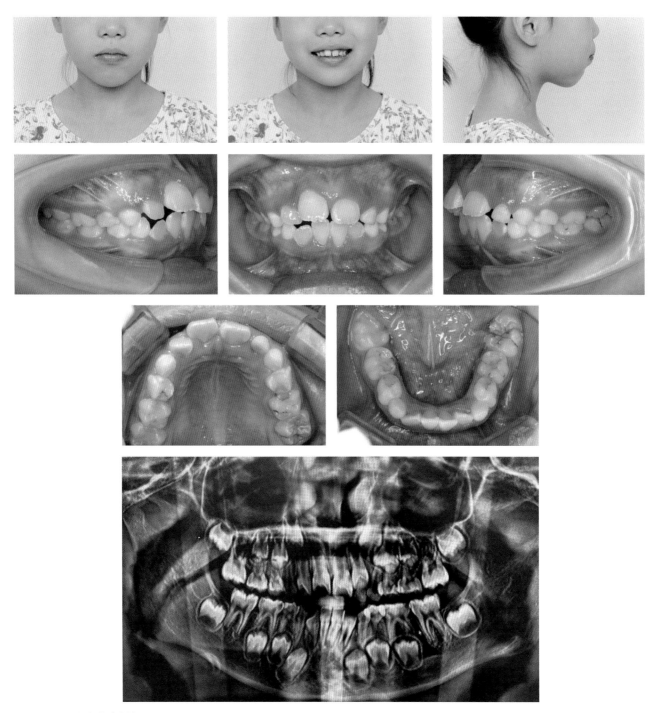

图4-1-1　治疗前病例概况

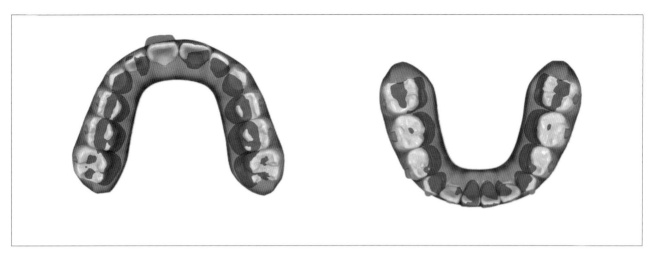

图4-1-2　第1轮矫治设计示意图

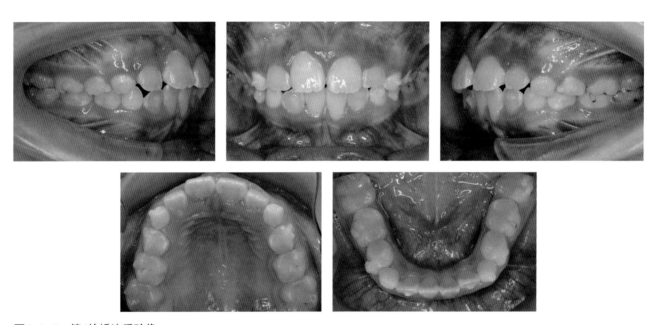

图4-1-3　第1轮矫治后𬌗像

治疗后可见患儿牙列排齐，双侧磨牙关系改善，前牙突度减小，嘴唇闭合较治疗前更自然（图4-1-6）。该患儿替牙列拥挤度分析显示其牙弓可用间隙大于牙齿所需间隙，牙槽骨储备量充足，如果患儿鼻咽通气正常，无不良口腔习惯的情况下，观察替牙即可，无需治疗。实际情况中，该患儿具有腺样体肥大病史，并且具有口呼吸和吐舌吞咽不良习惯，这些不利因素会限制牙弓宽度的正常增长，牙列拥挤程度难以自行缓解。在这种情况下，可考虑对其设计扩弓改善牙弓形态，排齐牙列，减小突度。与此同时，更重要的是在佩戴矫治器的同时，处理鼻咽堵塞问题，并积极戒除口腔不良习惯。只有当口颌功能系统重新恢复平衡状态，早期矫治方可获得长久的疗效。

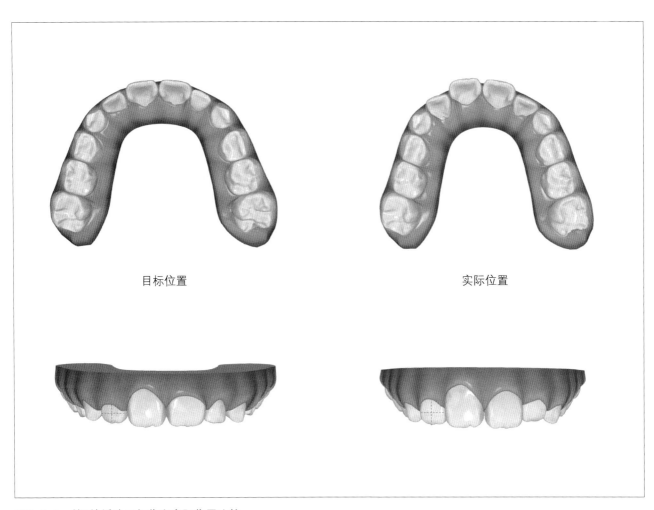

目标位置　　　　　　　　　　　　实际位置

图4-1-4　第1轮矫治目标位和实际位置比较

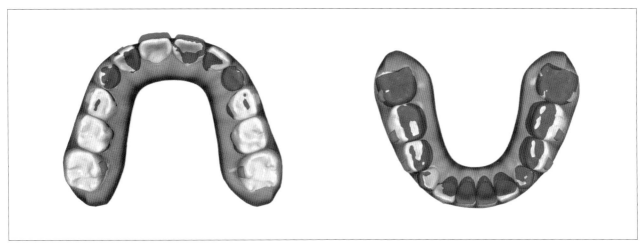

图4-1-5　第2轮矫治设计示意图

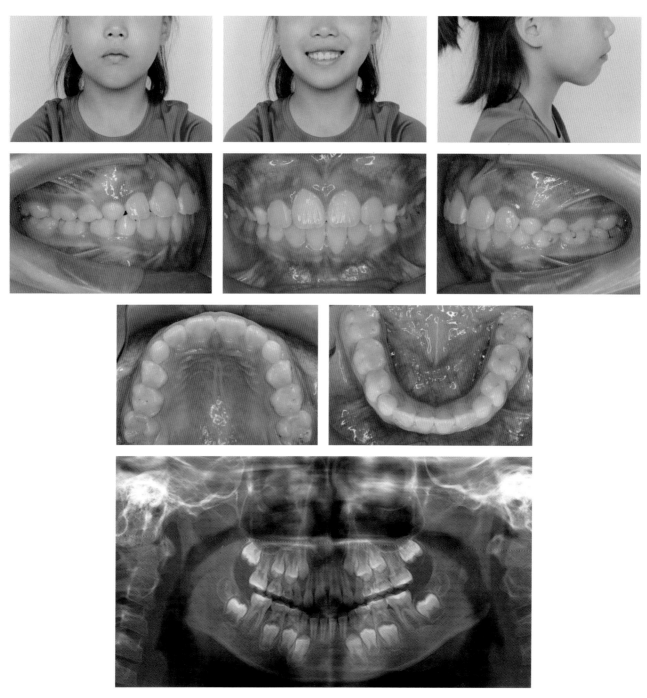

图4-1-6 治疗后面𬌗像

回顾分析

对治疗前后牙弓宽度变化的对比可见，治疗当中上颌牙弓宽度的变化与上颌牙弓正常生长发育过程中的宽度生长量相当（表4-1-1）。在积极调整气道通畅和戒除口腔不良习惯的配合下，使用隐形矫治器对牙槽骨储备量充足的患儿进行牙弓形态调整，改善牙列拥挤的扩弓治疗，可利用牙弓宽度生长增量的潜力，顺势而为。

采用相似的扩弓设计思路，隐形矫治器也可用于替牙列期个别牙反𬌗的矫治。其矫治设计与传统𬌗垫舌簧牙齿移动路径相似，但是与𬌗垫舌簧矫治器相比，隐形矫治器对牙齿的三维控制优势更明显。

表4-1-1 治疗前后牙弓宽度变化（单位：mm）

	牙位	治疗前	治疗后	变化量
上颌	53-63	32.4	34.3	1.9
	54-64	33.3	35.7	2.4
	55-65	38.1	40.6	2.5
	16-26	44.7	46.5	1.8
下颌	43-73	25.6	26.2	0.6
	84-74	27.8	31.2	3.4
	85-75	33.7	36.6	2.9
	46-36	39.9	41.5	1.6

病例4-2

拓展资料

病例概况

这是一名初诊年龄9岁的男孩，主诉牙不齐。否认反𬌗家族史，具有扁桃体反复发炎史和吐舌吞咽不良习惯；正面观面部基本对称，侧面观直面型；口内可见替牙列，第一过渡牙列期，双侧磨牙中性关系，前牙对刃，个别牙反𬌗；上下中线对齐，上颌牙列中度拥挤，下颌牙列轻度拥挤（图4-2-1）。共设计3轮矫治，分别设计24步、20步和20步完成。按照每周更换频率戴用。

该病例第1轮方案设计以扩弓排齐为主，为避免上颌左侧中切牙唇向排齐过程中产生𬌗干扰情况，在上颌后牙区设计𬌗面大尺寸矩形附件双向叠加放置，

同时在前牙区放置平面导板组件（Bite Ramp），以隔离上下颌牙列咬合（图4-2-2）。治疗初始上颌左侧侧切牙尚未萌出，遂放置假牙空泡。在切牙排齐过程中切勿参照平均弓线排齐牙列，应设计参考11的位置，唇向移动21排齐切牙，而非两者相对移动排齐。这种排齐移动的方式类似𬌗垫舌簧矫治器。

病例诊断

- 安氏Ⅰ类
- 毛氏Ⅰ类1分类

治疗过程

从第1轮矫治后口内照可见，上颌左侧侧切牙未排齐（图4-2-3）。在第2轮设计中，继续进行扩弓

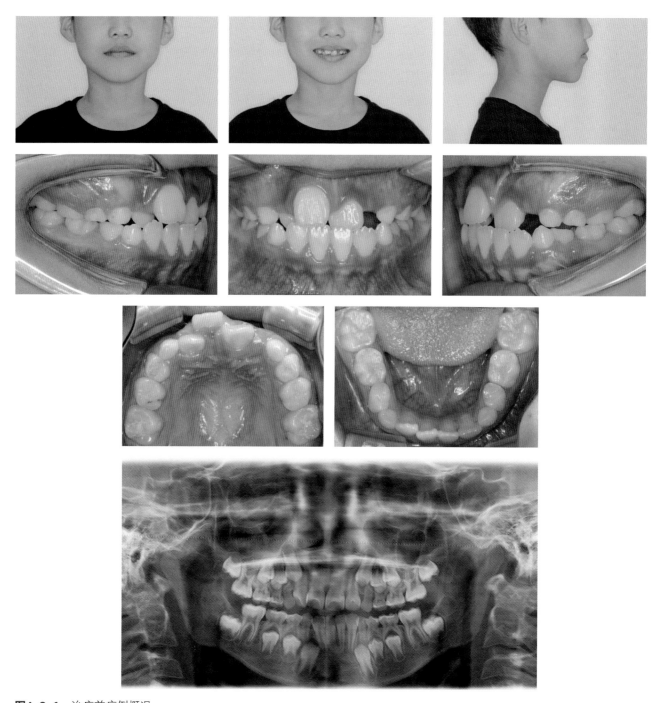

图4-2-1 治疗前病例概况

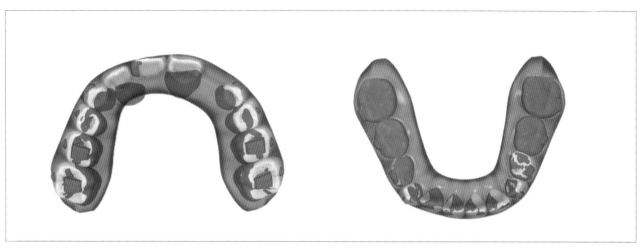

图4-2-2　第1轮矫治设计示意图

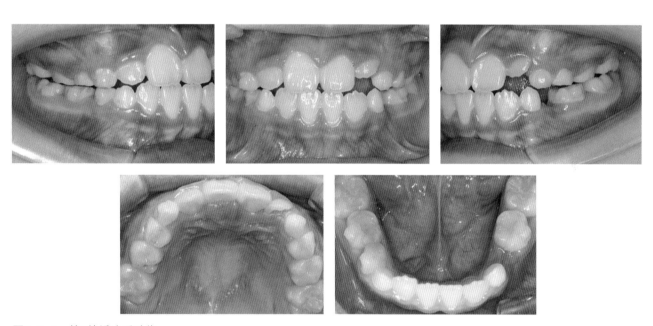

图4-2-3　第1轮矫治后𬌗像

排齐设计（**图4-2-4**）。与病例4-1使用First系列相比，该病例使用Teen系列治疗，没有切牙区萌出补偿功能，通过设计假牙空泡方式模拟未萌牙，移动效率较低，不如First系列所包含的前牙区萌出补偿功能，后者在牙冠大小、移动步幅设计上更具针对性。可见，对于切牙段尚未完全萌出的牙列，First系列的适用度更高。

此轮矫治后上颌左侧侧切牙尚未完全排齐（**图4-2-5**）。经过连续扩弓设计排齐上颌切牙段后，第3轮矫治设计在上颌右侧乳尖牙近中预留了间隙，以便侧切牙排齐和为后续尖牙萌出准备间隙。对比设计终末位和口内实际情况可见，上颌右侧预留间隙实现，但是上颌左侧预留间隙并未实现（**图4-2-6**和**图4-2-7**）。这与上颌左侧侧切牙在治疗初始尚未完

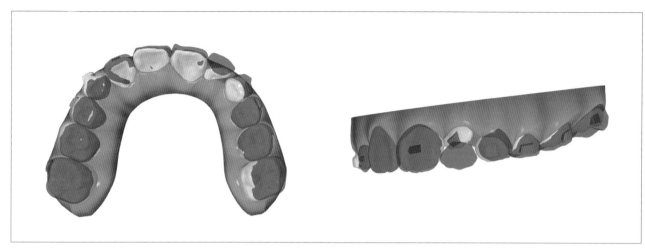

图4-2-4　第2轮矫治设计示意图

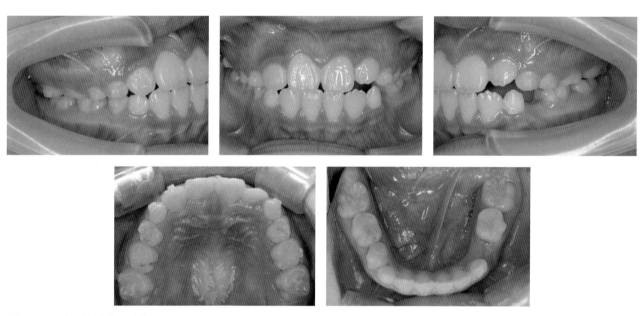

图4-2-5　第2轮矫治后𬌗像

全萌出相关，在牙齿尚未萌出到位时，口内扫描采集的牙冠大小未能反映实际牙冠大小，特别是牙冠周长最大径尚未暴露的情况下，经常可见对牙齿排列所需间隙判断失准的可能性。可考虑参考排齐设计中在终末位预留间隙而非排列紧密的接触方式来改善这种情况。

经过3轮矫治，大约1年的治疗时间，患儿前牙个别牙反𬌗改善，双侧中性咬合关系，前牙覆𬌗覆盖正常。虽然上颌侧切牙仍未完全排齐，但是患儿依然处于牙齿替换的过程中，去除𬌗干扰是首要的治疗目标，牙齿的精确排齐并不是本期治疗的最终目标，可观察替牙后继续恒牙列期治疗。

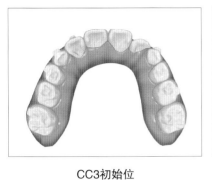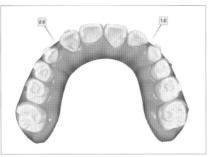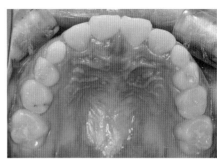

| CC3初始位 | CC3目标位 | CC3治疗后 |

图4-2-6　第3轮矫治设计示意图

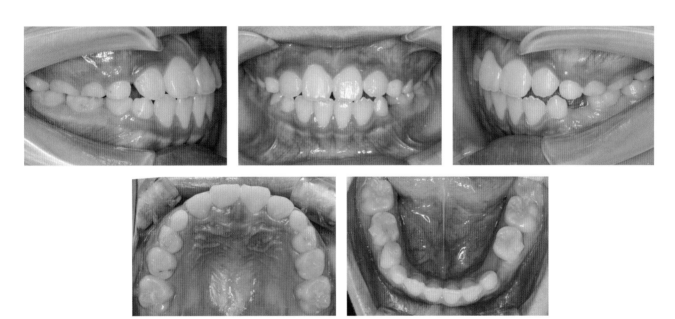

图4-2-7　第3轮矫治后𬌗像

▍回顾分析

回顾该病例的治疗过程可见，虽然早期中切牙反𬌗解除有助于消除该牙位的𬌗干扰，但是在侧切牙未完全萌出到位的情况下设计并戴用隐形矫治器，相关牙齿移动效率会有所下降。如果在牙齿移动设计中未能考虑到牙冠在萌出过程中其宽度的变化，而未做牙弓内间隙预留处置的话，牙列排齐的实现度将会大打折扣。可见，早期矫治的时机是临床上需要反复斟酌的内容，既希望早期解除𬌗干扰，又需要兼顾提高矫治效率的需求。当上颌恒中切牙和侧切牙均萌出大于冠2/3时再开始戴用隐形矫治器会有助于提高牙齿移动效率。

2. 牙弓现有间隙小于牙弓所需间隙

如果目前替牙列间隙分析的结果提示牙弓现有间隙小于牙弓所需间隙，则需先进行上颌骨性扩弓，增加上颌骨量储备。常见的扩弓器种类包括Hyrax扩弓器、Hass扩弓器或者种植体配合下的扩弓器。从上颌骨缝的生长发育角度来看，7～10岁进行骨性扩弓治疗可以获得更稳定的骨性效应。如果具备CBCT检查的情况下，可以检查腭中缝的形态更为准确地判断扩弓治疗的潜力（第2章相关章节）。戴用Hyrax或者Hass扩弓器进行上颌扩弓设计时扩弓量的计算可参考后牙段咬合关系的变化量：以治疗前上颌第一磨牙腭尖与下颌第一磨牙的咬合接触点为初始点，以后牙过

覆盖（上颌腭尖咬在下颌颊尖）为治疗目标，计算初始点与下颌第一磨牙颊侧边缘之间的距离作为扩弓量参考值（图4-4），然后依据扩弓量参考值和扩弓的方式计算扩弓天数。当以腭中缝打开为扩弓目标时，建议进行快速扩弓操作，每天扩弓0.50mm，即每天转动2次扩弓器，每转0.25mm。仅仅使用快速螺旋扩弓器扩弓，可增加上颌牙槽骨骨量，但无法同期改善牙弓形态。在改善牙弓骨性狭窄之后，视家长和患儿的要求可考虑继续行隐形矫治对牙齿排列进行调整，从而改善牙弓形态，从骨量和牙齿位置两方面对上颌牙弓狭窄、牙列不齐的问题进行调整。

对伴有上颌骨性狭窄的替牙列拥挤患者，一般按照如下流程进行病例诊断分析。

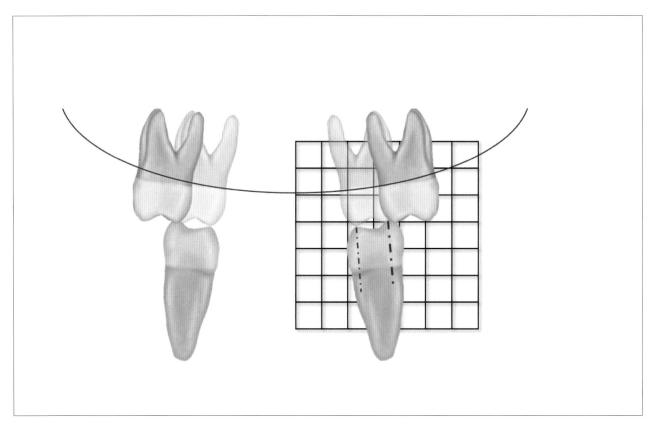

图4-4　上颌扩弓量计算示意图

病例4-3

病例概况

这是一名初诊8岁的女孩，主诉牙不齐，具有腺样体肥大病史、张口呼吸和吐舌吞咽不良习惯。正面观基本对称，侧面观直面型；口内可见替牙列；双侧磨牙远中关系，前牙覆殆覆盖正常；上下中线不齐；上颌狭窄，前牙区散隙，下颌前牙区不齐（图4-3-1）。

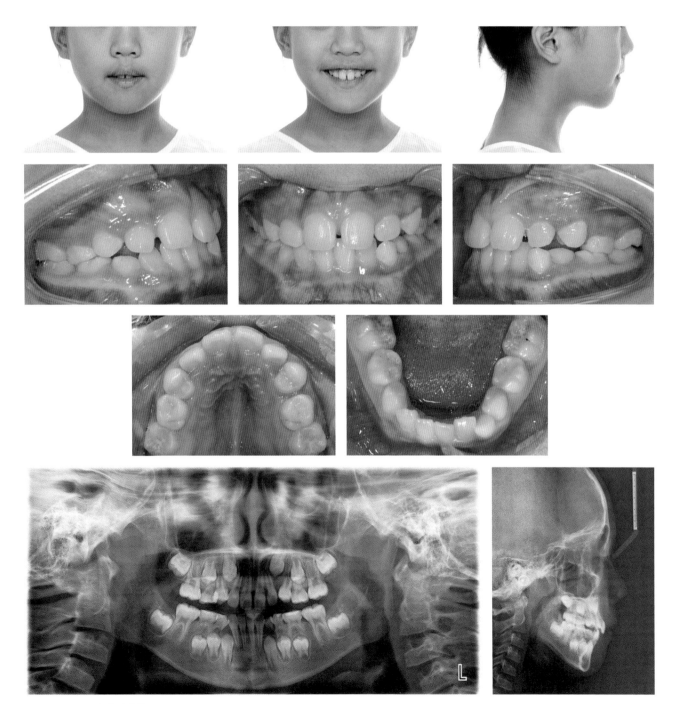

图4-3-1　治疗前病例概况

▎检查鼻咽气道和口颌功能状态

该患儿头颅侧位片显示其气道部分堵塞，腺样体区域表现为占位影像，结合其腺样体肥大病史，以及张口呼吸和吐舌吞咽不良习惯现况，说明该患儿处于鼻咽气道不畅、口颌功能失衡状态。

▎明确牙列分期

从牙列分期来看，患儿上颌第一恒前磨牙替换，已处于牙齿替换的第二过渡牙列时期。与病例4-1比较可见，虽然两名患儿初诊时年龄相近，但是牙列分期完全处于不同的时期。

▎替牙列间隙分析

对该患儿进行替牙列间隙分析，首先测量上下颌切牙的宽度（白标、黄标数字），按照Tanaka-Johnston分析法的预测公式使用下颌切牙牙弓宽度总和的1/2分别预测上下颌单侧象限的尖牙与前磨牙的牙冠宽度总和（蓝标数字），分别计算上下颌前磨牙、尖牙和切牙牙冠宽度之和作为牙弓所需间隙（图4-3-2）。然后，测量上下颌牙弓现有间隙。

替牙列间隙分析结果显示，上颌可用间隙（69.9mm）小于所需间隙（76.7mm）；下颌可用间隙（65.1mm）略大于牙弓所需间隙（64.2mm）（图4-3-3）。该患儿上颌牙槽骨储备不足，上颌牙弓表现为骨性狭窄。

▎头影测量分析

对替牙列期患儿进行头影测量分析时，需要按照性别参考替牙列期正常值进行测量结果判断。从矢状向上看，患儿为 I 类骨面型（ANB=3.1°），垂直向上为高角开张型特征［MP/FH=34.2°，S-Go/N-Me（P-A Face Height）65.6%］，上切牙轴直（U1-NA=4.1mm，U1/NA=23.4°），下切牙轴舌倾（L1-NB=4.6mm，L1/NB=16.2°）（表4-3-1）。

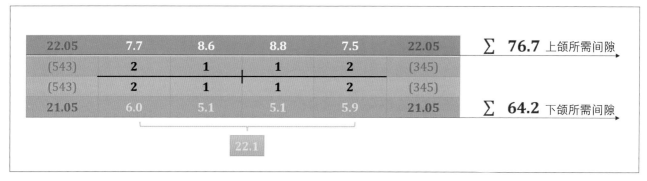

22.05	7.7	8.6	8.8	7.5	22.05	∑ **76.7** 上颌所需间隙
(543)	2	1	1	2	(345)	
(543)	2	1	1	2	(345)	
21.05	6.0	5.1	5.1	5.9	21.05	∑ **64.2** 下颌所需间隙

22.1

图4-3-2 牙弓所需间隙分析示意图

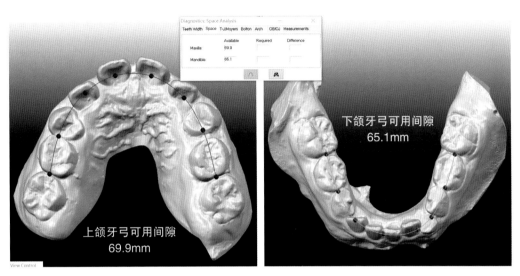

图4-3-3 牙弓现有间隙分析示意图

表4-3-1 治疗前头影测量结果

测量项目	正常值				测量值
	替牙列期		恒牙列期		治疗前
Y Axis（°）	65.5±2.9		66.3±7.1		67.4
FH-NPo（°）	83.1±3.0		84.4±2.7		82.6
SNA（°）	82.3±3.5		82.8±4.0		84.0
SNB（°）	77.6±2.9		80.1±3.9		80.9
ANB（°）	4.7±1.4		2.7±2.0		3.1
Wits（mm）	−1.4±2.6*	−1.4±2.8	−0.8±2.8*	−1.5±2.1	−1.6
S-Go/N-Me（P-A Face Height）（%）	64.0±2.0				65.6
ANS-Me/Na-Me（%）	55.4±1.3*	55.0±1.1	54.4±2.1*	55.4±2.2	60.3
GoGn/SN（°）	35.8±3.6		32.5±5.2		32.1
MP/FH（°）	31.8±4.4		31.1±5.6		34.2
SN/OP（°）	21.0±3.6		16.1±5.0		15.1
U1-NA（mm）	3.1±1.6		5.1±2.4		4.1
U1/NA（°）	22.4±5.2		22.8±5.7		23.4
L1-NB（mm）	6.0±1.5		6.7±2.1		4.6
L1/NB（°）	32.7±5.0		30.3±5.8		16.2
U1/PP（°）	116.0±7.0				109.0
L1/MP（°）	96.3±5.1		96.9±6.0		80.2
Overbite（mm）	0~3.0				3.6
Overjet（mm）	0~3.0				4.1

Wits和ANS-Me/Na-Me两个项目区分男女个体，其中*标记代表男性个体正常参考值

病例诊断

- 安氏Ⅱ类
- 骨性Ⅰ类
- 毛氏Ⅰ类1分类

治疗过程

首先戴用Hyrax扩弓器进行快速螺旋扩弓，每天旋转2轮（每轮0.25mm），连续旋转10天。然后戴用隐形矫治器调整牙弓形态，调整牙弓间隙分布，排齐牙列，改善咬合关系。

通过戴用Hyrax扩弓器进行骨性扩弓，上颌牙弓可用间隙由69.9mm增加至77.1mm，与上颌牙弓所需间隙（76.7mm）相近，此时开始戴用隐形矫治器改善牙弓形态，调整牙弓间隙，排齐牙齿（图4-3-4）。治疗过程共设计5轮矫治，历时3.5年。

上颌设计牙弓间隙调整，参照中切牙位置唇向排齐侧切牙，同时前磨牙向远中移动，为尖牙萌出预留

间隙；下颌纠正第一磨牙近中扭转并扩弓排齐下颌牙列（图4-3-5和图4-3-6）。

在矫治器戴用过程中，上颌双侧第二乳磨牙和下颌右侧第二乳磨牙陆续替换，伴随对应恒前磨牙的萌长，原有矫治器上乳磨牙牙冠高度不及恒前磨牙萌出冠长，即出现矫治器戴用就位不佳的情况，常见以萌替牙位为支点的矫治器撬动现象。因此在第1轮矫治器尚未戴完时即重启开始第2轮矫治。

第2轮矫治沿用上一轮矫治的设计思路，对上颌牙弓间隙进行调整，上颌前磨牙继续远中移动，腾挪间隙排齐尖牙；下颌则继续执行与上一轮方案相同的设计（图4-3-7和图4-3-8）。这一轮矫治器因为上颌尖牙萌出速度与牙冠形态和萌出补偿设计存在差距，牙齿萌出过程中产生的干扰再次成为矫治器戴用难以就位的原因，此轮矫治器未戴完即重启。

在上颌双侧尖牙向下移动排入牙弓的过程中，

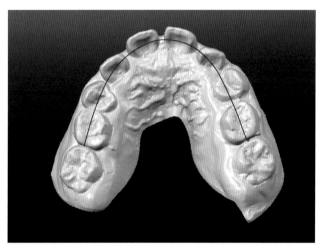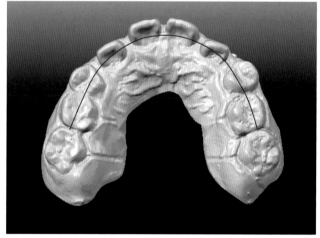

	治疗前	Hyrax扩弓治疗后
牙弓可用间隙	69.9mm	77.1mm

图4-3-4 Hyrax扩弓前后牙弓可用间隙变化对比

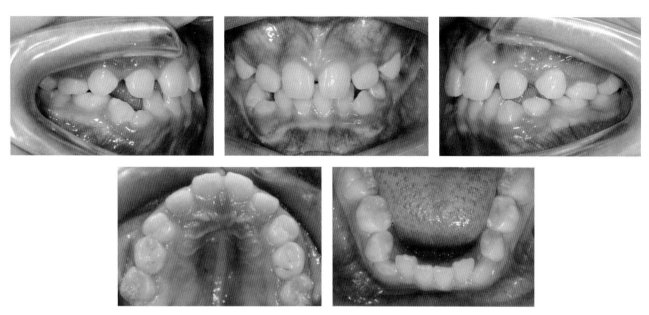

图4-3-5 第1轮矫治前𬌗像

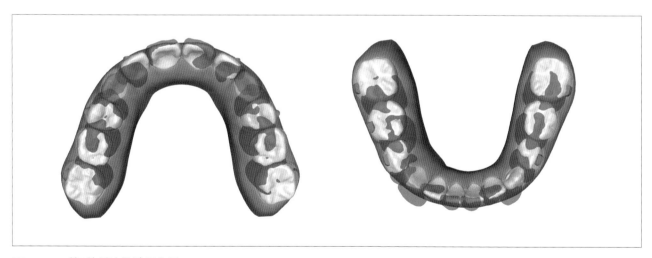

图4-3-6 第1轮矫治设计示意图

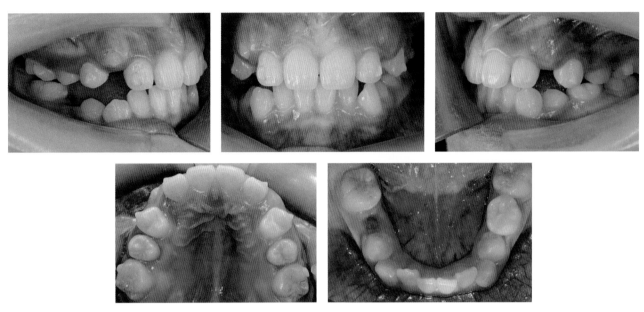

图4-3-7 第2轮矫治前𬌗像

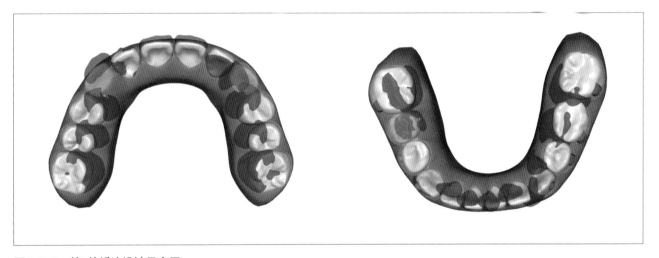

图4-3-8 第2轮矫治设计示意图

早期尖牙与牙弓余牙相距较远，矫治器出现上颌尖牙和切牙区域就位不佳的情况，遂在中切牙处放置牵引钩，矫治器相应位置进行开窗，辅助局部牵引改善矫治器就位情况（**图4-3-9～图4-3-11**）。

在第4轮方案设计中，主要进行下颌中线的牙弓内移动调整，参照下颌牙弓形态的变化，调整上颌牙

弓形态，完善排齐（**图4-3-12和图4-3-13**）。当此轮矫治完成后，牙列基本排齐，双侧磨牙恢复中性咬合关系，前牙覆𬌗覆盖正常，仅双侧尖牙区尚未咬实，因此追加一轮精调，设计第5轮矫治器，配合前方短牵引，改善双侧尖牙区咬合（**图4-3-14～图4-3-16**）。

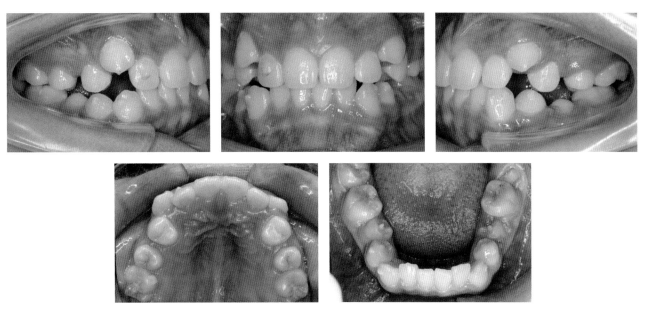

图4-3-9 第3轮矫治前殆像

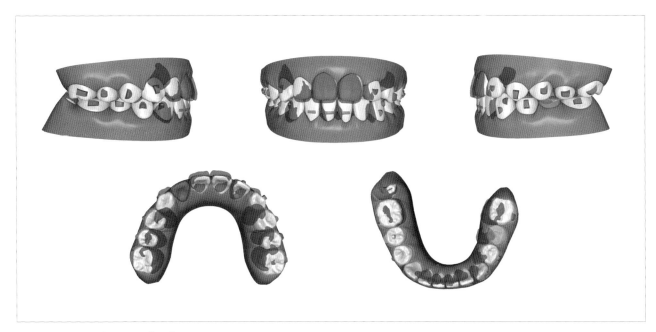

图4-3-10 第3轮矫治设计示意图

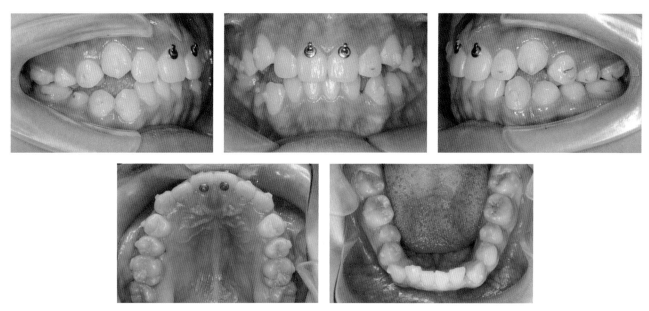

图4-3-11　第3轮矫治第35副矫治器戴用时口内情况

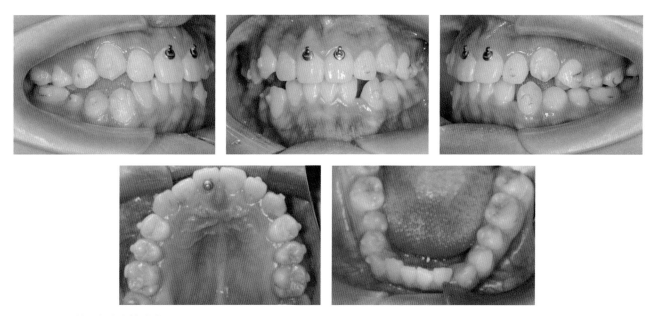

图4-3-12　第4轮矫治前𬌗像

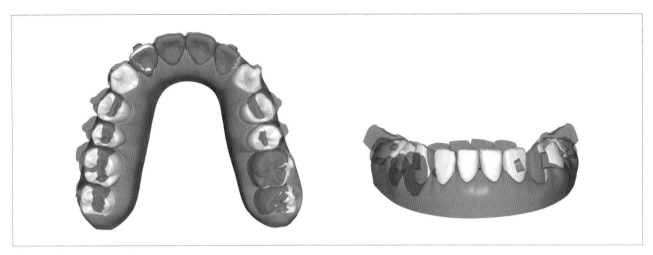

图4-3-13　第4轮矫治设计示意图

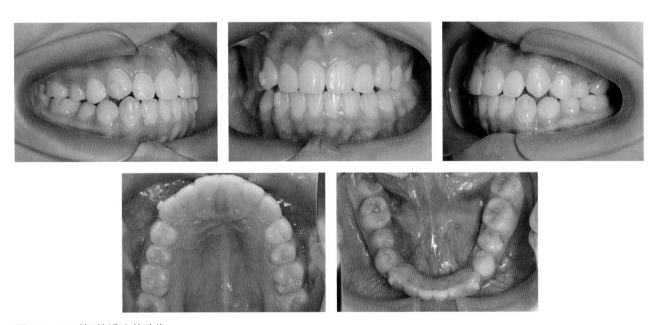

图4-3-14　第5轮矫治前𬌗像

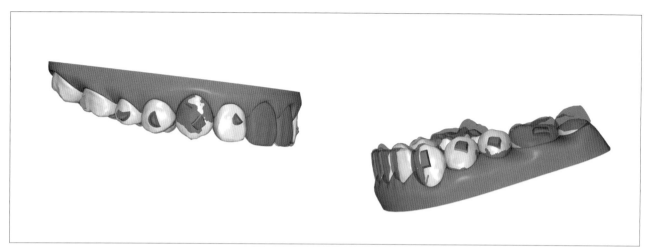

图4-3-15　第5轮矫治设计示意图

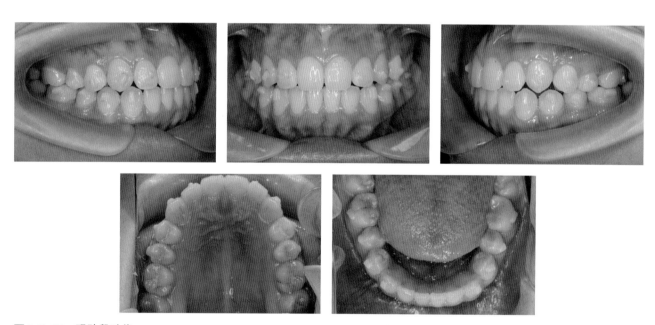

图4-3-16　现阶段𬌗像

回顾分析

在该病例的治疗过程中，戴用Hyrax扩弓器进行骨性扩弓是牙弓形态改善、牙列排齐的不可或缺的治疗步骤。如果治疗前未进行细致的检查诊断，并对牙弓进行替牙列间隙分析的话，仅戴用隐形矫治器对牙列进行排齐和间隙调控，其治疗预后的不确定性将大大提高。

患儿治疗之初已处于牙齿替换的第二过渡牙列期，上颌第一前磨牙已替换，后续将频繁地出现尖牙区和前磨牙区的替换。当前磨牙在矫治器戴用过程中出现替换，而矫治器原牙位形态仍为乳磨牙形态时，由于恒前磨牙快速萌长很快就超出了原乳磨牙冠高度，矫治器即会出现就位困难的问题。正是因为这个原因，该病例短期内重启了两次。从另一个角度上来看，矫治器设计合理，戴用后贴合就位的情况更便于家长和医生从矫治器的实际贴合就位情况下判断患儿的戴用依从性。如果因为牙齿替换矫治器无法完全就位，一方面会降低牙齿移动效率；另一方面也会降低患儿戴用矫治器的舒适度，医生也需要更加仔细地分辨矫治器不贴合的状态是由于患儿戴用进程不佳还是牙齿替换本身造成的。

该病例在上颌牙槽骨储备量改善的基础上，通过在替牙过程中戴用隐形矫治器，调控牙弓间隙分布排齐牙列，为患儿提供了有效的非减数正畸解决方案。但是，替牙过程中由于牙齿萌长变化带来的矫治器戴入不合适的情况也明显地降低了矫治效率。对于这种生长发育期的拔牙临界病例而言，另一个可以考虑的提升治疗效率的选项为恒牙列期正畸减数治疗。

拓展资料

病例4-4

病例概况

这是一名初诊年龄7岁的女孩，主诉牙不齐；具有腺样体肥大病史、张口呼吸和吐舌吞咽不良习惯；正面观基本对称，侧面观直面型；口内可见替牙列，第一过渡牙列期；双侧磨牙中性关系，前牙浅覆𬌗、浅覆盖；上下颌中线对齐，上颌牙弓中度拥挤，下颌牙弓轻度拥挤（图4-4-1）。

病例诊断

- 安氏Ⅰ类
- 骨性Ⅰ类
- 毛氏Ⅰ类1分类

治疗过程

该病例首先使用隐形矫治器设计默认扩弓排齐治疗方式，设计3轮矫治，陆续进行上颌牙弓扩弓和牙列排齐移动，但治疗过程中均因侧切牙区矫治器难以贴合分别于中途重启。从3轮矫治初始位的牙弓宽度对比可见上颌尖牙区、前磨牙区和磨牙区在戴用第1轮和第2轮矫治器后实际扩弓3~5mm，符合常见隐形矫治器扩弓设计变化范围（图4-4-2和图4-4-3）。

但是，从3轮矫治期间实际口内情况对比图中可见，上颌牙列不齐表现越来越严重，而非逐渐缓解（图4-4-4~图4-4-6）。特别是对比第2轮矫治初始位和第3轮矫治初始位可见，上颌左侧侧切牙的实际萌出位置与萌出补偿的设计位置存在差距。隐形矫治器的其中一个特点是通过设计萌出补偿，对未萌出恒牙的位置进行预测排齐。从该病例在第3轮矫治模拟中设计的右侧上颌尖牙萌出补偿与临床观察中实际观察到的位置相比较可见，实际牙弓现有间隙并不足以按照矫治模拟中设计的尖牙排齐路径对实际的尖牙进行排齐（图4-4-7）。

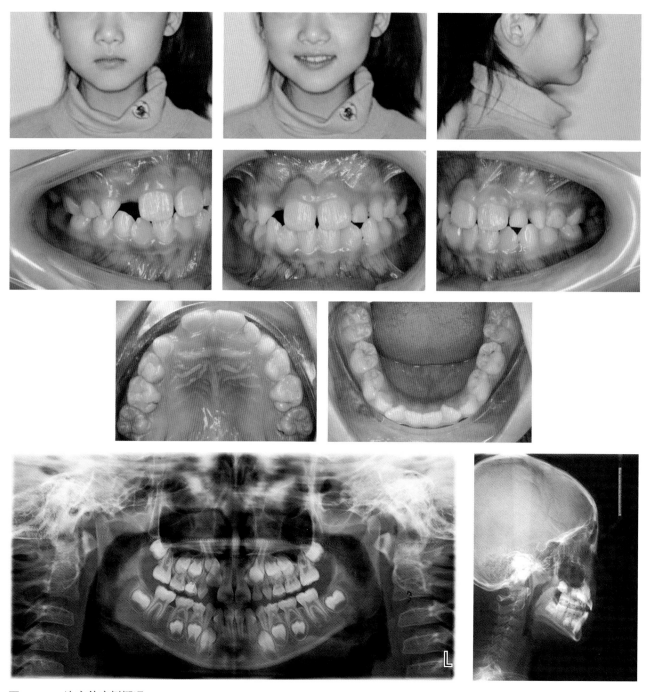

图4-4-1　治疗前病例概况

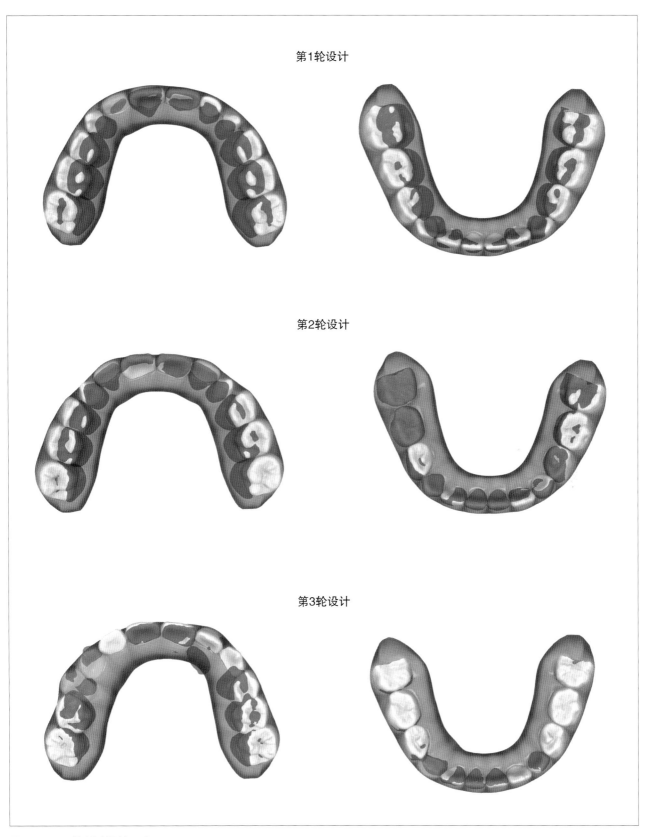

第1轮设计

第2轮设计

第3轮设计

图4-4-2　3轮矫治设计示意图

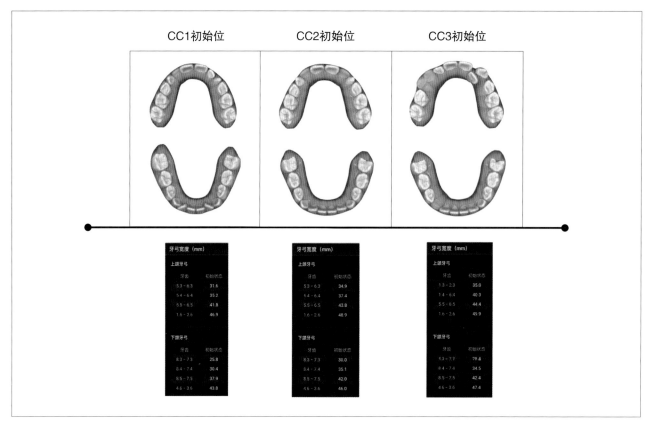

图4-4-3　3轮矫治初始位牙弓宽度对比

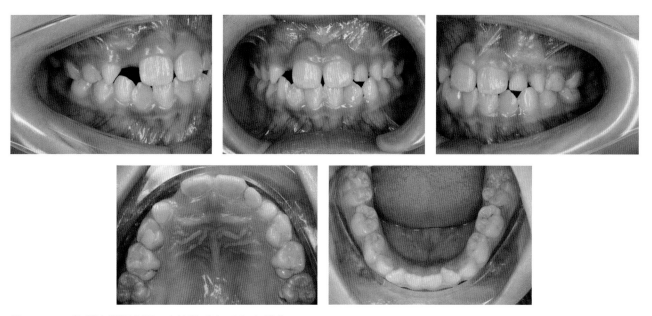

图4-4-4　3轮矫治期间实际口内情况对比-CC1初始位

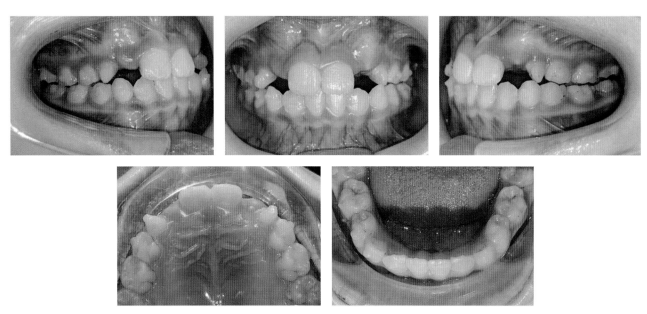

图4-4-5 3轮矫治期间实际口内情况对比-CC2初始位

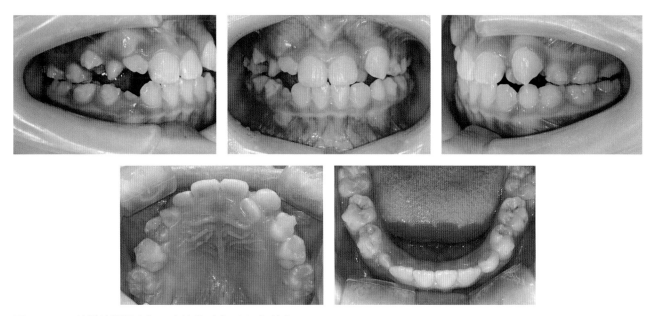

图4-4-6 3轮矫治期间实际口内情况对比-CC3初始位

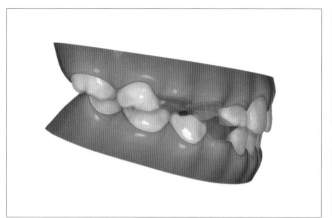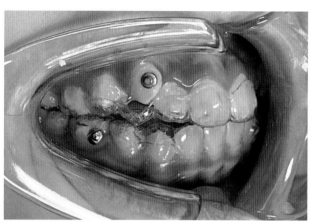

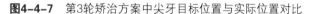

图4-4-7　第3轮矫治方案中尖牙目标位置与实际位置对比

从该病例的治疗过程及阶段咬合状态可见，使用隐形矫治器默认扩弓治疗设计未能改善上颌牙弓拥挤。这并不能简单地归结为萌出补偿设计的位置或治疗路径有误，根本原因实则上是对替牙列拥挤度分析有误。

如果我们回顾治疗前的牙弓间隙分析可见，上颌牙弓现有间隙（72.9mm）小于牙弓所需间隙（74.8mm）（图4-4-8）。在这种情况下，首先应当考虑采用骨性扩弓器，如Hyrax扩弓器进行上颌骨性扩弓改善上颌狭窄；然后再考虑使用隐形矫治器进行牙弓形态调整和上颌牙列的初步排齐。

因此，当双侧上颌第一恒前磨牙萌出到位后，对该患者进行了Hyrax扩弓器治疗，按照每天扩弓2次、连续10天扩弓的加力模式对其进行骨性扩弓加力。扩弓完成后再次对上颌牙弓进行间隙分析可见，上颌牙弓可用间隙（78.2mm）满足牙齿所需间隙（78.2mm）（图4-4-9和图4-4-10）。

在骨性扩弓完成后，继续使用隐形矫治器设计扩弓排齐，第4轮矫治器共34步。

在此期排齐设计中，上颌左侧侧切牙初始位置为腭向错位，牙面唇向暴露不足，建议在其进行大部分唇向排齐达到冠唇面暴露量大于2/3时再添加唇面附件（图4-4-11）。早期牙齿冠面暴露量不足时，添加附件会出现矫治器在该处牙位就位困难，难以达到矫治器和牙齿及附件的紧密贴合，这不仅不可能实现牙齿的有效移动，甚至可能由于附件与矫治器无法完全就位而造成矫治器对附件的异常推力，导致牙齿错位加重，常见侧切牙被压低，难以实现其被设计的伸长排齐移动（图4-4-12）。另外一点是建议大家对腭向错位的切牙进行唇向排齐的移动过程中添加根唇向转矩，以减少唇向位移排齐过程中牙齿的唇倾（图4-4-13）。

在上颌扩弓排齐的过程中，以上颌第一恒磨牙为参考，维持其近远中位置，即使设计模拟（ClinCheck）的终末排齐牙弓状态中显示牙弓有余隙，可以考虑暂缓以内收前牙或者近中移动后牙的方式关闭余隙。从该病例的实际排齐效果与设计牙齿位置的差异可见，实际排齐后牙弓中并无余隙，甚至左侧上颌侧切牙处仍未排齐。从这点提示我们，在对替牙列或者恒牙列初期患儿进行排齐设计时，应充分考虑到部分牙冠尚未完全萌出到位的现况，比如说上颌尖牙，存在随着牙齿继续萌出，其冠宽径比治疗前扫描的冠宽径更大

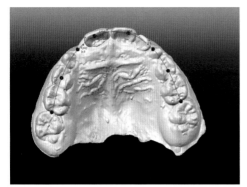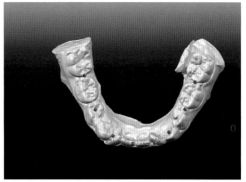

图4-4-8 治疗前牙弓间隙分析示意图

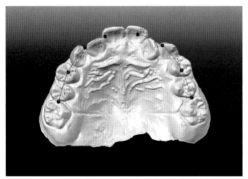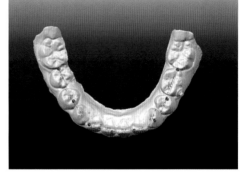

图4-4-9 骨性扩弓后牙弓间隙分析示意图

的可能性。在这种情况下，如果在排齐设计中按照紧密邻接关系排齐的状态，在实际情况中可能存在最终牙列无法排齐的可能。在第4轮矫治器戴完的基础上仅需对个别牙位置进行精细调整即可（**图4-4-14**和**图4-4-15**）。

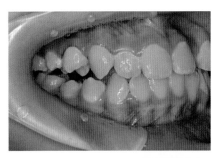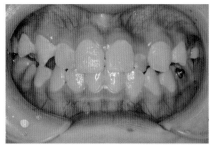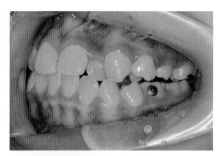

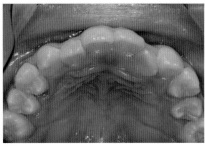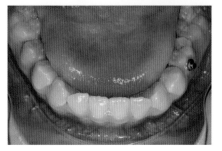

图4-4-10　骨性扩弓治疗后𬌗像

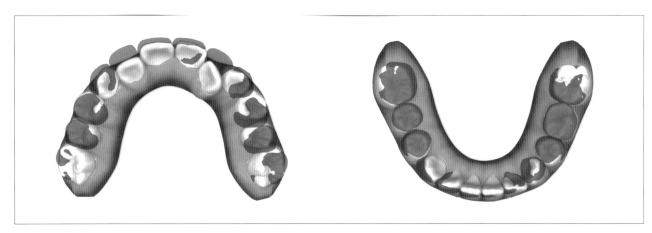

图4-4-11　第4轮矫治设计示意图

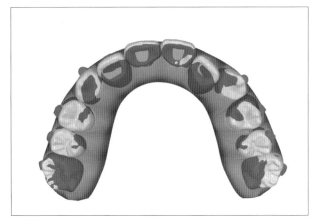

图4-4-12　侧切牙添加附件的时机

牙齿移动类型		牙冠	牙根
		2.2	2.2
伸长(E)/压低(I), mm		2.4 E	2.4 E
相对伸长/压低, mm		0.1 I	-
整体移动, 颊(B)/舌(L)侧, mm		3.8 B	5.0 B
整体移动, 近(M)/远(D)中, mm		0.5 M	0.3 D
扭转 近中(M)/远中(D)		32.5 M	32.5 M
轴倾度 近中(M)/远中(D)		2.2 M	2.2 D
倾斜度 颊(B)/舌(L)侧		3.5 L	3.5 B

图4-4-13　侧切牙转矩示意图

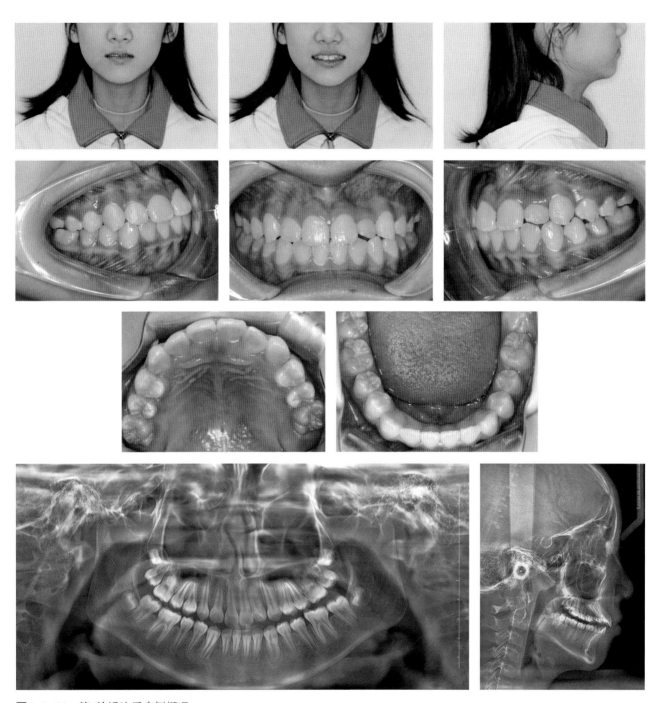

图4-4-14　第4轮矫治后病例概况

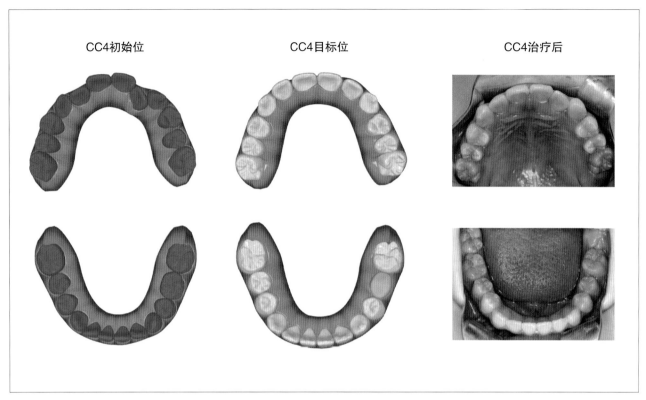

CC4初始位　　　　　　　CC4目标位　　　　　　　CC4治疗后

图4-4-15　第4轮矫治初始位、目标位和口内实际情况对比图

▌ 回顾分析

　　替牙列期的牙列不齐是牙列替换过程中存在的暂时性错𬌗，如果患儿鼻咽通气正常，正常牙弓宽度发育将有助于改善前牙区拥挤，无需治疗。仅当患儿存在鼻咽气道堵塞和/或张口呼吸不良习惯，牙弓宽度发育受阻的情况下，可以考虑进行早期矫治、上颌扩弓治疗，改善上颌牙弓形态、排齐牙列，并积极维持正常鼻咽通气，戒除不良口腔习惯。在上颌扩弓策略选择的过程中，替牙列间隙分析是必不可少的分析步骤。当上颌可用间隙大于所需间隙时，可以考虑直接使用隐形矫治器进行扩弓治疗，调整上颌牙弓形态、排齐牙列。基于上下颌宽度发育的不同特点，下颌牙弓不宜采用与上颌相同的模式进行扩弓。建议在下颌前伸位置上直立下颌双侧后牙即可，如未能排齐前牙列，可保留前牙段拥挤，待后续替牙阶段利用替牙间隙（leeway space）再行排齐设计。当上颌可用间隙小于所需间隙时，说明上颌牙弓存在骨性狭窄，需要先行骨性扩弓，然后再使用隐形矫治器调整牙弓形态排齐牙列。骨性扩弓矫治器可选择Hyrax扩弓器或者Hass扩弓器，按照快速扩弓模式进行扩弓。如果未进行替牙列间隙分析，对于上颌可用间隙小于所需间隙的情况，直接使用隐形矫治器进行扩弓排齐治疗，则无法改善上颌骨性狭窄，难以达到牙列排齐的治疗目标。

第2节　上颌扩弓的时机选择

　　如果患儿此期治疗仅需对牙弓形态进行调整而选择隐形矫治器对上颌进行扩弓设计，此时乳尖牙和乳磨牙的稳定性是扩弓能否顺利进行的先决因素。当在第一过渡牙列期完成恒切牙和第一磨牙替换后，将迎来1.5～2.0年的替换间隔期，然后才进入第二过渡牙列期，开始乳尖牙和乳磨牙的替换。替换间隔期是我们戴用隐形矫治器进行上颌扩弓移动、调整牙弓形态的黄金时期。替换间隔期的早期，乳磨牙牙根尚未开始吸收，或仅见根尖部分吸收，乳牙稳定性可以耐受轻力矫治发生颊侧平移。但是，随着乳磨牙牙根吸收的逐渐推进，如果曲面断层片中显示乳磨牙牙根吸收已达根分叉部时，乳牙稳定性开始下降，不仅牙齿的受力移动是徒劳的，并且牙齿逐渐出现松动变化也为矫治器的戴用增加了不适感。如果患儿此期治疗需要进行骨性扩弓，上颌第一乳磨牙的稳定性也是治疗能顺利开展的必备要素。如果错过了替换间隔期早期相对稳定的阶段，我们可能就需要等待第一恒前磨牙替换后方可戴用上颌扩弓器了。

第3节　上颌扩弓治疗的预后

　　需要提醒大家注意的一点是，即使使用骨性扩弓治疗手段，也并不意味着所有的牙列拥挤状况均能通过早期扩弓治疗完全改善。如果牙弓现有间隙不足的程度较为严重，早期骨性扩弓也未必能提供充足的间隙排齐牙列，经过"拔牙指数"——Howe指数评估为拔牙病例的患儿（图4-5），不建议通过早期扩弓治疗改善牙弓拥挤，而应考虑序列拔牙治疗或者恒牙列初期进行正畸减数综合治疗。在替牙列期使用Howe指

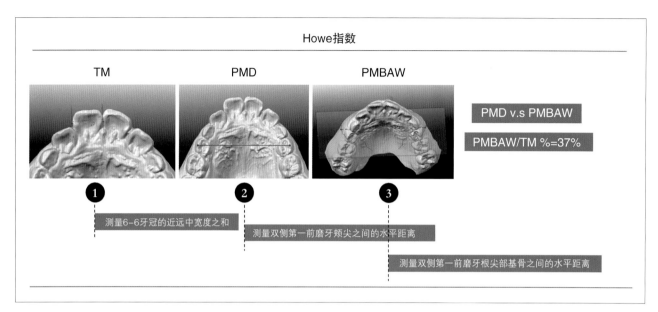

图4-5   Howe指数测量方法

数时，可采用替牙列间隙分析中使用的牙冠宽度预测方法预测恒尖牙和前磨牙的牙冠宽度，并参考正常生长发育过程中牙弓宽度的增量（第1章）来评估未来拔牙的概率。如果PMBAW/TM %的比值小于37%，建议考虑恒牙列期正畸减数治疗。

对生长发育期表现为牙列拥挤的患儿进行扩弓治疗，除了上下颌牙列的拥挤度以外，还需要综合考虑患儿的骨面型等因素，制订完善的早期矫治计划。一般而言，对于直面型或者以下颌后缩为主的Ⅱ类骨面型的患儿而言，替牙列期所表现出来的牙列拥挤可以考虑通过上颌扩弓治疗进行改善。但是，如果患儿遗传因素所决定的面型特征为双颌前突或者以上颌前突为主的Ⅱ类骨面型，需要充分与患儿及家长沟通其对未来面型协调度的期望，如果患儿及家长均存在面型改善的需求，则不宜在此期进行上颌扩弓治疗改善牙

列拥挤，建议考虑恒牙列期再行正畸综合矫治，多见采用正畸减数治疗，对患儿的牙列拥挤和面型协调度进行整体调整，获得更完善的治疗效果。对于具有遗传骨性Ⅲ类面型的患儿，常常具有上颌发育不足和/或下颌发育过度，并且可能表现为伴随生长发育下颌过度生长的趋势。对此类患儿进行早期前方牵引的同时进行上颌扩弓和牙列排齐，有助于建立前牙正常覆盖，在一定程度上稳定咬合接触，减轻下颌过度生长的程度。但是，具有遗传特征的骨性Ⅲ类面型的患儿，其颌骨的生长趋势不会因早期矫治的实施更改方向，遗传骨面型的生长趋势变化仍需与患者充分沟通交流。

临床中牙列拥挤一般会伴随上述骨面型同时存在，在早期对颌骨间关系进行调整时行扩弓排齐设计会在后续章节的病例中展开进一步讨论。

参考文献

[1] KT, Li YF, Hsu JT, et al. Prevalence of primate and interdental spaces for primary dentition in 3- to 6-year-old children in Taiwan[J]. J Formos Med Assoc, 117(7):598-604.

[2] 李小兵, 叶全富, 贺红, 等. 中国儿童错殆畸形早期矫治专家共识[J]. 华西口腔医学杂志, 2021, 39(4):369-376.

[3] 谢贤聚, 厉松, 白玉兴. 替牙期错殆畸形的早期矫治[J]. 中华口腔医学杂志, 2022, 57(8):805-810.

[4] American Association of Orthodontists. The Right Time: When Should Your Child See an Orthodontist? [EB/OL]. https://aaoinfo.org/whats-trending/when-should-your-child-see-an-orthodontist/.html, 2024.

[5] 贺红. 儿童上气道不同位点阻塞相关口颌面功能异常及错殆畸形的治疗策略[J]. 中华口腔医学杂志, 2022, 57(8):821-827.

5

第5章

替牙列期前牙深覆盖的治疗

TREATMENT OF EXCESSIVE ANTERIOR OVERJET CASES IN MIXED DENTITION

前牙深覆盖,俗称"龅牙",是替牙列期患儿中最常见的求诊主诉。上颌切牙唇倾度过大或唇侧错位常见于伴有骨性Ⅱ类发育特征(上颌前突和/或下颌后缩)的患儿,但是这种错殆表现并不仅见于骨性Ⅱ类患儿。上颌切牙在萌出过程中可能表现出生理性唇倾度增加,或者患儿骨面型发育正常仅因牙弓拥挤表现为上颌切牙唇倾度增加也可在临床中遇见。对前牙深覆盖进行早期矫治的前提是通过对患儿颅颌关系的科学分析明确造成"龅牙"的原因,溯本求源,方能有的放矢地进行相关治疗(图5-1)。

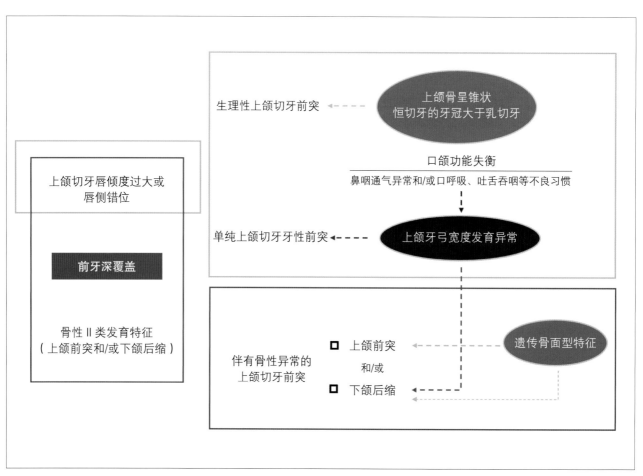

图5-1 前牙深覆盖常见临床类型分析

第1节　生理性上颌切牙前突

　　在牙齿替换的第一过渡牙列期，上下恒切牙经历萌替过程，由于上下颌骨的形态和生长模式各异，上下颌切牙萌出的方向和位置具有各自的特点。上颌骨呈锥状，伴随着颅底向前、向下的推移以及骨缝生长带来的同向位移的同时，上颌前方唇侧骨板在生长发育过程中吸收改建。上颌恒切牙一般在上颌乳切牙的唇侧萌出，并且与乳切牙相比，表现为更唇倾的状态。而下颌骨前段是板状骨块，下颌恒切牙与乳切牙相比，在萌出过程中没有显著的唇向变化，如果牙槽骨可用间隙不足，常见唇舌向错位萌出。除此以外，恒切牙的牙冠大小一般比乳切牙大，上颌恒中切牙冠宽度是乳中切牙的1.25～1.26倍，恒侧切牙冠宽度是乳侧切牙的1.12～1.15倍；而下颌恒切牙与乳切牙相比，冠宽度相差较小，下恒中切牙冠宽度是乳中切牙的1.05～1.07倍；下恒侧切牙冠宽度是乳侧切牙的1.05倍。由此可见，基于颌骨形态特征和乳恒牙牙冠大小差异的特征，上颌切牙在萌替初期即可表现为生理性唇倾状态，部分"龅牙"表现只是一种生长发育及牙齿替换过程中的正常现象，无需过早进行干预治疗。

第2节　单纯上颌切牙牙性前突

从正常生长发育及牙齿替换到错𬌗畸形的转变过程中，口颌功能平衡充当着重要的角色。如果患儿从小罹患鼻咽相关疾病，长期具有口呼吸等不良习惯，则会限制上颌牙弓宽度的正常发育，表现为上颌狭窄，此时上颌牙弓可用间隙不足，在切牙替换过程中会出现牙列不齐或上颌切牙过度唇倾的状况。当以"龅牙"为主诉的患儿其既往病史和现病史体现了鼻咽通气异常和/或口呼吸、吐舌吞咽等不良习惯时，我们需要对其上颌牙弓宽度进行测量，判断上颌牙弓是否存在牙弓狭窄或上颌牙弓形态异常的问题。此时如果颌间关系正常，未伴有下颌后缩或上颌前突的骨性Ⅱ类特征，则为单纯上颌切牙牙性前突。

对于替牙列期"龅牙"，也就是前牙深覆盖进行早期矫治的争议一直存在。以往多个RCT研究结果表明，无论是否行早期矫治，待恒牙列期综合治疗结果后总体治疗效果之间无显著差异[1-3]。考虑到早期矫治带来的时间成本的增加、患儿配合度要求增加等因素，有些医生并不提倡早期对前牙深覆盖进行治疗[4-6]。但是，以往口腔健康相关生活质量（oral health-related quality of life，OHRQoL）调查结果显示，"龅牙"一般会为患儿带来负面的心理影响，患儿更容易因此受到他人的嘲笑或霸凌[7-8]。以往研究表明，全球大约18%的12岁青少年曾遭遇过牙齿外伤，而牙齿外伤最常见于上颌切牙，其中，前牙覆盖过大是各年龄阶段的牙外伤高风险因素，构成了21%牙外伤病例的致伤原因。在7~14岁期间，大于5mm的前牙覆盖会导致牙齿外伤发生概率成倍增加[9-11]。

如果能在替牙列期改善严重的前牙深覆盖，消除"龅牙"，将有助于患儿降低牙齿外伤风险，增强自信心，为后续颌骨的正常发育保驾护航。此时期主要治疗策略为上颌扩弓，调整牙弓形态，增加牙弓可用间隙，为上颌切牙内收提供空间；在充分考虑生长发育变化，特别是下颌向前生长发育的基础上，适度内收上颌切牙。上颌扩弓策略与牙列拥挤病例设计策略一致，如何利用扩弓间隙内收切牙，是本章节重点讨论的问题。

在上颌切牙内收的过程中，建议参照上颌切牙的正常位置与唇倾度而非正常覆盖范围设计治疗的目标位置。如果在第一过渡牙列期即开始改善"龅牙"的治疗，此时下颌生长发育可能尚未出现快速增长，存在位置相对后缩的可能性。如果上颌切牙已恢复至正常位置和唇倾度，即使前牙覆盖仍大于正常范围，也应维持现状观察下颌向前生长发育变化，而非进一步内收上颌前牙减小覆盖至正常范围。在上颌前牙内收的过程中，常见的牙齿移动方式为切牙腭向倾斜内收移动，切缘将发生相对伸长变化。一般在切牙内收过程中均需设计上颌切牙压低1.0~1.5mm，以避免前牙覆𬌗加深。同时，结合患儿的垂直骨面型特征设计磨牙的垂直向控制策略。如果患儿为水平生长型，在切牙压低设计同时可设计以磨牙为支抗伸长，以改善前牙深覆𬌗；如果患儿为垂直生长型，在切牙压低同时不允许磨牙伸长，则需要考虑设计额外矫形力增加磨牙支抗，对抗切牙压低过程中带来的磨牙相对伸长。本期治疗过程中，前牙深覆盖的改善应同时来自上颌切牙的内收和下颌向前生长变化，而非下颌切牙唇倾变化。在下颌乳尖牙和乳磨牙尚未替换时，不宜

唇倾下颌切牙进行排齐。如果上颌切牙内收至适当角度的时候仍有过大覆盖余量，可暂时保留当下覆盖状态和下颌牙列不齐的状态，观察下颌生长发育和牙列替换进程，待后续开始乳磨牙替换阶段利用替牙间隙（leeway space）进行下颌牙列排齐（图5-2）。

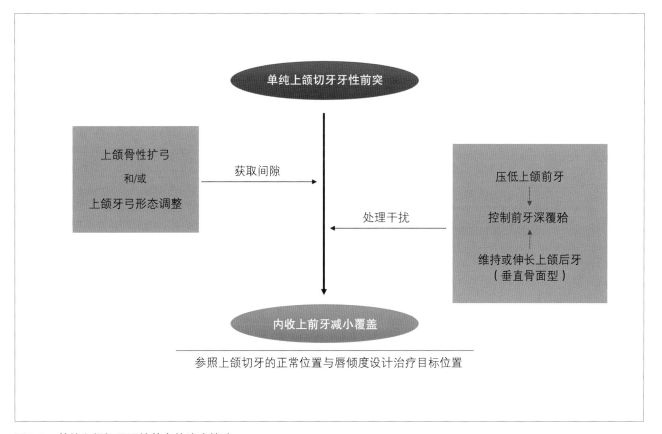

图5-2　单纯上颌切牙牙性前突的治疗策略

病例5-1

▌病例概况

　　这是一名以"龅牙"为主诉的女孩，初诊年龄8岁，具有腺样体肥大病史；正面观基本对称，侧面观凸面型；口内可见替牙列，第二过渡牙列期；双

侧磨牙关系远中尖对尖，前牙深覆𬌗Ⅲ度、深覆盖12mm；上中线正，下中线右偏1.5mm，上颌牙弓狭窄（图5-1-1）。替牙列间隙分析显示：上颌牙弓可用间隙（84.3mm）大于牙弓所需间隙（80.5mm）；

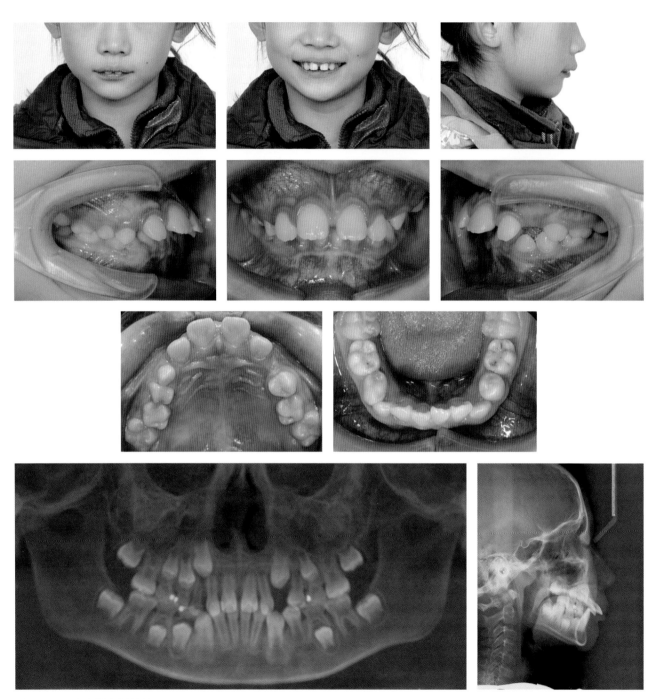

图5-1-1　治疗前病例概况

下颌牙弓可用间隙（70.5mm）近似于牙弓所需间隙（70.2mm）。头影测量分析结果显示颌间关系为Ⅰ类骨面型，低角，上颌切牙过度唇倾，下颌切牙直立，表现为单纯性上颌切牙牙性前突。

病例诊断

- 安氏Ⅱ类
- 骨性Ⅰ类
- 毛氏Ⅱ类2分类、Ⅳ类1分类、Ⅰ类1分类

治疗过程

该患儿初诊后并未当即开始治疗，观察生长发育变化及鼻咽通气改善，2年后待右侧上颌第一前磨牙替换到位后开始第1轮矫治，共进行5轮矫治设计，矫治器按照每周更换频率戴用，治疗时间3年（图5-1-2）。

第1轮矫治设计42副矫治器，上颌设计扩弓和第一磨牙远中扭转，改善上颌牙弓形态，内收前牙，

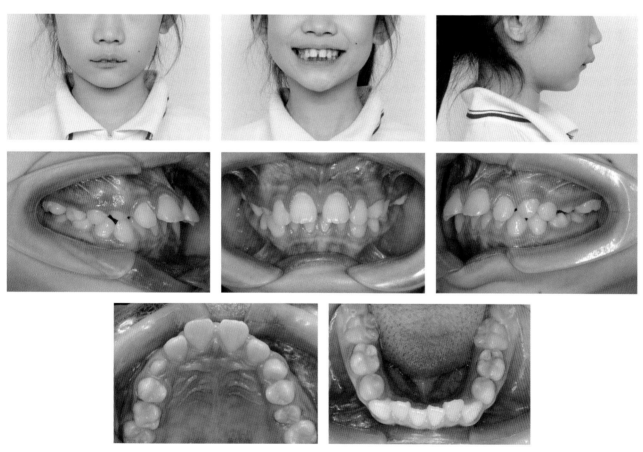

图5-1-2　第1轮矫治前面𬌗像

改善前牙深覆盖；以上颌后牙为支抗压低上颌前牙，配合下颌反Spee曲线设计改善前牙深覆𬌗（图5-1-3）。

该轮矫治器戴用至第25副矫治器时因第二前磨牙替换，矫治器无法完全就位而需重启。在戴用该副矫治器的𬌗像上可见第二恒前磨牙从原第二乳磨牙矫治器处萌出（图5-1-4），从两者的近远中牙冠宽度比较可以直观地看出牙齿替换过程中该处替牙间隙（leeway space）提供的间隙。在上颌第二前磨牙替换阶段，如果戴用隐形矫治器控制住上颌第一磨牙的位置，能避免其在第二乳磨牙脱落后近中倾斜或移动，可以保存上颌替牙过程中产生的间隙以便前牙排齐或

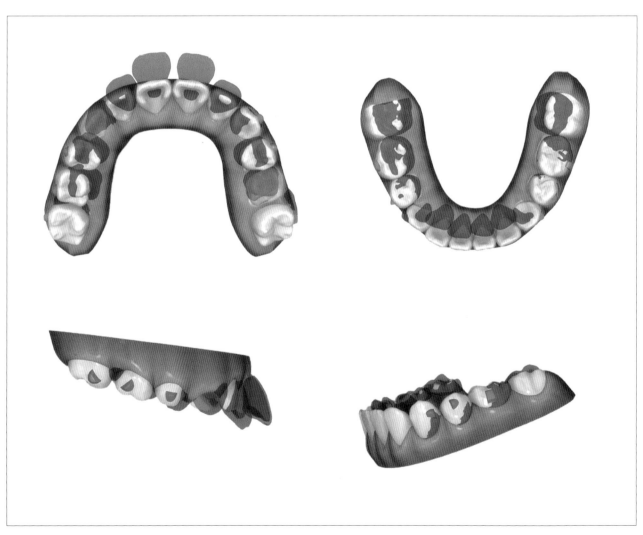

图5-1-3 第1轮矫治设计示意图

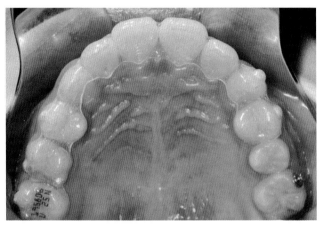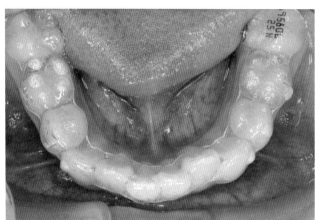

图5-1-4　第1轮方案第25副矫治器口内戴用情况殆像

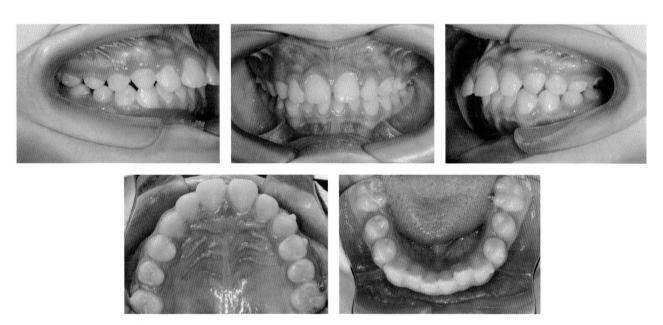

图5-1-5　第2轮矫治前殆像

内收使用（图5-1-5）。

第2轮矫治设计20副矫治器（图5-1-6），在上一轮方案的基础上，上颌继续行上颌扩弓改善牙弓形态，压低并内收前牙，下颌延续反Spee曲线调整的设计；配合Ⅱ类牵引，设计上颌尖牙精密切割牵引钩（Precision Cut）和下颌第一磨牙舌侧扣开窗（Button Cut）来进行颌间Ⅱ类牵引，改善前牙深覆盖。在该轮矫治器戴用至第15副时，与原方案设计对比（图5-1-7），前牙深覆殆改善度欠佳，遂重启进一步调整前牙深覆殆。

第2轮方案中原本设计上颌尖牙区矫治器上的精密切割牵引钩和下颌第一磨牙之间进行颌间Ⅱ类牵

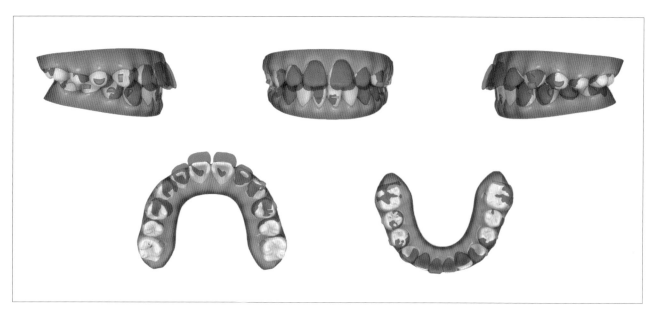

图5-1-6 第2轮矫治设计示意图

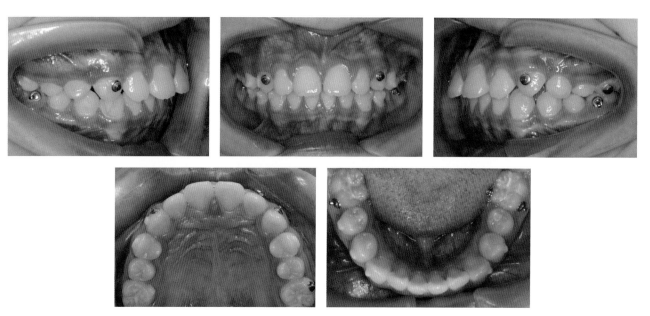

图5-1-7 第3轮矫治前𬌗像

引。从第8副矫治器开始，上颌尖牙区更换成舌侧扣开窗的形式来进行颌间Ⅱ类牵引。通过设置在矫治器上的精密切割牵引钩来进行颌间牵引的作用类似固定矫治器中放置在弓丝上的牵引钩，Ⅱ类牵引对上颌前牙产生的远中和伸长分力分布于上颌前牙段，其远中分力有助于上颌前牙内收，但是，其伸长分力与上颌切牙的压低移动设计相反，将削弱上颌切牙压低移动的实现效率。从这个角度出发考虑，将位于尖牙区的

矫治器上的精密切割牵引钩通过临床修剪，更改为尖牙区的舌侧扣开窗的形式，可减小Ⅱ类牵引对上颌前牙段的不利影响。

第3轮矫治设计21副矫治器，在继续内收上颌切牙的基础上，通过压低上颌切牙，伸长上颌后牙和下颌反Spee曲线调整进一步改善前牙深覆𬌗。在这轮方案中，更换传统水平矩形附件辅助垂直向调整（图5-1-8）。

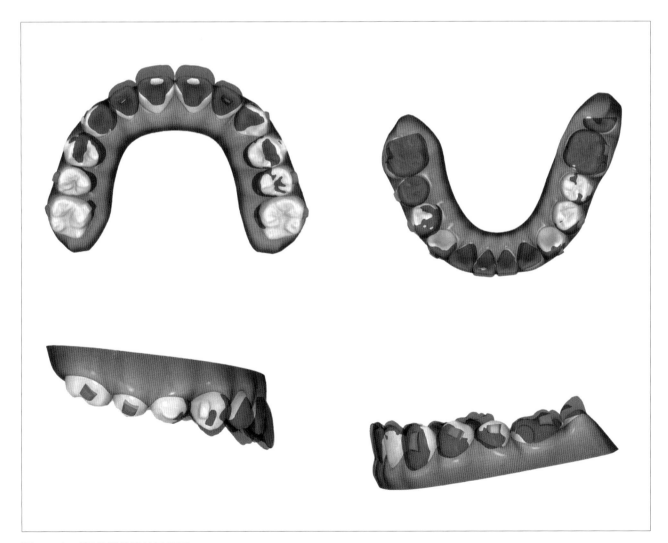

图5-1-8 第3轮矫治设计示意图

在该轮矫治器戴用至第18副时，与原方案设计对比，前牙深覆𬌗调整仍未达到设计目标，并且患儿佩戴矫治器配合度下降，矫治器未达完全就位状态。进行重启进一步改善前牙深覆𬌗（图5-1-9）。

第4轮矫治设计32副矫治器，延续上一轮方案的牙齿移动设计，与上一轮方案相比，该轮方案中可使用上颌侧切牙处的平面导板组件（Bite Ramp）替代上一轮方案中放置在侧切牙腭侧的矩形附件来实现传统平导的功能。在这轮方案中启用的平导组件可以模拟传统平导矫治器的功能，辅助实现后牙伸长、前牙压低的效果。在使用该平导组件时，一般建议搭配侧切牙处的水平矩形附件，一方面增加矫治器在前牙区的就位，另一方面有助于实现以侧切牙为支抗压低中切牙的移动过程（图5-1-10）。

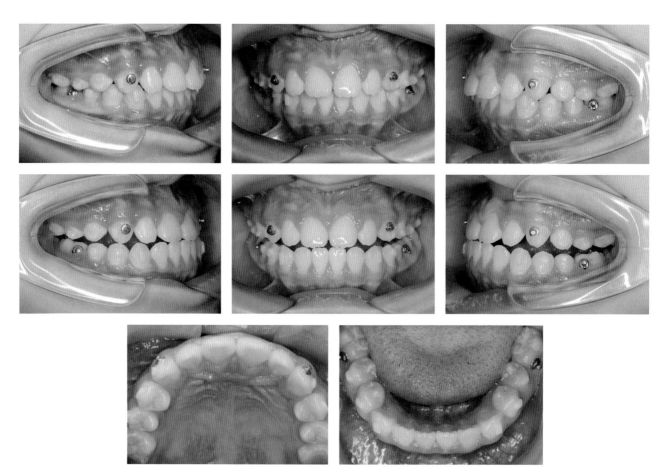

图5-1-9　第4轮矫治前𬌗像

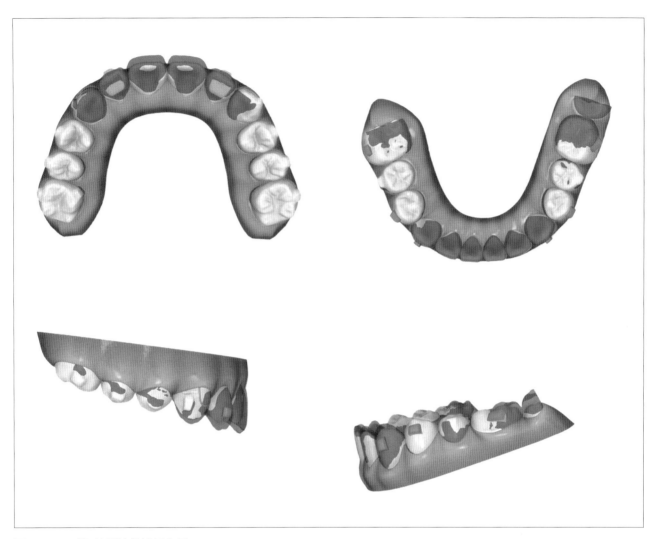

图5-1-10　第4轮矫治设计示意图

　　此轮矫治器患儿配合度欠佳，戴用至第11副矫治器时，前牙矩形附件处出现矫治器脱位，进行重启处置。传统水平矩形附件在增加矫治器固位方面比优化附件具有更显著的优势，这种优势常常被应用于牙齿伸长移动的设计中。但是，它在矫治器戴用就位的过程中需要额外关注，否则易出现矫治器未全包裹矩形附件的就位状态，如果这种早期矫治器就位不当没有得到及时修正，积累下来就会出现矫治器脱位。当

矫治器出现脱位，常常会与附件形成不恰当的接触关系，有时甚至会出现牙齿异常异位（图5-1-11）。

　　第5轮矫治设计17副矫治器，该轮方案设计上颌片段弓，利用上颌磨牙自然萌长动力，同时配合上颌前牙段的大尺寸平导和下颌反Spee曲线设计，进一步改善前牙深覆𬌗（图5-1-12）。该轮矫治器按照2周更换的频率戴用。该轮矫治器戴用完结束治疗（图5-1-13）。

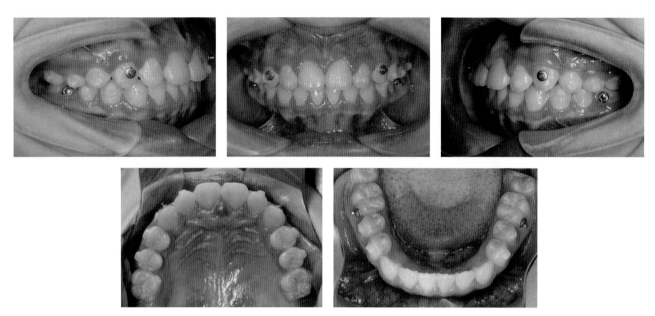

图5-1-11　第5轮矫治前殆像

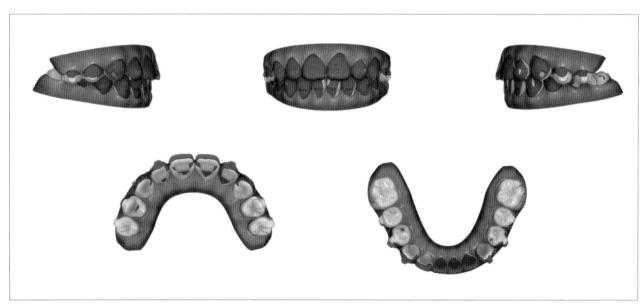

图5-1-12　第5轮矫治设计示意图

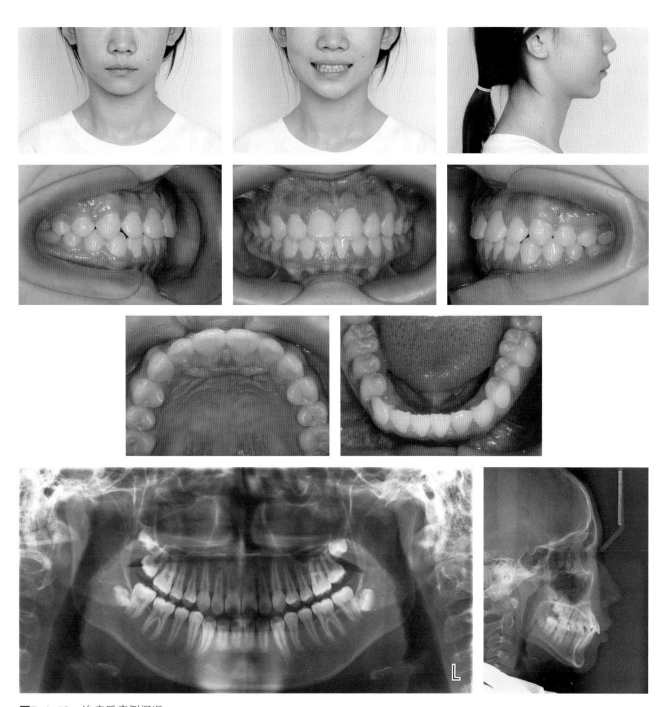

图5-1-13 治疗后病例概况

▌回顾分析

首先，从诊断分析的角度来看，在头影测量分析数据中可见，如果参照恒牙列期的ANB角正常值，该患儿的骨性特征应判断为Ⅱ类骨面型，而参照替牙列期的正常值的话，患儿骨面型为Ⅰ类骨面型（图5-1-14）。比较恒牙列期与替牙列期的正常值可见，替牙列期对上下颌间关系的差异容纳度更高，这

与该时期下颌的生长发育阶段密切相关。如果使用恒牙列期正常值对替牙列患者进行骨面型判断，则会高估患儿骨面型的异常。

其次，从治疗进程变化可见，上颌牙弓形态改善和前牙内收变化实现效率较高，同时，在上颌切牙大量内收的情况下，前牙深覆𬌗仍得到了有效的改善。从序列头颅侧位片重叠对比结果可见（图5-1-15），

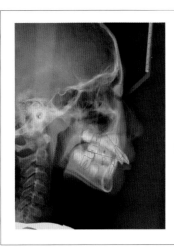

项目	替牙列期		恒牙列期		测量值
	均值	标准差	均值	标准差	
SNA（°）	82.3	3.5	82.8	4.0	82.1
SNB（°）	77.6	2.9	80.1	3.9	77.8
ANB（°）	4.7	1.4	2.7	2.0	4.3

图5-1-14 常见矢状向头影测量项目替牙列期和恒牙列期正常值比较

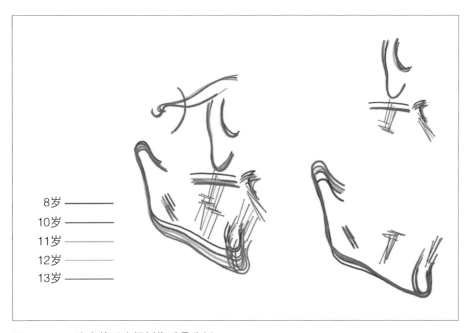

8岁 ——
10岁 ——
11岁 ——
12岁 ——
13岁 ——

图5-1-15 治疗前后头颅侧位重叠分析

前牙深覆𬌗的减小与下颌髁突的增长以及上颌磨牙的伸长基本同期出现，可以推断替牙列期前牙深覆𬌗的有效改善有赖于颌骨的垂直向生长增量和牙齿的萌长变化。该患儿在前期治疗中前牙覆𬌗的改善进度不佳，除了与患儿配合度下降相关以外，主要与颌骨牙列垂直向生长高峰期未开始相关，如果治疗时机与颌骨生长发育时机相契合，将大大地提高治疗效率。反之，如果前牙深覆𬌗的治疗未与颅面垂直向生长及牙齿萌长同步，治疗效率较低。另外，牙齿的替换阶段也将影响深覆𬌗的治疗效率。在前磨牙替换的过程中，侧方支持暂时缺失，会带来暂时性覆𬌗加深，这

也是该病例早期深覆𬌗改善效果较慢的原因之一。从这个角度上来说，在第二过渡牙列期着手开展以改善前牙深覆𬌗为主要目的的矫治流程会事倍功半。

在替牙列阶段开始对单纯性上前牙前突进行矫治可尽早改善患儿的"龅牙"外貌，增强自信心，在一定程度上规避牙齿外伤风险。影响治疗效果的因素除了治疗前的准确诊断以外，对治疗时机的适度把控是关键因素。如果希望使用隐形矫治器在治疗中获得较高的牙齿移动效率，我们需要对颌骨的生长增量和牙齿的萌长变化加以利用，选择合适的治疗时机，顺生长之势，解错𬌗之困。

拓展资料

📖 病例5-2

▎病例概况

这是一名初诊年龄10岁的女孩，主诉牙突，牙不齐。幼时曾患腺样体肥大，后治愈，口呼吸习惯仍在改善过程中。正面观未见明显偏斜，侧面观直面型。口内可见替牙列，第一过渡牙列期；双侧磨牙远中关系，前牙深覆𬌗Ⅱ度、深覆盖Ⅱ度；上下颌中线对齐；上下颌牙弓中度拥挤。头影测量分析结果显示Ⅰ类骨面型，均角，上颌切牙前突，下颌切牙直立。曲面断层片显示牙根、牙槽骨暂未见异常。除了右侧上颌根管治疗后的第一乳磨牙牙根已出现吸收，余乳磨牙牙根均未见吸收；四象限乳尖牙牙根刚开始出现根尖吸收（图5-2-1）。

▎病例诊断

- 安氏Ⅱ类
- 骨性Ⅰ类
- 毛氏Ⅱ类2分类、Ⅰ类1分类、Ⅳ类1分类

▎治疗过程

在18个月的治疗时间内，该病例共进行两轮矫

治设计，分别设计39步和36步矫治步骤，按照每周更换的频率戴用。第1轮方案设计的主要内容是扩弓排齐，从初始位（白色）和终末位（蓝色）来看，上颌通过后牙颊向移动调整牙弓形态，增加牙弓周长，排齐前牙；下颌则仅对后牙段进行了与上颌扩弓匹配的颊向移动，但是，保留了下颌切牙段的不齐，并未在此期进行下颌切牙排齐设计（图5-2-2）。

当我们对上颌进行扩弓设计时，一般参照前牙排齐的标准，以产生足够前牙排齐或内收的需求为目标进行扩弓设计。此时下颌前牙暂缓排齐，扩弓设计并不是必需的。如果下颌颊侧牙段像这个患儿一样表现为过于舌倾的状态，可考虑进行乳磨牙和第一恒磨牙的颊向直立移动。方案设计修改过程中建议技师将下颌颌位调整至对刃位后，参照上颌扩弓后的牙弓宽度设计下颌双侧颊段牙齿的颊向直立变化幅度。在对刃位上设计下颌宽度调整，可将伴随下颌生长发生的颌位向前变化带来的宽度增量考虑在内，以防下颌过度扩弓设计。从垂直向上的设计变化可

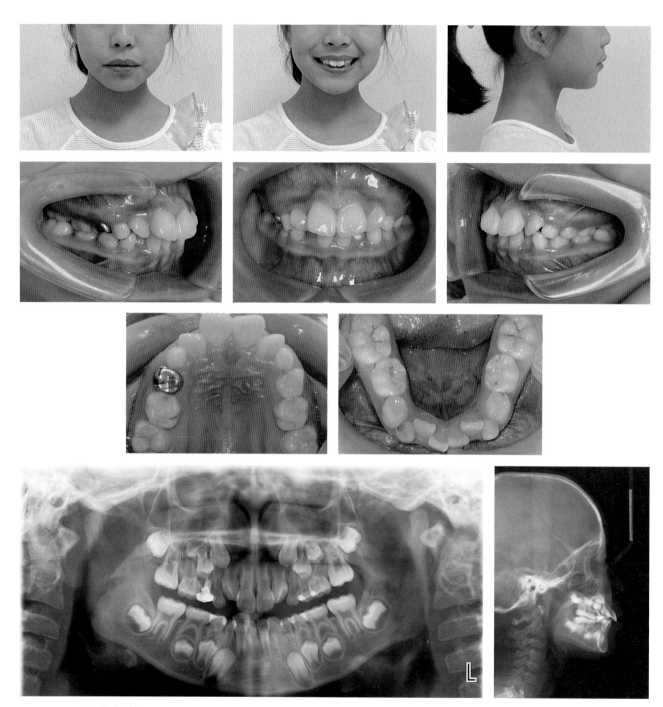

图5-2-1　治疗前病例概况

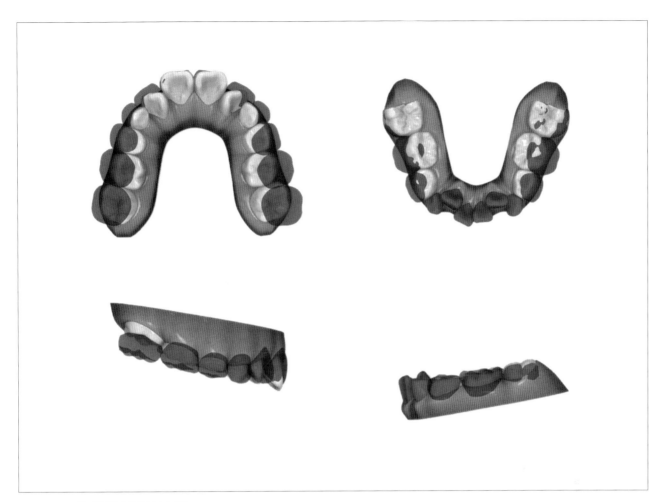

图5-2-2 第1轮矫治设计示意图

见，在上颌扩弓排齐的过程中，设计上颌切牙压低1.0～1.5mm，第一乳磨牙、第二乳磨牙和第一磨牙依次伸长1.5～2.0mm，上颌𬌗平面逆时针旋转设计。而下颌此期则维持下颌切牙高度，压低并远中倾斜下颌第一磨牙。切牙压低需要占用间隙，而此期牙弓内无可用间隙，牙齿压低移动需要谨慎设计。此期下颌一般采用反Spee曲线设计，允许乳磨牙伸长，这也是顺应了牙齿脱落方向移动。

上颌扩弓移动是隐形矫治器较为典型的牙齿移动模式设计，通过设计独特的上颌第一磨牙扩弓优化附件，在该牙进行颊向移动的过程中添加根颊向、冠腭向负转矩，以减轻扩弓同时带来的后牙颊倾不良牙齿移动。但是，上颌扩弓优化附件放置对磨牙萌出高度，即牙冠暴露量具有一定要求，在该病例当中，其上颌第一磨牙颊倾萌出，并且冠萌出高度不足，无法激活扩弓优化附件。在这种情况下，只好选择腭侧矩形附件，主要发挥固位作用（图5-2-3）。然而，从第1轮矫治后的进展评估结果中可见，该患儿次轮矫治上颌末端磨牙在颊向移动过程中的颊舌向转矩控制效率并不高（图5-2-4）。从设计终末位与第1轮矫治器戴用后口内实际状况比较可见，上颌牙弓形态改善，上颌切牙初步排齐；下颌如设计一样维持切牙段的拥挤暂未排齐（图5-2-5）。

在该病例中，上颌前牙段排齐并非通过中切牙内收排齐，而是设计了侧切牙唇向排齐（图5-2-6）。从治疗前后的牙齿重叠图上可见（图5-2-7），虽然上颌切牙未进行内收排齐，但是其唇倾度减小，带来直立的视觉效果。从设计数据可见，上颌中切牙唇倾度的减小实际上是通过添加根唇向转矩而非冠腭向转矩实现的。这种减少上颌切牙突度的设计方式与治疗前头影测量中的上颌切牙的初始角度和位置相呼应。初始位上颌切牙的唇舌向位置基本正常，唇倾度过大，因此，在减小上颌切牙唇倾度的过程中设计维持上颌中切牙的唇舌位置，通过添加负转矩减小其唇倾度（图5-2-8）。

在第1轮矫治器戴用完成后，前牙突度减小，覆盖改善，双侧磨牙关系调整为中性，但是前牙深覆𬌗的改善程度并未达到原有的设计幅度（图5-2-9）。在第2轮设计中应用上颌第一磨牙虚拟拔除（图5-2-10），配合上颌切牙段的大尺寸平导设计上颌切牙压低1.0～1.5mm，利用第一恒磨牙的自然萌长动力改善前牙深覆𬌗。下颌设计反Spee曲线形式改善深覆𬌗，乳磨牙设计伸长移动，下颌第一恒磨牙设计远中倾斜并压低，避免因上下后牙同时伸长造成下颌骨顺时针旋转的可能。在这轮设计中牙齿进行的主要移动是垂直向移动，设计附件的出发点主要是固位，所以上下颌牙列均主要使用矩形附件组件（图5-2-11）。同时，维持上颌切牙位置，将扩弓所得间隙预留在乳尖牙近远中，为恒尖牙萌出准备间隙，而非利用扩弓产生的间隙内收切牙。这种设计考虑既体现了对牙弓替换间隙的预测，也体现了上颌切牙的适量内收而非绝对内收。

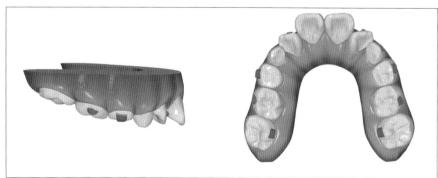
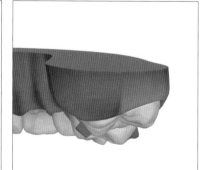

图5-2-3 上颌磨牙附件示意图

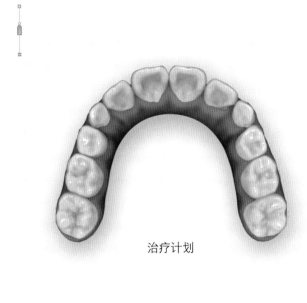

治疗计划　　　　　　　　　　　　　当前牙列

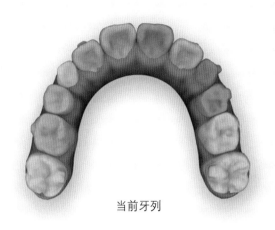

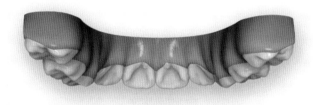

治疗计划　　　　　　　　　　　　　当前牙列

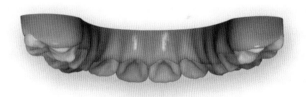

图5-2-4　第1轮矫治后进展评估

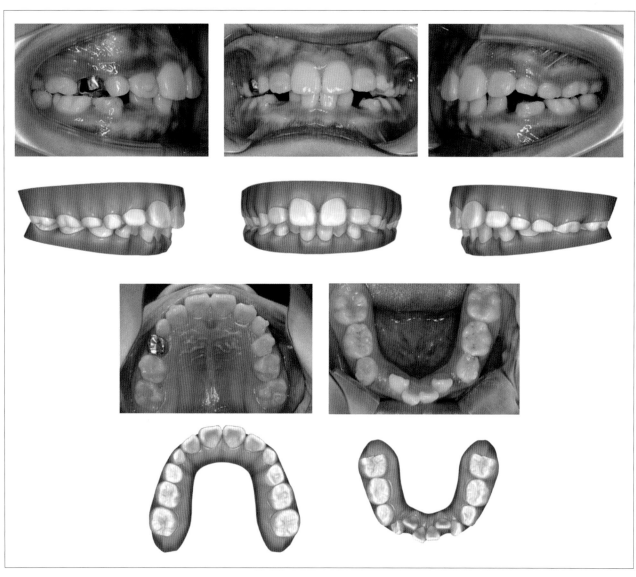

图5-2-5　第1轮矫治设计终末位与实际口内阶段情况对比

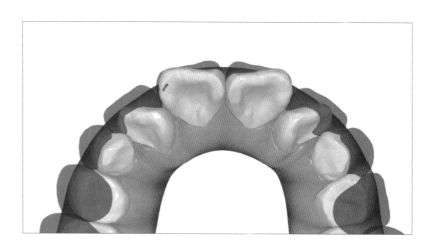

图5-2-6 上颌切牙排齐设计示意图

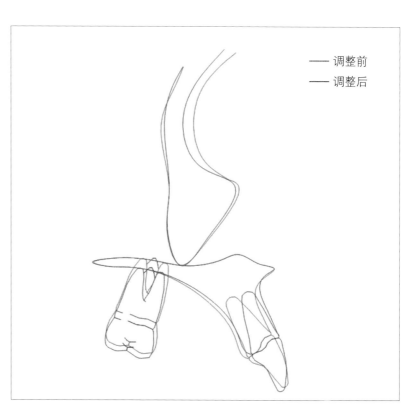

—— 调整前
—— 调整后

图5-2-7 第1轮矫治前后上颌重叠示意图

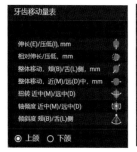

牙齿移动量表	牙冠				牙根			
	1.2	1.1	2.1	2.2	1.2	1.1	2.1	2.2
伸长(E)/压低(I), mm	1.2 E	0.6 I	0.7 I	1.5 E	1.2 E	0.6 I	0.7 I	1.5 E
相对伸长/压低, mm	0	0.6 I	0.9 I	0.6 E	-	-	-	-
整体移动, 颊(B)/舌(L)侧, mm	2.3 B	0.8 B	1.0 B	1.7 B	7.1 B	4.3 B	3.6 B	7.5 B
整体移动, 近(M)/远(D)中, mm	0.8 D	0.3 D	0.1 D	1.1 D	0.4 D	1.2 D	0	1.3 D
扭转 近中(M)/远中(D)	42.9 D	13.0 D	16.4 D	52.0 D	42.9 D	13.0 D	16.4 D	52.0 D
轴倾度 近中(M)/远中(D)	1.0 D	2.7 M	0.2 D	0.6 M	1.0 M	2.7 D	0.2 M	0.6 D
倾斜度 颊(B)/舌(L)侧	14.0 L	10.6 L	8.2 L	16.9 L	14.0 B	10.6 B	8.2 B	16.9 B

◉ 上颌 ○ 下颌

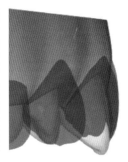

图5-2-8 上颌切牙转矩设计数据

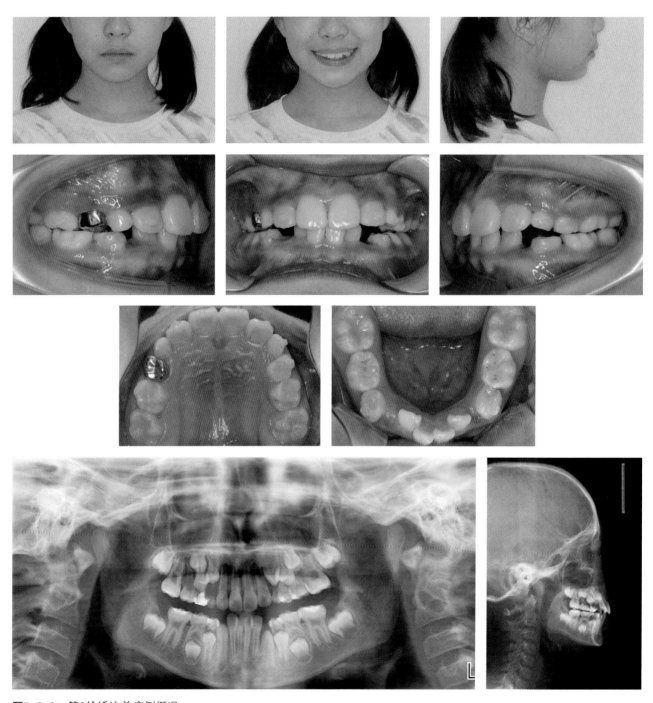

图5-2-9 第2轮矫治前病例概况

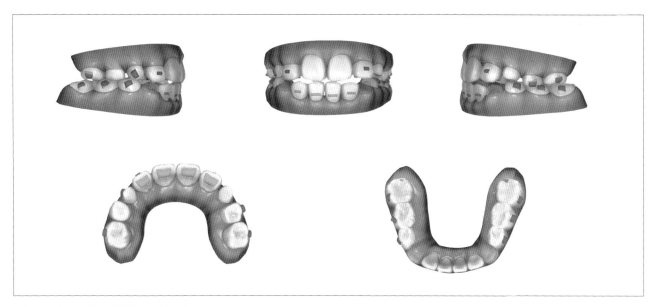

图5-2-10 第2轮矫治设计示意图

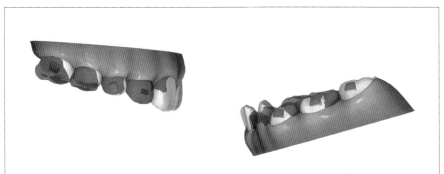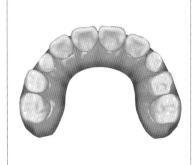

图5-2-11 第2轮设计要点

完成第2轮矫治器戴用后，前牙深覆𬌗、深覆盖改善，上颌牙列排列整齐（图5-2-12）。从进展评估图中可见，上颌切牙和下颌磨牙的压低移动实现度较高，基本与方案设计的移动一致（图5-2-13）。在后续的治疗中，患儿将从替换间隔期进入到第二过渡牙列期，开始乳磨牙和乳尖牙频繁替换的时期。此时继续戴用矫治器的主要目的是维持牙弓弓形和长度，使用萌出补偿设计，同步尖牙和前磨牙段替换与萌长的变化（图5-2-14）。

此时萌出补偿设计需要充分考虑牙齿的萌长速度，按照临床经验，系统默认的萌出补偿终末位高度和增长速度如无法满足临床需求，建议可参考目标位𬌗平面设计萌出补偿的终末位。或者也可以考虑使用与𬌗平面等高的假牙空泡设计（图5-2-15）。如果采用这种设计，需要使用X线片先对牙齿的角度和萌出方向进行判断，在没有牙齿明显错位的情况下，可使用这种方式观察牙齿萌长变化，临床监控频率以4~6周为宜，如有萌长牙齿与矫治器边缘的干扰，及时通过修剪矫治器去除。

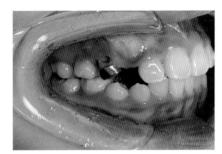
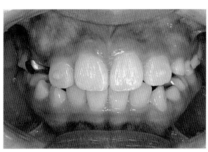
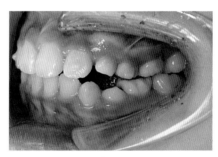
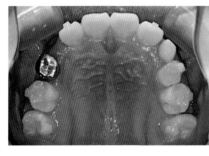
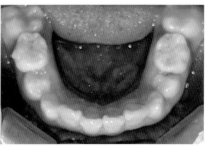

图5-2-12　第2轮矫治后𬌗像

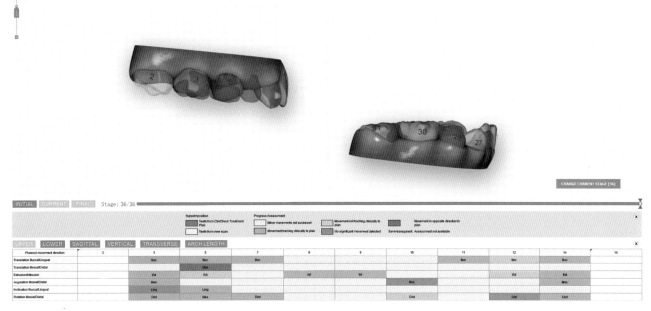

图5-2-13　第2轮矫治后进展评估

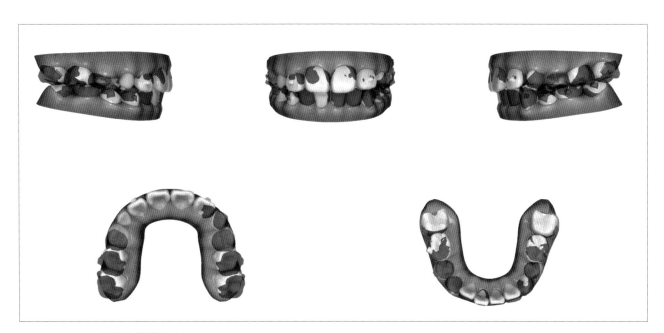

图5-2-14　第3轮矫治设计示意图

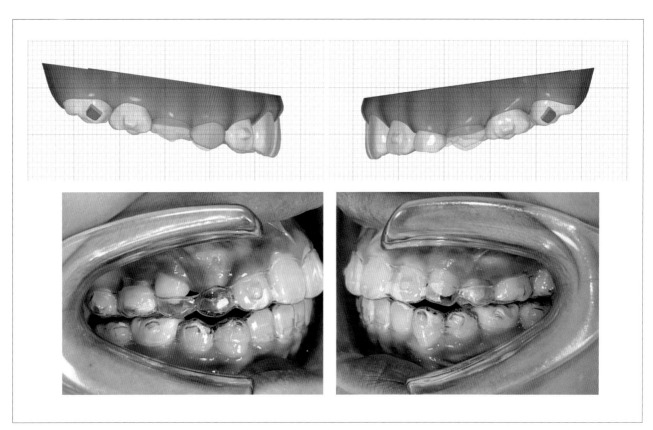

图5-2-15　萌出补偿设计与矫治器戴用示意图

▎回顾分析

在该病例上颌前牙段排齐的过程中，并非如常规设计惯性一样内收中切牙达到排齐的效果，而是唇向移动侧切牙达到排齐的效果。从设计数据可见，上颌中切牙唇倾度的减小实际上是通过添加根唇向转矩而非冠腭向转矩实现的。这种减少上颌切牙突度的设计方式与治疗前头影测量中的上颌切牙的初始角度和位置相呼应。在上颌切牙排齐过程中，并非所有情况均需要内收排齐，该病例就是一个很好的例子，说明上颌切牙在正常位置恢复至合适唇倾度的设计过程，这样的设计既能达到改善上前牙前突的美观诉求，也能

避免上颌切牙过度内收，影响后续下颌向前生长发育变化。

回顾生长发育过程中的牙列替换特点，在第二过渡牙列期间，乳尖牙和乳磨牙替换成相应恒牙时，下颌每象限能产生2.5mm左右的间隙，共能产生约5.0mm间隙，可用作下颌排齐牙列的主要间隙来源。患儿此时仍处于第一过渡牙列期，该部分间隙尚未产生。如果此时设计排齐，就会产生不必要的下颌切牙唇倾移动。因此，在该病例的设计中，下颌前牙暂缓排齐，仅参考上颌扩弓变化对下颌颊侧段牙齿进行了直立设计。在设计下颌后牙颊向直立变化的目标位

时，需要参考上颌双侧牙弓宽度，建立上下匹配的双侧后牙覆盖关系。由于患儿仍处于生长发育期，下颌具有持续向前生长的变化趋势，在这种趋势下，即使下颌牙弓宽度不变，双侧后牙覆盖也趋向于减小变化（图5-2-16）。如果按照治疗初始颌位进行上下颌牙弓宽度匹配设计，在治疗过程中，伴随着下颌生长发育变化，可能会出现双侧后牙对刃甚至反覆盖的情况。因此，可考虑在下颌颌位前移至对刃后设计下颌双侧后牙直立的幅度。

在垂直向设计考虑中，与上颌切牙设计压低不同，该病例下颌切牙暂缓压低设计。下颌反Spee曲线形式主要通过乳磨牙远中倾斜并伸长、第一恒磨牙远中倾斜并压低实现。切牙压低需要占用间隙，如果希望切牙单纯压低不唇倾，需要通过邻面去釉或拔牙提供间隙，否则在切牙压低的过程中会伴有唇倾。在替换间隔期中，下颌暂无可利用间隙，此时进行牙齿压低移动需要谨慎设计，以避免非必要的切牙唇倾变化。如果比较两轮矫治垂直向设计方式带来的前牙覆𬌗变化可见，第2轮矫治器利用上颌第一磨牙的萌长动力比第1轮矫治器设计磨牙伸长移动的方式对前牙

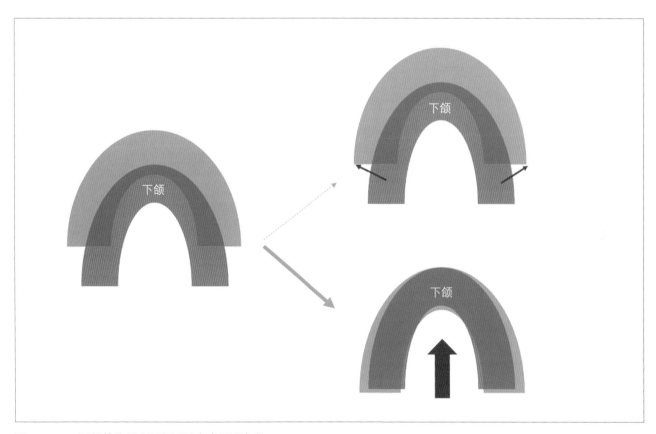

图5-2-16　下颌前移后上下颌牙弓宽度匹配变化

深覆𬌗的治疗效率更高，正是体现了在早期矫治中利用患儿自身生长发育动力的重要性。在矫治"龅牙"的过程中，最常见的阻碍因素是前牙深覆𬌗，而隐形矫治器对牙齿伸长移动模式控制效率较低。但是，从上述的病例的诊治过程中可见，仅用隐形矫治器即可在生长发育期患者身上获得显著的深覆𬌗改善的效果。这与患儿自身所具备的生长发育潜力密不可分，其一方面来自髁突处的下颌骨的垂直生长增量助力，另一方面是牙齿替换过程中的垂直向萌长量助力。许天民教授团队进行的生长发育序列研究显示，8.5~16岁期间，上颌第一磨牙向下、向前萌长，如果我们能在这个时期利用这个萌长动力，相当于获得生理性牙齿伸长移动，达到改善前牙深覆𬌗的效果[12]。并且，以往研究结果显示，使用反Spee曲线整平牙弓曲线的方式改善深覆𬌗会带来更多的下颌切牙唇倾，而使用平导的方式则会得到更多的下颌后牙伸长变化[13]。在对生长发育期患儿矫治"龅牙"时，可以考虑配合平导采用伸长后牙压低前牙的方式改善前牙深覆𬌗。但在配合前牙平导伸长上颌后牙的过程中，需要考虑患儿的垂直骨面型特征，对其下颌后牙进行个性化调控。

拓展资料

病例5-3

▌病例概况

　　这是一名初诊年龄为9岁的女孩，主诉"龅牙"，嘴突；具有腺样体肥大病史、闭唇困难和张口呼吸不良习惯；正面观基本对称，侧面观凸面型；口内可见替牙列，第一过渡牙列期；双侧磨牙远中关系，前牙深覆𬌗Ⅰ度、深覆盖Ⅱ度；上中线与面中线对齐，下中线右偏2mm；上下颌牙弓无拥挤。头影测量显示Ⅰ类骨面型，均角，上颌切牙前突唇倾，下颌切牙直立。曲面断层片示完整牙列，四象限第一乳磨牙、第二乳磨牙牙根已吸收过半（图5-3-1）。

▌病例诊断

● 安氏Ⅱ类

● 骨性Ⅰ类

● 毛氏Ⅱ类2分类、Ⅳ类1分类、Ⅰ类2分类

▌治疗过程

　　在30个月的治疗时间里，共进行5轮矫治设计，第1轮矫治设计28步，行上颌扩弓改善牙弓形态，内收前牙减小突度。完成第1轮矫治后乳尖牙和乳磨牙开始替换，第2轮和第3轮矫治器分别设计13步和12步，在替牙过程中调控间隙分布；当四象限前磨牙完成替换后，设计第4轮和第5轮矫治，分别设计25步和36步，关闭牙弓余隙，内收前牙（图5-3-2）。

　　在第1轮矫治中，该病例并未使用典型分步扩弓模式，而是先行乳磨牙区扩弓，然后同时开始前牙内收和乳尖牙扩弓及第一恒磨牙扭转移动。该病例前牙段本身具有散隙，扩弓产生间隙不是内收前牙的先决条件，上颌整体扩弓移动和前牙内收移动可同步进行。

　　该病例的上颌第一恒磨牙治疗前表现出明显的近中扭转，单纯颊向移动并不能纠正扭转，而第一恒磨牙的近中扭转的纠正有助于磨牙间远中关系的改善，所以早期先设计纠正第一恒磨牙近中扭转，然后视生长发育过程中上下磨牙间的关系变化再考虑后续是否需要进行磨牙远中移动。该病例所设计的上颌第一磨牙远中旋转移动以腭尖为旋转中心向远中旋转移动，与以𬌗面冠中心为中心进行旋转移动的方式相比可见，前者在旋转的同时第一恒磨牙向远中移动，而后者则是第一恒磨牙的颊侧向远中移动、腭侧向近中移动。在

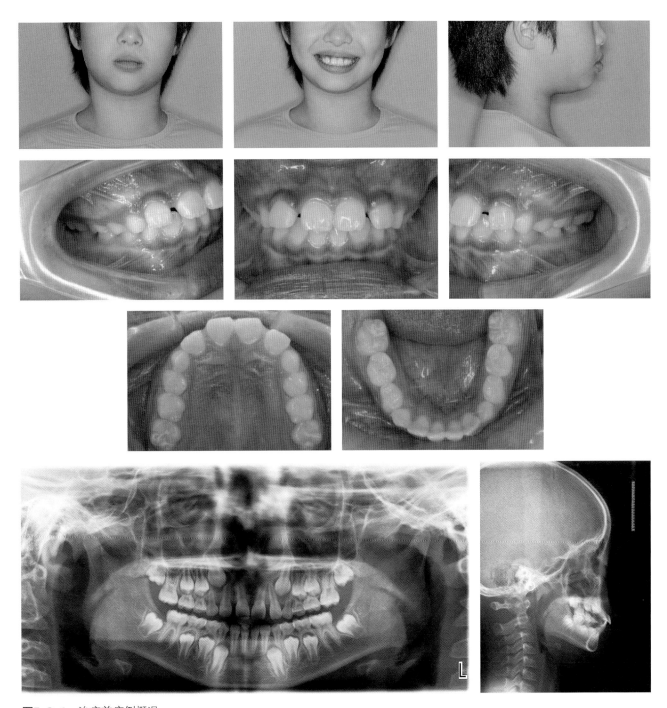

图5-3-1　治疗前病例概况

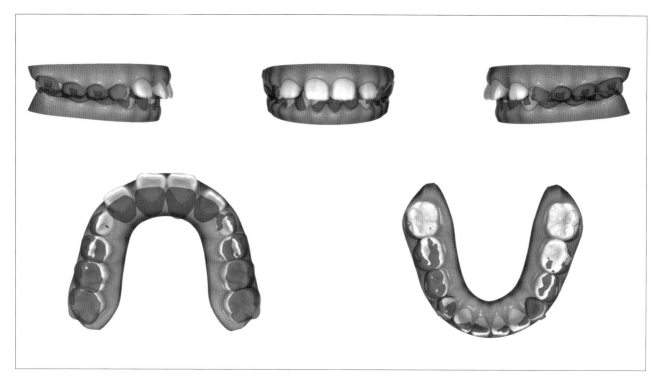

图5-3-2　第1轮矫治设计示意图

对远中磨牙关系的治疗过程中，以腭尖为中心向远中旋转移动的方式更有利于建立磨牙中性关系。在设计过程中，我们需要额外说明"以腭尖为旋转中心远中旋转第一恒磨牙"，否则，任何𬌗面观的旋转移动一般均以冠中心为旋转中心设计移动（图5-3-3）。

在扩弓附件选择上，该病例并没有使用扩弓优化附件组件，而是设计了水平矩形附件组件，并且调整为龈向接触面更大的倾斜角度，辅助实现上颌后牙段在颊向移动过程中设计的根颊向转矩（常见设计4.0°~5.0°）（图5-3-4）。

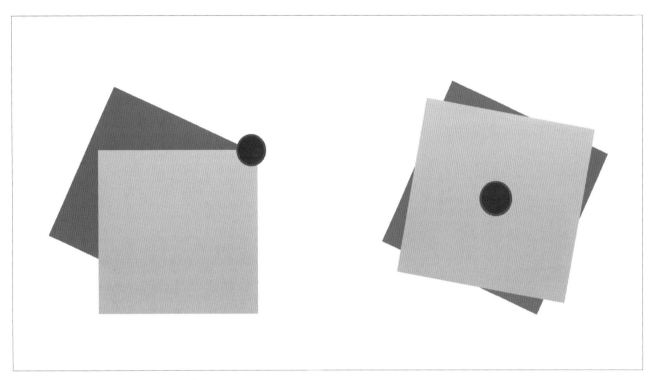

图5-3-3 上颌第一恒磨牙旋转设计示意图

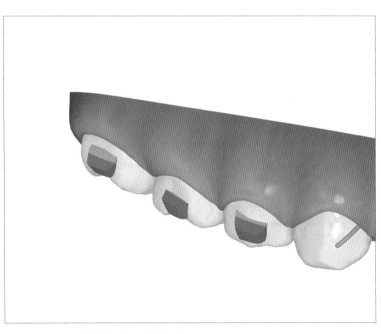

图5-3-4 后牙段水平矩形附件示意图

此轮方案设计的垂直向变化主要就是以后牙为支抗，压低上颌前牙，避免前牙内收过程中覆𬌗加深。放置前牙段大尺寸平导组件，模拟传统平导功能，避免上颌前牙内收过程中与下颌切牙之间可能存在的干扰。在戴用传统平导的过程中，上下颌后牙均可能发生伸长移动。上颌后牙伸长移动趋势有助于后牙𬌗平面整平，在前牙同步压低的情况下，下颌趋向于逆时针旋转；但与此同时，需要注意下颌后牙设计远中倾斜并压低，以维持后牙区垂直距离总量不变（图5-3-5）。

第2轮和第3轮方案的内容主要是在乳磨牙替换的过程中，设计假牙空泡调控间隙分布（图5-3-6）。当牙齿萌出速度或位置与原设计不一致时，需及时更换矫治器。由于牙齿尚未完全萌出，牙冠周长最宽处尚未暴露于口腔内，此时不宜设计牙列的完全排齐，牙齿之间可适当留有间隙（0.5~1.0mm）。替牙列期进行复诊时，需要监控乳磨牙脱落后，恒前磨牙的萌出速度。一般乳磨牙的矫治器形状有利于维持牙弓形态和乳牙脱落间隙，恒磨牙可自行萌出至矫治器内，但是乳磨牙牙冠高度一般有限，在恒前磨牙萌出的过

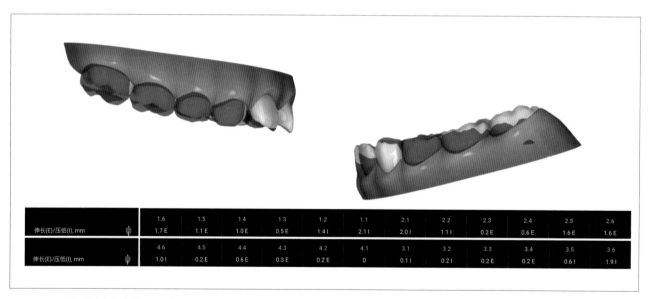

伸长(E)/压低(I), mm		1.6	1.5	1.4	1.3	1.2	1.1	2.1	2.2	2.3	2.4	2.5	2.6
		1.7 E	1.1 E	1.0 E	0.5 E	1.4 I	2.1 I	2.0 I	1.1 I	0.2 E	0.6 E	1.6 E	1.6 E
伸长(E)/压低(I), mm		4.6	4.5	4.4	4.3	4.2	4.1	3.1	3.2	3.3	3.4	3.5	3.6
		1.0 I	0.2 E	0.6 E	0.3 E	0.2 E	0	0.1 I	0.2 I	0.2 E	0.2 E	0.6 I	1.9 I

图5-3-5 第1轮矫治垂直向设计

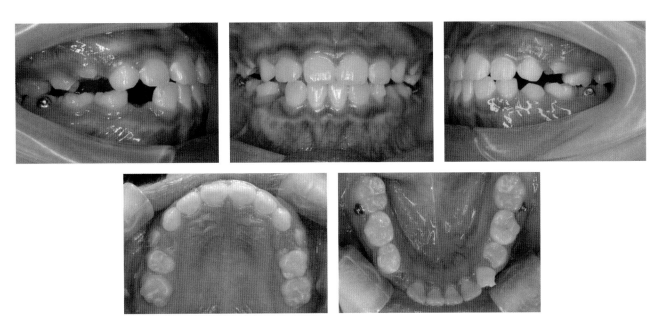

图5-3-6　第2轮矫治前殆像

程中需要密切关注其萌长速度和方向，及时发现矫治器与牙齿不贴合的状况。此时复诊间隔不宜设置过长，以4周为宜，监控恒牙萌出速度，及时发现新萌长牙齿与矫治器之间的干扰。如果患儿切牙和第一恒磨牙已建立稳定咬合接触关系，也可停戴矫治器进行替牙观察，待前磨牙和尖牙段完全萌出后再行精细调整（**图5-3-7**）。

该病例则在恒前磨牙均替换完成后，开始第4轮矫治，利用替牙间隙内收前牙，调整中线（**图5-3-8**）。上颌前牙早期已进行部分内收，当下阶段的间隙调控任务是将间隙预留在乳尖牙远中，以便后续恒尖牙萌出使用，而非通过切牙进一步内收完全关闭上颌间隙。与上颌前牙早期进行内收不同，当下颌尖牙、前磨牙完成替换后，替牙间隙产生，此时才开始利用该间隙进行下颌前牙内收（**图5-3-9**）。

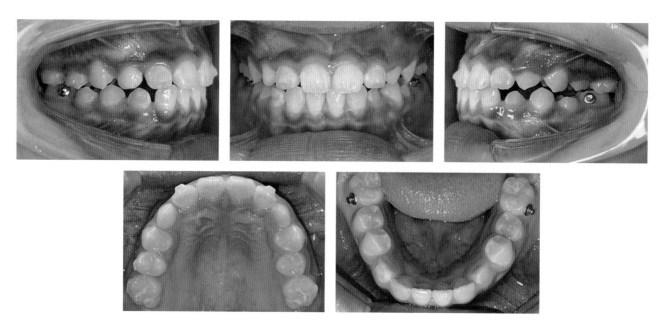

图5-3-7　第4轮矫治前𬌗像

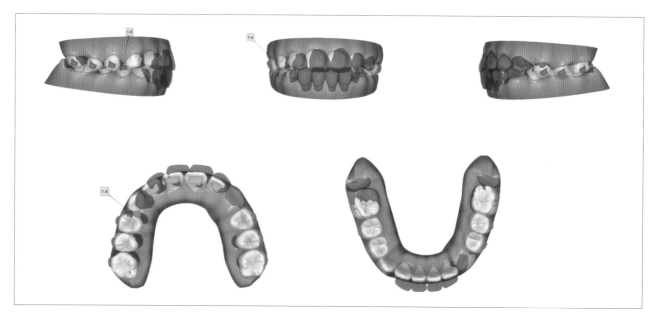

图5-3-8　第4轮矫治设计示意图

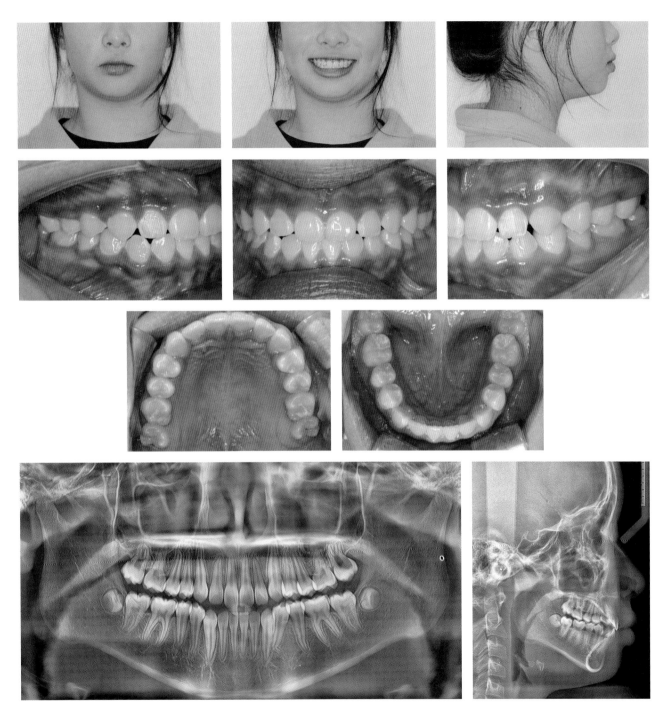

图5-3-9 治疗后病例概况

▎回顾分析

在替牙过程中，隐形矫治器有助于维持缺牙间隙，避免邻牙的不利移位。一般而言，当上颌第二乳磨牙脱落时，第一恒磨牙可能发生近中倾斜移动，占据替牙间隙（leeway space）。由于上颌第一恒磨牙的近中扭转或倾斜不利于远中磨牙关系改善，在安氏Ⅱ类病例当中，如果我们希望在替牙过程中纠正第一恒磨牙的近中扭转改善远中磨牙关系，并在第二乳磨牙替换的过程中维持第一恒磨牙的位置，避免其发生近中倾斜或扭转，可以考虑隐形矫治器搭配假牙空泡/萌出补偿使用。如果此时上颌第一恒磨牙位置已恢复正常，仅需维持并观察替牙，也可以考虑戴用上颌Nance弓矫治器维持上颌第一恒磨牙的位置。

由于替牙列期常常出现不同位点的牙齿脱落替换，可能因咬合不适带来颌位短暂偏斜，所以中线不齐的调整优先考虑颌位调整，谨慎进行牙弓内牙齿左右移动调整中线。该病例治疗前上颌中线正，下颌中线右偏2mm，在第1轮方案的重叠图中可见上颌切牙内收过程中未设计牙弓内中线调整，仅通过下颌颌位调整对齐上下中线。但是，从治疗前后对比中可见，上下中线的差异增加。通过比对正面笑像，确认上颌中线与面中线对齐，那是什么原因导致下颌中线进一步偏移呢？该患儿右侧上颌后牙较左侧上颌后牙更早脱落，未脱落侧乳牙松动咬合不适，患儿一般更偏好于咬合在乳牙已脱落侧，可能双侧后牙区乳牙脱落的非对称顺序带来的咬合不适造成了患儿下颌中线的偏移。在第2轮矫治方案中依然延续了下颌颌位调整的方式对齐中线，并且将颌位调整前置，以检查后牙段的颊舌向牙尖分布是否存在可能的𬌗干扰。当所有恒牙替换完毕，可见下颌左侧余隙大于右侧，此时方可利用余隙，通过牙齿在牙弓内向左移动调整中线。由此可见，替牙列期中线调整的策略为以上颌中线与面中线对齐调整上颌中线，优先考虑颌位调整对齐下颌中线，注意检查牙列间干扰点，当下颌牙列牙齿替换后出现非对称余隙时，方可设计牙齿在牙弓内移动调整中线。

第3节　伴有骨性异常的上颌切牙前突

如果替牙列期患儿在"龅牙"的表现以外，还具有上颌前突和/或下颌后缩的骨性异常，早期开展治疗的目标和时机均与单纯的牙性前突有所不同。上颌前牙前突伴有以下颌收缩为主的骨性Ⅱ类面型是此期求诊患儿中最常见的类型。在遵循上一章节的治疗策略对过度唇倾的上颌切牙进行内收的同时，我们需要考虑如何打造有利于下颌向前生长改建的咬合接触关系，包括恢复前牙的正常轴向和后牙𬌗平面的调控。对此类患儿进行诊断分析的过程中，患儿的垂直向生长型评估（开张型/闭合型）是不可或缺的重要环节。对于闭合型生长的患儿而言，其自身具有显著的下颌逆时针旋转的生长动力，治疗的要点是恢复上颌牙弓正常形态，利用牙齿萌替动力改善前牙深覆𬌗，矢状向上无需过多治疗，只需"静观其变"。而对于开张生长型的患儿而言，在恢复上颌牙弓正常形态以外，需要进行额外的垂直向控制和𬌗平面调整，以期患儿在生长发育过程中获得更多的下颌逆时针旋转的生长变化。对这种类型的患儿进行治疗的过程中，单纯使用隐形矫治器治疗会"黔驴技穷"，建议结合口外力矫形力装置共同进行此期治疗，最常见的矫形力装置是口外弓，对于开张生长型的患儿，此期一般选择配合使用高位牵引口外弓（**图5-3**）。

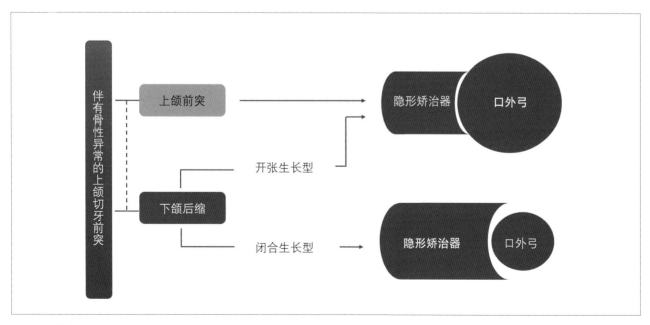

图5-3　伴有骨性异常的上颌切牙前突的治疗策略

🖼️📝**病例5-4**

病例概况

这是一名初诊9岁的女孩，主诉牙不齐，"龅牙"；腺样体扁桃体肥大病史；正面观基本对称，侧面观凸面型；口内可见替牙列，第二过渡牙列期，双侧磨牙远中关系，前牙深覆𬌗Ⅲ度、深覆盖Ⅱ度；上下中线对齐，上下颌牙弓轻度拥挤（图5-4-1）。头影测量结果显示Ⅱ类骨面型，均角，上颌切牙正常唇倾度，下颌切牙基本直立。

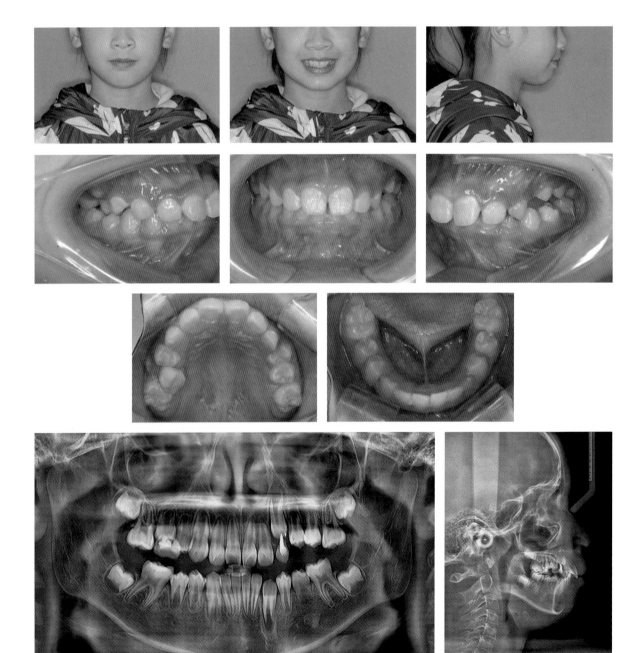

图5-4-1 治疗前病例概况

病例诊断

- 安氏Ⅱ类
- 骨性Ⅱ类
- 毛氏Ⅱ类2分类、Ⅳ类1分类、Ⅰ类1分类

治疗过程

戴用隐形矫治器矫治，改善上颌牙弓形态，排齐牙列，配合上颌切牙区平导组件，伸长后牙，压低前牙，改善前牙深覆𬌗；设计反Spee曲线形式整平下颌牙弓，观察下颌骨生长发育变化，适时进行颌位调整。第1轮矫治器设计33副，按照每周更换的频率戴用矫治器（图5-4-2）。

在对骨性Ⅱ类患者进行早期矫治的过程中，牙齿移动设计的顺序以去除下颌骨向前生长发育干扰因素为优先考虑内容，一般上颌宽度、牙弓形态调整和前牙深覆𬌗改善是首要的治疗内容。该病例第1轮矫治设计即以改善前牙深覆𬌗为主要治疗内容，设计配合上颌前牙区平导组件，压低上前牙，伸长上后牙，并结合下颌反Spee曲线方式改善深覆𬌗。主要附件选择均为传统矩形附件。当矫治器稳定性和垂直控制是附件设计的主要需求时，一般使用水平矩形附件，并对其进行𬌗龈向旋转使龈方斜面大于𬌗方，同时做近远中旋转，使同侧牙位之间的近远中倾斜角度统一，以便于矫治器的摘戴。

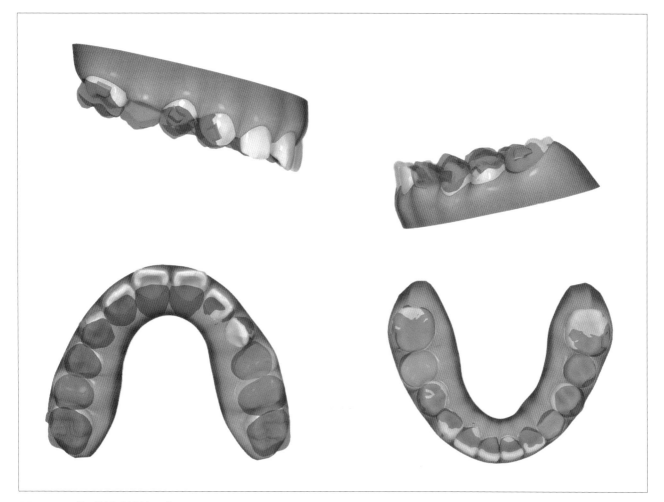

图5-4-2　第1轮矫治设计示意图

这是针对水平生长型骨性Ⅱ类患者的常见的典型的改善前牙深覆𬌗的设计模式。在使用隐形矫治器进行方案设计时，对于同一种类型的患者进行相同类型的牙齿移动时，我们可以建立自己的偏好模板，然后在设置中应用偏好模板进行方案设计。如偏好模板中可规定在改善深覆𬌗的时候后牙段放置矩形附件和上颌切牙段大尺寸平导。在设计方案首轮返回后仅对牙齿终末位置进行调整即可，可节省附件放置和修改的时间，提高方案修改的效率。

治疗前曲面断层片可见右侧上颌乳磨牙已吸收至仅剩冠部分，在这种情况下，可以考虑设计拔除乳牙，放置对应的萌出补偿。但是，在临床上需要多加注意的是尽量保留乳牙在戴用矫治器之前当即拔除。如果在矫治器准备好戴用之前就提前拔除上颌第二乳磨牙，可能在戴用时上颌第一恒磨牙就已经发生近中倾斜，影响矫治器完全就位。

第1轮矫治器戴用后，可见前牙深覆𬌗、深覆盖改善，双侧磨牙关系改善为中性，并且第一磨牙建立稳定咬合接触，尖牙和前磨牙段仍处于萌替过程中（图5-4-3）。

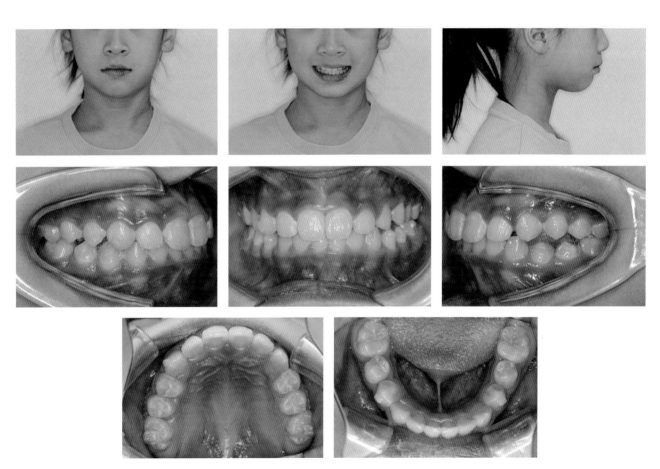

图5-4-3　第1轮矫治后面𬌗像

▎回顾分析

对闭合生长型的骨性Ⅱ类患者进行早期矫治时，其中一种常见的治疗方式是使用平面导板矫治器改善前牙深覆𬌗，观察下颌自然生长发育变化。戴用平面导板的过程中，上下颌切牙发生压低变化，上下后牙发生伸长变化。由于上颌前牙区一般设计唇弓或单臂卡环固位，无法实现个别牙齿位置调整的需求（图5-4-4）。使用与该病例相同的牙齿移动模式设计隐形矫治器改善前牙深覆𬌗，可以起到与传统平导矫治器相似的牙齿移动变化，并且可以同时调整上颌牙弓形态，纠正个别牙扭转或内收前牙关闭散隙。

从隐形矫治器的牙齿移动效率分析可见，隐形矫治器擅长压低牙齿，但对牙齿伸长移动效率较低，遇到需要通过伸长后牙改善前牙深覆𬌗的情况可谓是"有心无力"。当进行替牙列期治疗时，上颌磨牙自然萌长变化可以助一臂之力。与上颌磨牙相似，下颌磨牙在生长发育过程中也发生向前、向上的萌长。然而，上颌磨牙在萌长过程中远中倾斜角度变小，倾向于整平上颌后段牙弓，此时𬌗平面倾向于逆时针旋转；而下颌磨牙在萌长过程中近中倾斜角度增加，倾向于加深下颌补偿曲线，此时𬌗平面倾向于顺时针旋转。在对以下颌后缩为主的骨性Ⅱ类患者的治疗中，前者有助于下颌向前生长变化，而后者有碍于下颌向前生长变化。如果使用传统平导功能矫治器，无法对上下颌后牙的萌长分别进行控制，而使用隐形矫治器则可以在释放上颌磨牙萌长动力的同时，限制下颌磨牙向近中倾斜的萌长态势。

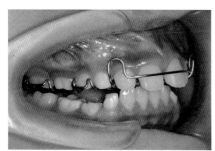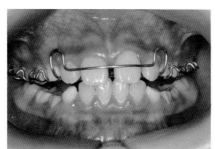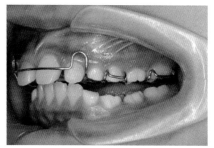

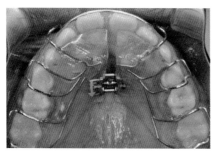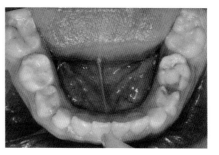

图5-4-4　传统平导示意图

病例5-5

病例概况

这是一名初诊11岁的男孩，主诉"龅牙"，咬合深；腺样体扁桃体肥大病史，上颌切牙内侧牙龈反复红肿史，具有吐舌吞咽不良习惯；正面观基本对称，侧面观凸面型；口内可见替牙列，第一过渡牙列期，双侧磨牙远中关系，前牙深覆𬌗Ⅲ度、深覆盖Ⅱ度；上下中线对齐，上下颌牙弓散隙（图5-5-1）。

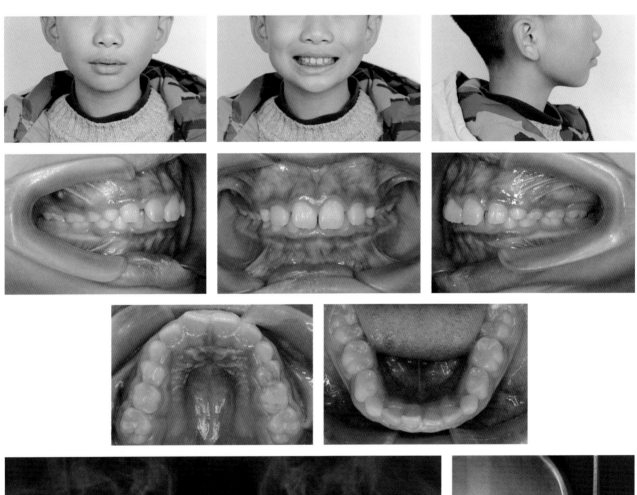
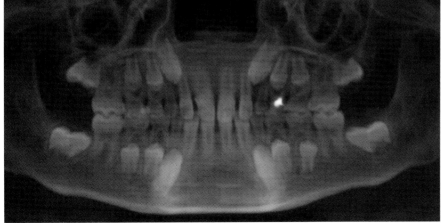
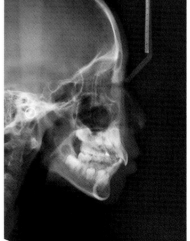

图5-5-1 治疗前病例概况

病例诊断

- 安氏Ⅱ类
- 骨性Ⅱ类
- 毛氏Ⅱ类2分类、Ⅳ类1分类、Ⅰ类1分类

治疗过程

该病例共两轮矫治设计，第1轮矫治器20副，第2轮矫治器18副。治疗目标主要是改善前牙深覆𬌗，设计与病例5-4相同的牙齿移动模式，上颌配合大尺寸平导组件，设计切牙压低和乳磨牙伸长，利用上颌第一磨牙自然萌长动力；下颌设计反Spee曲线形式，伸长乳磨牙，压低并远中倾斜下颌第一磨牙。与此同时，上颌扩弓改善牙弓形态，排齐前牙，调整间隙将其预留在乳尖牙近远中为尖牙萌替准备（图5-5-2）。

第1轮矫治器戴用后上颌牙弓形态调整到位，前牙深覆𬌗未改善到位，按照相同的垂直向牙齿移动模式设计第2轮矫治器（图5-5-3和图5-5-4）。

经过两轮矫治器戴用，前牙深覆𬌗改善，但是远中磨牙关系和前牙深覆盖仍未完全改善（图5-5-5和图5-5-6）。患儿该时期的头颅侧位片的颈椎分期处于CS 2，接下来下颌会经历生长发育高峰期，前牙覆盖余量和磨牙远中关系会随着下颌向前生长发育变化改善，无需在此阶段使用隐形矫治器通过移动牙齿减小前牙覆盖（图5-5-7）。

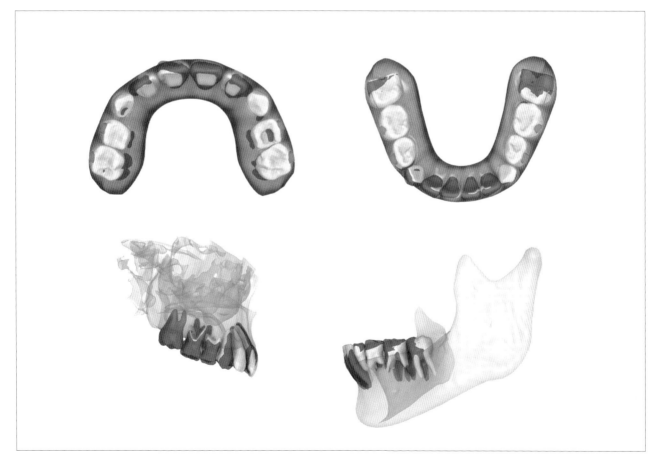

图5-5-2 第1轮矫治设计示意图

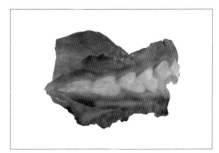
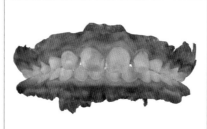
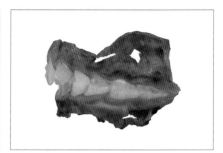
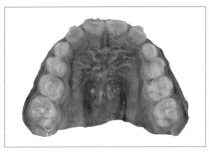
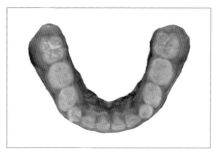

图5-5-3　第1轮矫治后𬌗像

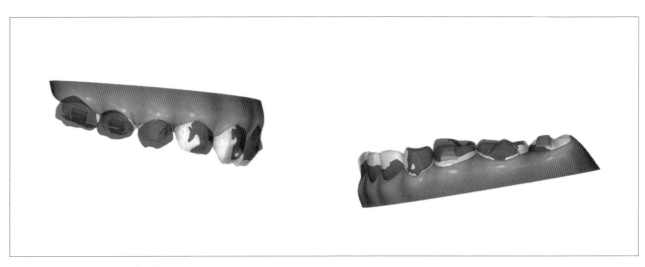

图5-5-4　第2轮矫治设计示意图

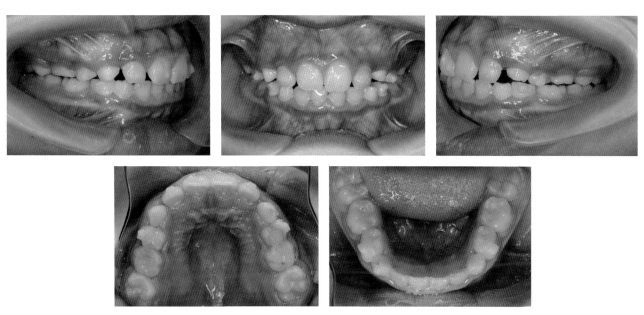

图5-5-5　第2轮矫治后𬌗像

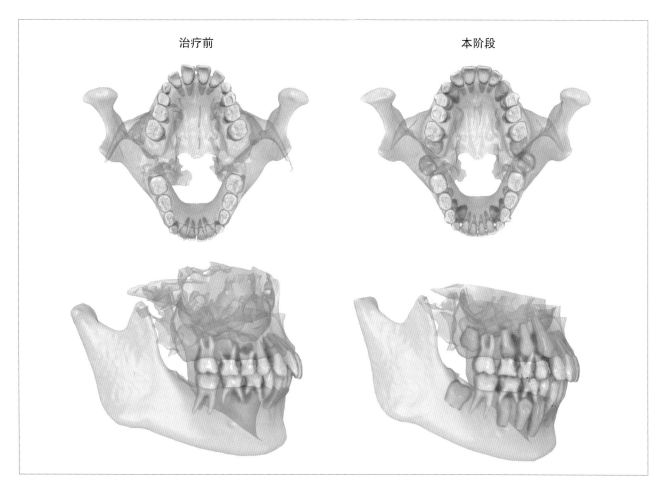

图5-5-6　治疗前和本阶段咬合关系对比

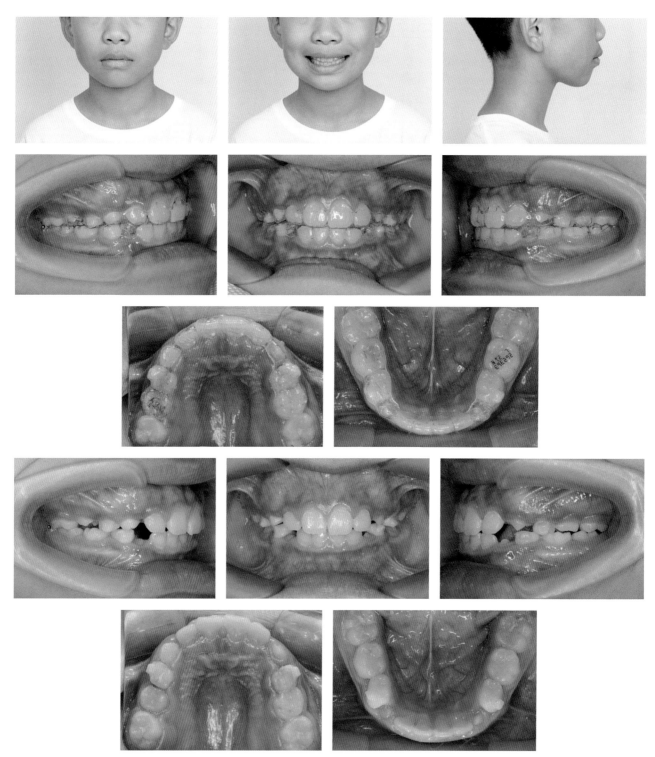

图5-5-7　现阶段病例概况

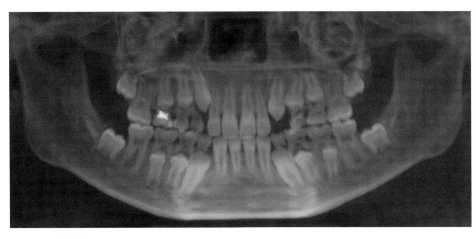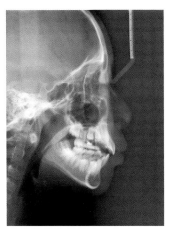

图5-5-7（续）

回顾分析

从病例5-4和病例5-5这两例同类型相似设计的Ⅱ类病例的治疗过程可见，虽然病例展现的是矢状向上的问题，但是牙齿移动设计则从上颌牙弓形态调整和垂直向调整开始。两例患儿采用相同的牙齿移动模式改善前牙深覆𬌗，与病例5-4处于替牙列第二过渡期相比，病例5-5仍处于替牙列第一过渡牙列期，双侧乳尖牙和乳磨牙在治疗前期仍具有较好的稳定性，这不仅有助于提高牙齿移动效率，更有助于提高患儿戴用矫治器的舒适度。在对替牙列期患儿开展治疗时，切勿仅凭年龄阶段对是否开始治疗进行判断，从上述

两个病例的年龄和牙齿替换阶段对比可见，女孩的牙齿替换和生长发育进程可能远早于男孩，需要及时随访监控。从现阶段咬合关系变化对比可见，病例5-4（女孩）在前牙深覆𬌗改善的同时前牙深覆盖和磨牙关系均同时改善，说明其正在经历下颌生长发育高峰期，下颌向前自然生长变化改善了矢状向上的差异。而病例5-5（男孩）在前牙深覆𬌗改善的同时还余留有前牙深覆盖和偏远中磨牙关系，需要等待后续的下颌生长发育变化带来矢状向上关系的改善，无需"操之过急"。

病例5-6

病例概况

　　这是一名初诊年龄11岁的男孩，主诉"龅牙"，嘴突。正面观面型基本对称，侧面观凸面型，开唇露齿。具有腺样体肥大病史、张口呼吸和吐舌吞咽不良习惯。口内可见替牙列，第一过渡牙列期；双侧磨牙远中关系，前牙深覆𬌗Ⅱ度、深覆盖Ⅲ度；上下颌中线对齐，上下颌牙弓中度拥挤（图5-6-1）。替牙列间隙分析结果显示上颌牙弓可用间隙（83.3mm）

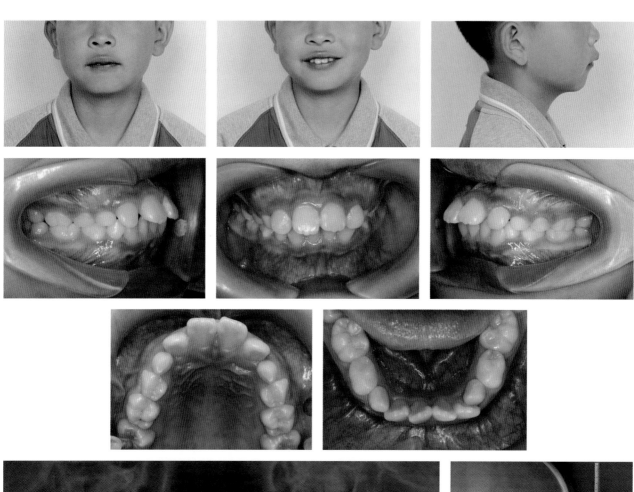

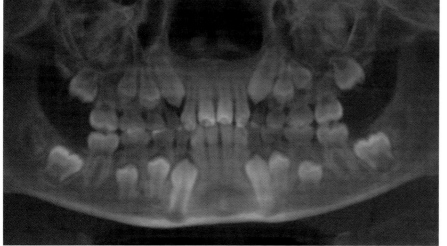

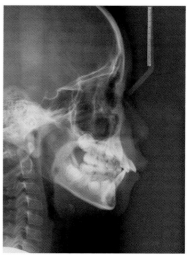

图5-6-1　治疗前病例概况

大于所需间隙（79.6mm）；下颌牙弓可用间隙（74.4mm）大于所需间隙（69.5mm）。头影测量结果显示Ⅱ类骨面型，均角，上下颌切牙过度唇倾（图5-6-2）。

病例诊断

- 安氏Ⅱ类
- 骨性Ⅱ类
- 毛氏Ⅱ类2分类、Ⅳ类1分类、Ⅰ类1分类

治疗过程

该病例在30个月的治疗时间中，共5轮矫治设计。主要设计上颌扩弓，改善牙弓形态，利用扩弓间隙内收前牙，改善突度；下颌暂缓排齐，待下颌乳磨牙开始替换后再行下颌牙列排齐；上颌以磨牙为支抗，压低切牙；下颌设计反Spee曲线形式改善深覆𬌗；观察下颌生长发育变化，必要时配合颌间牵引引导颌位调整。

第1轮方案设计55步，首先设计上颌双侧颊侧段扩弓，利用扩弓间隙内收部分前牙，然后设计上颌第一磨牙以腭尖为中心向远中旋转，改善磨牙关系；下颌前牙暂缓排齐；上颌设计以磨牙为支抗，压低上颌切牙，下颌则设计反Spee曲线形式，压低并远中倾斜下颌第一恒磨牙以改善深覆𬌗。上下颌均设计矩形附件加强固位，配合牙齿的垂直向调整（图5-6-3）。

隐形矫治器默认的扩弓设计常见先以颊侧段其

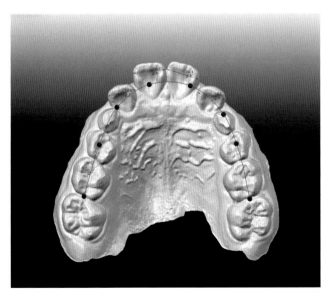

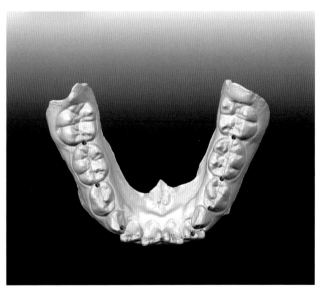

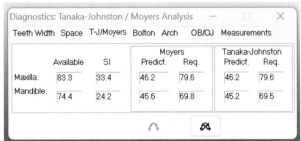

图5-6-2 替牙列间隙分析

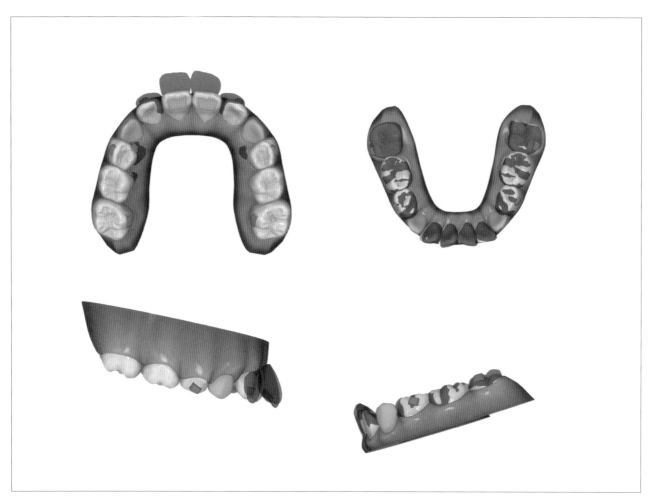

图5-6-3　第1轮矫治设计示意图

他牙齿作为支抗，对上颌第一恒磨牙进行扩弓，然后再按顺序对颊侧牙段分别进行扩弓。该病例实际上也是设计了分步扩弓模式，但是顺序与上述略有不同，先对双侧乳尖牙、乳磨牙区段进行扩弓设计（第10步），然后再对上颌第一磨牙设计远中移动和扭转（第30步）。该病例上颌前牙区存在散隙，调整扩弓顺序有利于早期内收前牙，改善前突，提升患儿的体验，增强患儿的信心（图5-6-4）。

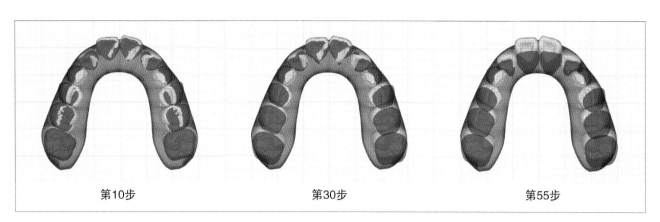

第10步	第30步	第55步

图5-6-4 扩弓顺序示意图

从曲面断层片上可见乳尖牙牙根已吸收大部分，预计可能在治疗中即会脱落，乳尖牙形态与恒尖牙相比牙冠宽度相差较多，在治疗中乳尖牙脱落后矫治器的尖牙形态只能继续使用乳尖牙的状态，等恒尖牙萌出后此处矫治器当即就会产生就位困难的问题，所以在方案设计过程中即设计了拔除乳尖牙，放置假牙空泡（或萌出补偿），这样可尽量避免矫治器戴用过程中因替牙变化带来的矫治器就位困难问题（**图5-6-5**）。

对比第1轮方案设计终末位和实际的口内咬合状

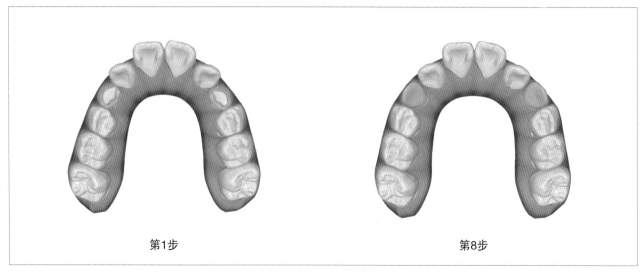

第1步	第8步

图5-6-5 尖牙设计示意图

况可见，上颌牙弓形态明显改善，前牙覆盖减小，双侧后牙关系改善为中性关系，但是前牙覆𬌗的改善程度未达到设计终末位的状态（图5-6-6和图5-6-7）。

第2轮和第3轮方案设计分别设计22副和24副矫治器，沿用第1轮方案设计的思路，结合磨牙伸长和切牙压低共同改善前牙深覆𬌗，在此基础上进一步内收上颌切牙，减小切牙突度（图5-6-8）。在这两轮矫

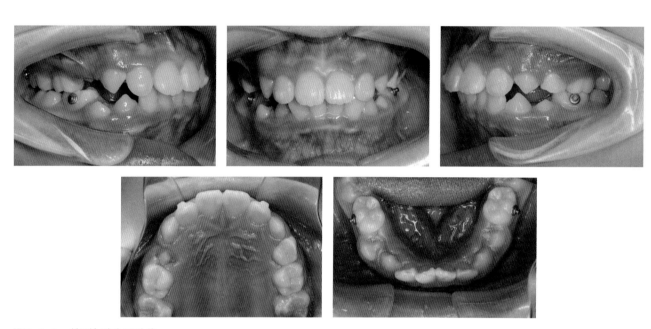

图5-6-6 第1轮矫治后𬌗像

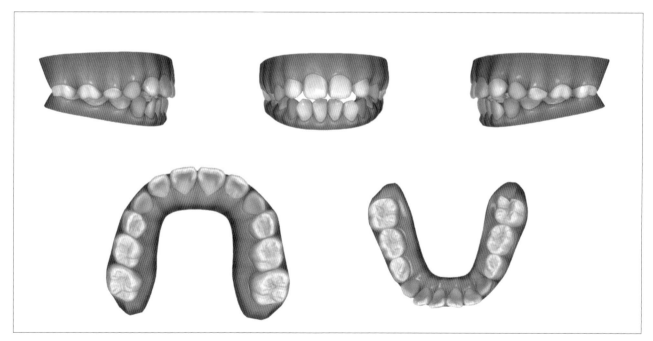

图5-6-7 第1轮矫治设计终末位示意图

治方案中去除上颌第一磨牙处的矫治器覆盖，前牙设计片段弓并添加大尺寸平导组件，发挥传统平面导板矫治器的功能，协助改善前牙覆𬌗。同期下颌进行反Spee曲线设计，通过压低切牙，远中倾斜并压低磨牙，伸长前磨牙段改善前牙深覆𬌗（图5-6-9）。在临床戴用过程中，观察患儿下颌位置变化，患儿可稳定地咬合在前方平导上为最佳状态，否则考虑使用Ⅱ类牵引引导下颌位置向前咬合，避免患儿咬合在大尺

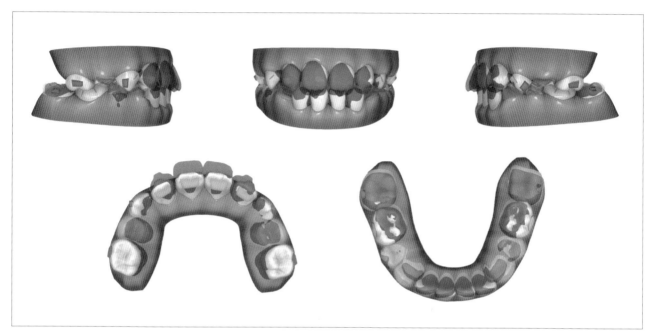

图5-6-8　第2轮矫治设计示意图

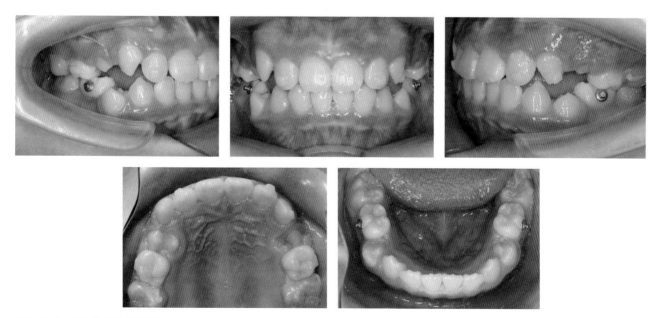

图5-6-9　第2轮矫治后𬌗像

寸平导的后方（图5-6-10）。

经历过上述调整后，该病例基本已经建立中性磨牙关系，前牙正常覆𬌗覆盖，接下来只需要在该咬合关系下观察替牙即可（图5-6-11）。此时可利用隐形矫治器的优势，对正在替换的牙位设计萌出补偿，按照上述思路，第4轮矫治设计34副矫治器（图5-6-12）。

当CBCT数据可以整合到设计过程中后，为临床

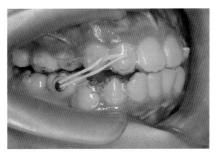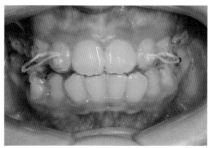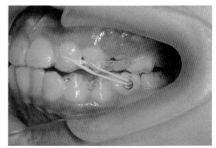

图5-6-10 Ⅱ类牵引示意图

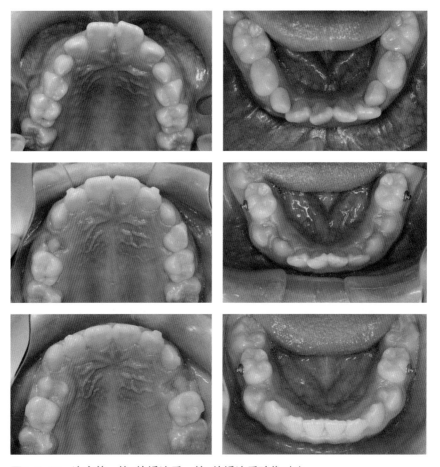

图5-6-11 治疗前、第1轮矫治后、第2轮矫治后𬌗像对比

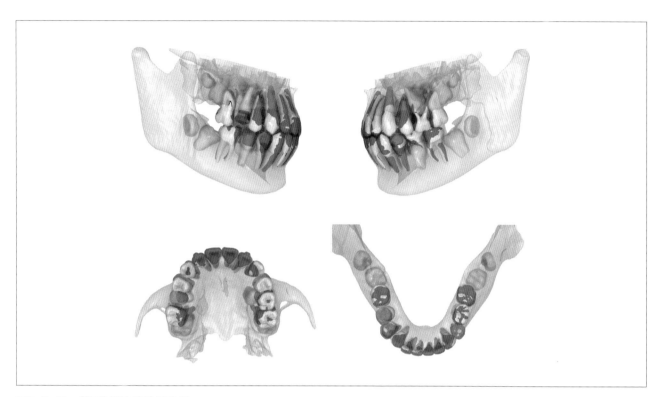

图5-6-12 第4轮矫治设计示意图

医生提供了未萌牙齿的可视化界面，据此设计牙齿萌出补偿或假牙空泡的准确性也随之提高。在结合CBCT可视化设计过程中，我们可以清晰地看到未萌牙齿，比如说**图5-6-12**中右侧上下颌的第二前磨牙目前的位置，据此判断其在萌出过程中可能与矫治器当中的萌出补偿位置不一致，可以考虑微调萌出补偿的位置。但是，参考牙弓形态连续性要求，无法完全参照目前未萌牙齿的位置设计萌出补偿的位置，在这种情况下，需要临床复诊中密切关注，注意复诊间隔合理安排，观察牙齿萌出位置与矫治器边缘是否存在干扰情况，如存在干扰，需要及时修整矫治器边缘（**图5-6-13**和**图5-6-14**）。

该轮矫治器戴用至第20步时，因第二恒前磨牙替换萌长而重启设计第5轮矫治，顺应牙列萌长变化，设计前磨牙段伸长建𬌗，调整咬合关系（**图5-6-15**和**图5-6-16**）。

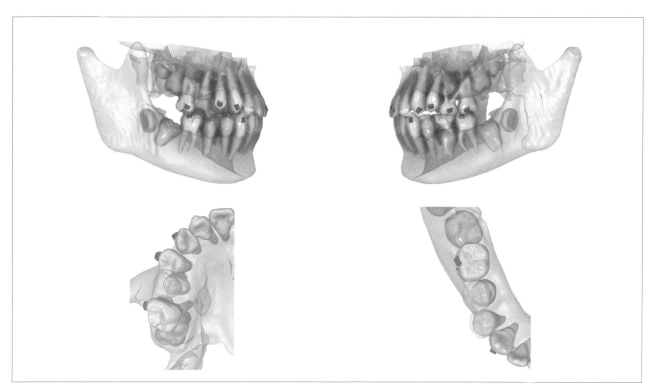

图5-6-13　萌出补偿示意图

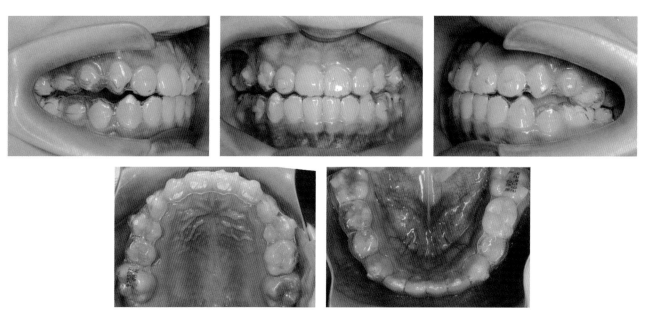

图5-6-14　口内萌出补偿𬌗像

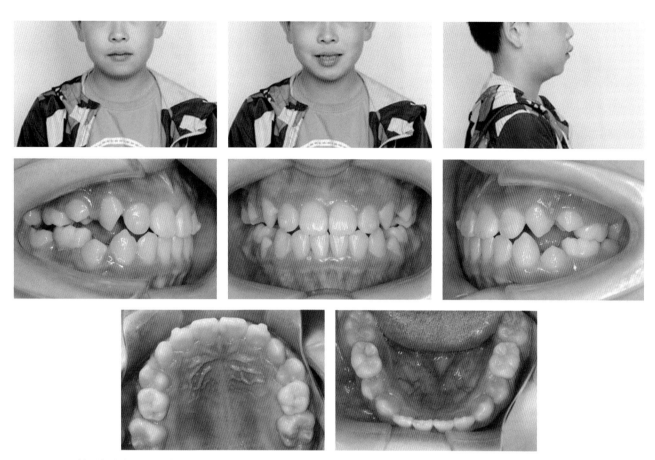

图5-6-15　第4轮矫治后面𬌗像

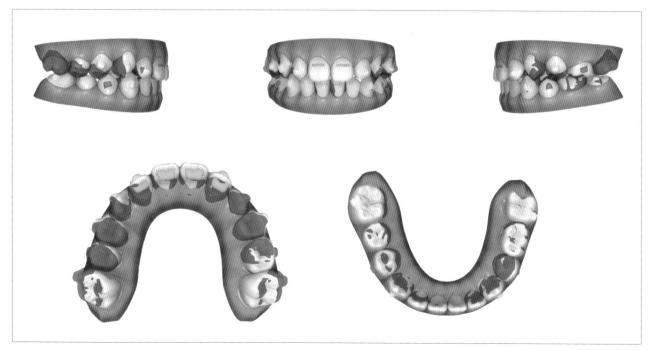

图5-6-16　第5轮矫治设计示意图

▌ 回顾分析

从该病例的诊治过程可见（**图5-6-17**），对于闭合生长型骨性Ⅱ类患儿设计改善前牙深覆盖时，一般按照如下步骤设计方案：

- 上颌扩弓改善牙弓形态，恢复上颌切牙正常位置和角度
- 通过上下颌前后牙齿垂直向差异调控，改善前牙深覆𬌗
- 观察下颌生长发育变化，适时配合颌位调整手段，改善下颌矢状向异常
- 监控牙齿替换过程，利用替牙间隙排齐下颌牙列，精细调整咬合关系

替牙列期矫治过程中深覆盖的改善不仅来自上

颌切牙内收，也来自下颌颌位前移带来的下颌切牙位置唇移变化。此时上颌切牙内收量的设计不应以恢复正常前牙覆盖为参考，而应恢复至正常唇舌向位置和正常唇倾度即可。此时下颌可能尚未进入生长发育高峰期，位置相对偏后，上颌前牙恢复至正常位置和倾斜度后可能前牙覆盖依然过大。考虑到下颌后续的生长变化，此期上颌切牙的目标位置不宜以建立正常前牙覆盖为目标设计过度的内收和直立。在垂直向调控上，对于闭合生长型的患儿，在上颌切牙压低的同时，允许磨牙伸长。考虑到隐形矫治器对牙齿伸长移动控制效率较低，而同时上颌磨牙在生长发育过程中发生向下、向前生长变化，其向下生长变化将有助于实现上颌磨牙伸长变化，从而有效改善前牙深覆𬌗。

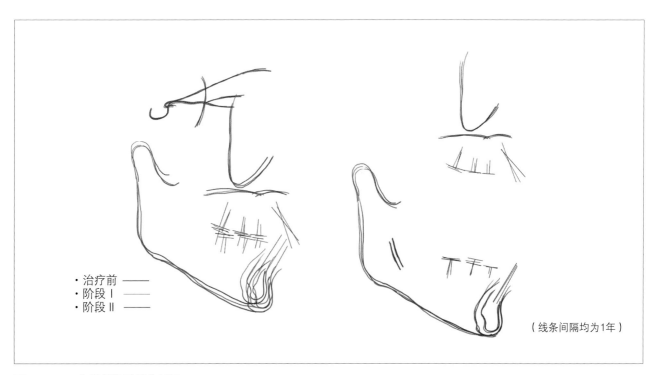

- 治疗前 ——
- 阶段Ⅰ ——
- 阶段Ⅱ ——

（线条间隔均为1年）

图5-6-17 头颅侧位重叠分析图

但是，考虑到Ⅱ类患者殆平面逆时针旋转调控的需求，下颌磨牙的设计则与上颌磨牙相反，参照反Spee曲线形式设计，以切牙为参考，远中倾斜并压低下颌磨牙。如果此期牙列仍处于第一过渡牙列期，下颌牙弓尚未具备可利用的替牙间隙，需谨慎设计切牙压低移动，在没有牙弓可用间隙的前提下，切牙压低设计将会大概率表现为唇倾形式的相对压低移动。当横向上的上颌牙弓狭窄和垂直向的前牙深覆殆这两个常见下颌向前生长改建的"阻碍"因素得到有效调控后，在下颌出现高速生长时，矢状向上的差异，也就是前

牙深覆盖问题，会伴随下颌向前生长发育改建而得到逐步改善。在整个治疗过程中，牙齿排齐的问题，特别是下颌牙齿排齐是最不需要"操之过急"的步骤。下颌牙列排齐的间隙可来源于伴随下颌位置前移而设计的下颌双侧颊侧段牙齿的直立，垂直向调控过程中设计的下颌磨牙远中倾斜和压低，以及伴随牙列替换变化而产生的替牙间隙（leeway space）。当上述可用间隙均已具备时再开始下颌牙列排齐或下颌切牙压低设计，方可避免此类型患儿治疗过程中的下颌切牙唇倾的不良牙齿移动。

拓展资料

📑 病例5-7

▌病例概况

这是一名初诊年龄9岁的女孩，主诉"龅牙"，嘴突。正面观面型基本对称，侧面观凸面型，开唇露齿。具有腺样体肥大病史、张口呼吸和吐舌吞咽不良习惯。口内可见替牙列，第一过渡牙列期；双侧磨牙远中关系，前牙深覆殆Ⅱ度、深覆盖Ⅱ度；上下颌中线对齐，上下颌牙弓中度拥挤（图5-7-1）。替牙列间隙分析结果显示上颌牙弓可用间隙（72.5mm）小于所需间隙（77.8mm）；下颌牙弓可用间隙（68.4mm）与所需间隙（68.0mm）近似。头影测量结果显示Ⅱ类骨面型，均角，上颌切牙过度唇倾，下颌切牙直立。

▌病例诊断

- 安氏Ⅱ类
- 骨性Ⅱ类
- 毛氏Ⅱ类2分类、Ⅳ类1分类、Ⅰ类1分类

▌治疗过程

基于替牙列间隙分析结果，首先设计上颌骨性扩弓，戴用Hyrax扩弓器进行快速扩弓，每天旋转2次

（0.25mm/次），连续旋转10天。

从完成扩弓后口内殆像可见，即使还未戴用隐形矫治器，上颌牙弓不齐的程度已有减轻（图5-7-2）。但是，该患儿双侧上颌侧切牙腭向错位，对后续下颌向前生长发育存在干扰可能。完成骨性扩弓并稳定3个月后，开始戴用隐形矫治器调整牙弓形态，改善上前牙前突。

在15个月的隐形矫治器治疗时间中，设计两轮矫治，分别进行35步和25步。主要设计策略为调整上颌牙弓形态，排齐并内收上颌切牙，暂缓下颌切牙区排齐；通过伸长上颌后牙压低上下颌前牙改善深覆殆；观察下颌生长发育变化。

在Ⅱ类患者中，上颌扩弓除了设计乳磨牙和磨牙的颊侧平移以外，建议设计上颌第一磨牙以腭尖为旋转中心向远中旋转的牙齿移动模式。上颌第一磨牙近中扭转是磨牙远中关系的部分原因，该设计在颊向宽度增加的同时纠正第一磨牙的近中扭转，有助于磨牙远中关系的改善（图5-7-3和图5-7-4）。

该病例上下颌垂直向调控的策略略有不同，从重

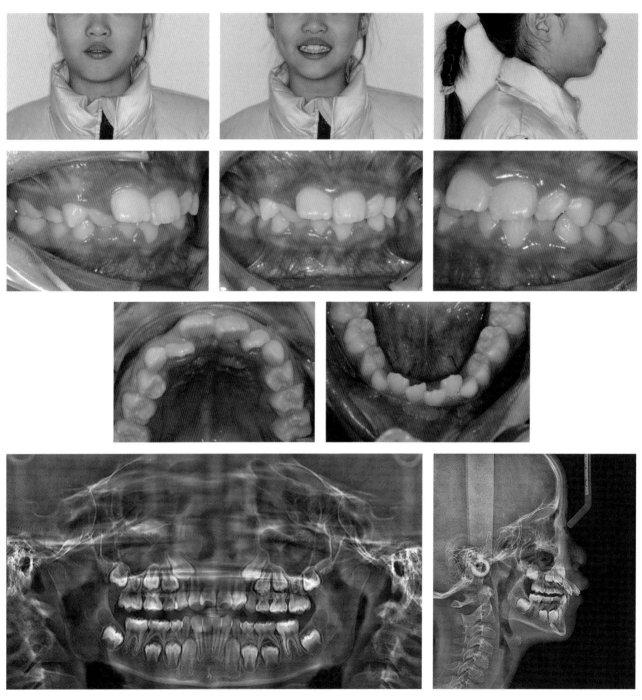

图5-7-1　治疗前病例概况

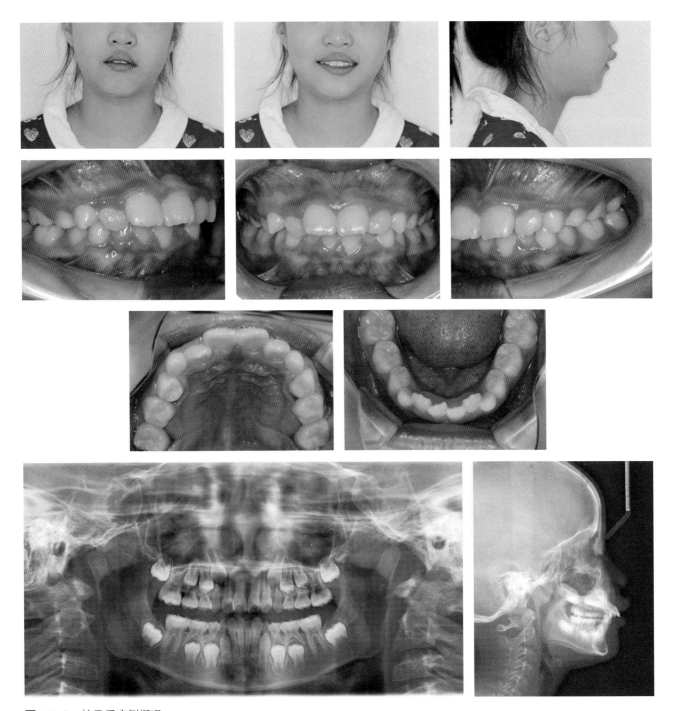

图5-7-2　扩弓后病例概况

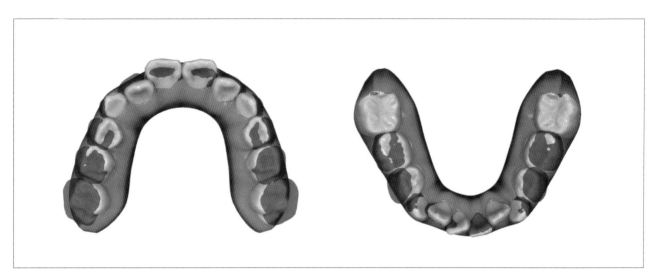

图5-7-3 第1轮矫治设计示意图-1

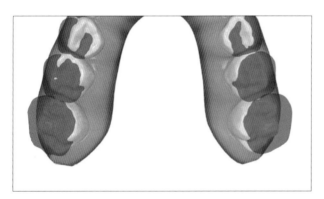

图5-7-4 上颌第一磨牙扭转示意图

叠显示可见，上颌前牙设计压低，后牙设计伸长，以改善前牙深覆𬌗。与上颌切牙压低相比，下颌切牙压低量设计更小，与上颌扩弓产生间隙的情况不同，下颌现阶段牙弓内无可用的现有间隙，而牙齿排齐或压低设计均需要消耗间隙，在这种情况下，下颌前牙不宜如常进行压低设计（图5-7-5和图5-7-6）。

上下颌磨牙的设计也各有特点，顺应上颌磨牙生

长发育方向，上颌磨牙设计伸长有助于改善前牙深覆𬌗，从移动量表中可见上颌磨牙的设计移动方向是向前、向下。而下颌磨牙则完全相反，设计向远中倾斜并压低，这种牙齿移动方向的设计符合𬌗平面逆时针旋转的变化方向，有助于解除下颌向前生长发育过程中可能遇到的干扰（图5-7-7）。

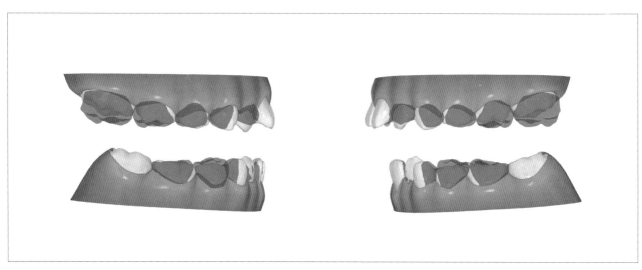

图5-7-5 第1轮矫治设计示意图-2

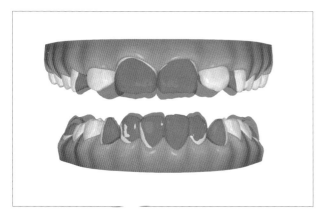

图5-7-6 上下颌切牙压低量对比图

牙齿移动量表

	1.8	1.7	1.6	1.5	1.4	1.3	1.2	1.1	2.1	2.2	2.3	2.4	2.5	2.6	2.7	2.8	4.8	4.7	4.6	4.5	4.4	4.3	4.2	4.1	3.1	3.2	3.3	3.4	3.5	3.6	3.7	3.8
伸长(E)/压低(I), mm	-	-	2.2E	1.0E	0.3E	0.3I	0.4I	1.6I	1.6I	0.5I	0.2I	0.2E	1.3E	2.3E	-	-	-	-	1.0I	0.7E	1.0E	0.6E	0.4I	0.4E	1.3E	0.9I	1.1E	1.7E	1.4E	1.1I	-	-
相对伸长/压低, mm	-	-	2.7E	0.8E	0.3I	1.8I	0.9I	1.2I	0.7I	0.1E	1.2E	-	-	3.1E	-	-	-	-	2.3I	0.3I	0.3E	0.7I	1.5I	0.7I	0.7E	0.2E	2.8I	-	-	-	-	-
整体移动, 颊(B)/舌(L)侧, mm	-	-	1.1B	1.1B	1.8B	0.8B	2.8B	0.3L	0.3L	1.4B	1.3B	1.0B	1.1B	1.6B	-	-	-	-	0.9B	2.7B	3.2B	2.0B	4.0B	3.9B	3.8B	3.7B	2.3B	2.7B	2.3B	1.3B	-	-
整体移动, 近(M)/远(D)中, mm	-	-	0.4M	0.6D	0.7D	1.5D	1.2D	0.1D	0.3D	1.3D	1.1D	0.8D	0.4D	0.1M	-	-	-	-	3.1M	3.2M	3.9M	2.7M	1.4M	1.6D	1.0M	2.3M	2.5M	3.5M	3.4M	2.6M	-	-
扭转 近(M)/远中(D)	-	-	25.8D	10.1D	6.4D	20.0D	4.7D	11.7D	24.7D	2.2D	6.7D	3.8D	13.5D	-	-	-	-	-	6.4M	2.7D	10.9M	0.1D	3.1D	10.3D	0	0.1D	0.1D	5.4M	2.4D	0.1D	-	-
轴倾度 近中(M)/远中(D)	-	-	7.3M	7.7M	2.5M	11.8D	2.1D	1.7D	1.1D	2.9M	1.6M	2.3M	11.6M	-	-	-	-	-	16.4M	9.8D	4.6D	0.5M	0.2M	0.2D	0.1M	0.3M	0.4M	8.5D	9.2D	27.8D	-	-
倾斜度 颊(B)/舌(L)侧	-	-	15.5L	0.2L	7.2B	0.1B	16.2B	6.3L	2.9L	4.5B	2.5B	1.2B	0.9L	19.9L	-	-	-	-	1.7B	3.6B	10.5B	0.5B	0.5B	0.5B	0.4B	0.8B	9.2B	2.2B	1.8B	-	-

牙齿部位 ● 冠 ○ 牙根

图5-7-7 牙齿移动量比较

在第1轮矫治器戴用后可见，上颌牙弓形态调整基本到位，与设计终末位相比，实际口内𬌗像显示前牙覆盖显著减小（**图5-7-8和图5-7-9**）。但是，前牙深覆𬌗仍未得到显著改善。在第2轮矫治器戴用过程中，去除上颌第一磨牙处的矫治器，借助其垂直向萌出的动力改善前牙深覆𬌗。同时，上颌切牙区配合大尺寸平导和双侧Ⅱ类牵引（**图5-7-10**）。

附件设计的考虑（**图5-7-11**）：

- 上颌单纯扩弓时优先考虑优化扩弓附件，但是如有同期需要进行垂直向调控的话，建议使用矩形附件组件，为后牙履行支抗牙提供有效牙齿控制

- 上颌切牙设计压低牙齿移动时，需要注意添加侧切牙的固位附件，比如优化伸长附件或水平矩形附件，为上颌中切牙压低提供充足的支抗

此时，双侧磨牙关系改善为中性磨牙关系，前牙深覆𬌗、深覆盖得到有效改善（**图5-7-12**）。后续治疗设计在即将替换的牙位放置假牙空泡，观察替牙及下颌生长发育，并对不齐牙位进行精调。此病例下颌牙列的拥挤度完全可以使用替牙间隙（leeway space）解除，因此，在下颌乳磨牙替换前，无需设计下颌切牙排齐。

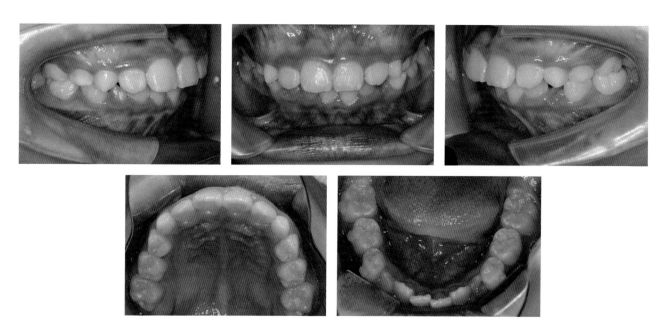

图5-7-8　第1轮矫治后𬌗像

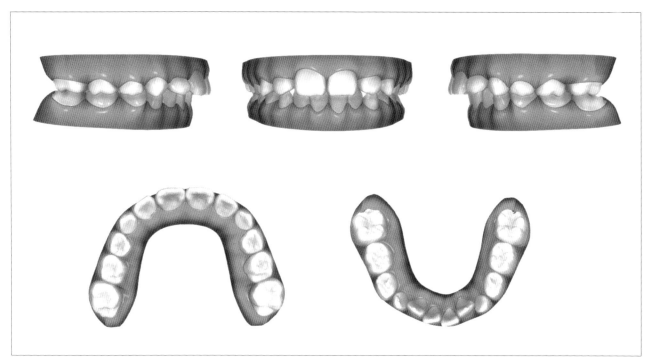

图5-7-9 第1轮矫治设计终末位

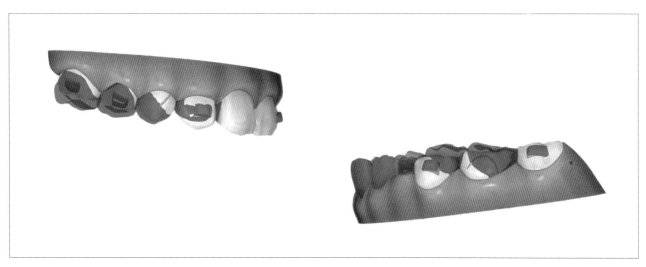

图5-7-10 第2轮矫治设计示意图

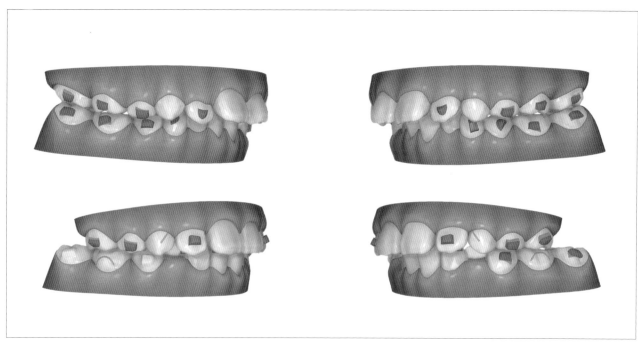

图5-7-11　附件设计示意图

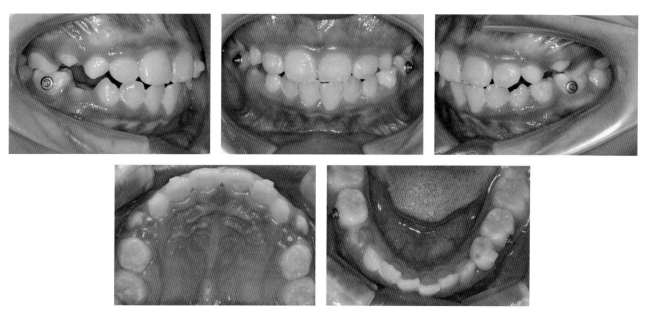

图5-7-12　第2轮矫治后𬌗像

病例5-8

病例概况

　　这是一名初诊年龄8岁的女孩，主诉"龅牙"，嘴突。幼时曾行腺样体切除术；具有张口呼吸不良习惯。正面观面部基本对称、侧面观凸面型；口内可见替牙列，第一过渡牙列期，双侧磨牙远中关系，前牙深覆𬌗Ⅱ度、深覆盖Ⅲ度；上下中线基本对齐，上颌牙弓狭窄，中度拥挤，下颌牙弓轻度拥挤（图5-8-1）。替牙列间隙分析显示，上颌牙弓可用间隙

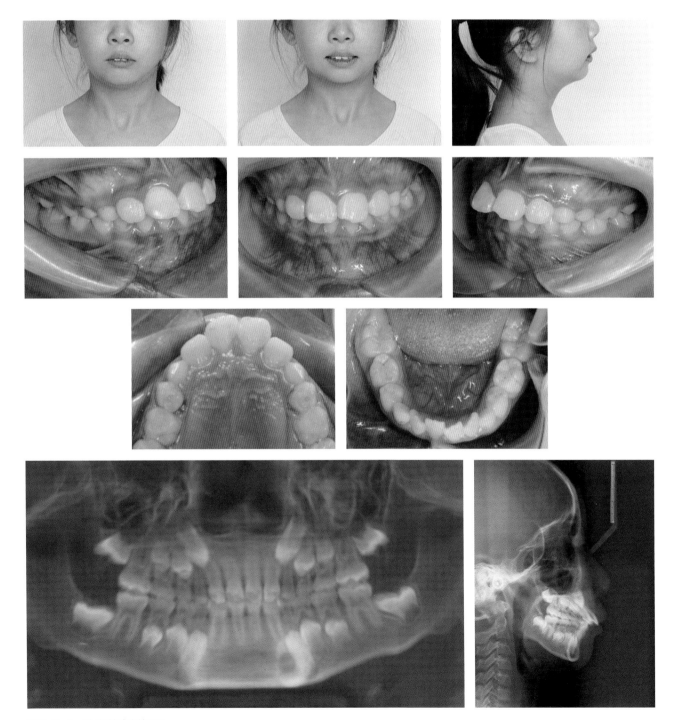

图5-8-1　治疗前病例概况

（77.3mm）小于所需间隙（81.5mm）；下颌牙弓可用间隙（69.0mm）小于所需间隙（70.0mm），存在牙量骨量不调。头影测量分析结果显示骨性Ⅱ类面型，高角，上颌切牙过度唇倾，下颌切牙直立（图5-8-2）。

病例诊断

- 安氏Ⅱ类
- 骨性Ⅱ类
- 毛氏Ⅱ类2分类、Ⅳ类1分类、Ⅰ类1分类

治疗过程

首先戴用Hyrax扩弓器改善上颌牙弓狭窄，每天扩弓2次（0.5mm），连续扩弓10天。然后佩戴隐形矫治器改善上颌牙弓形态，内收上前牙，改善前牙深覆盖，调整咬合关系。在18个月的治疗时间中，共3轮矫治设计。第1轮和第2轮矫治器分别设计25副和26副，按照每周更换频率戴用。这两轮方案主要设计上颌牙弓扩弓改善牙弓形态和上颌前牙排齐内收；下颌暂缓排齐，设计反Spee曲线形式改善深覆𬌗（图5-8-3）。该病例设计同步扩弓模式，在上颌前磨牙区颊向移动的同时，设计上颌第一磨牙的远中扭转（以腭尖为旋转中心）。

在该病例的设计当中，可以看到下颌颌位向前调整的模拟变化（黄色），虽然该病例设计了双侧进行Ⅱ类牵引的装置（上颌尖牙区的精密切割牵引钩和下

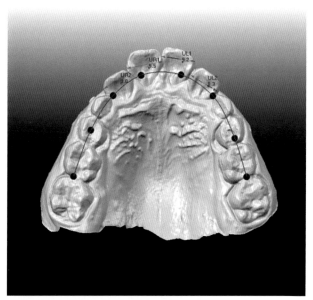
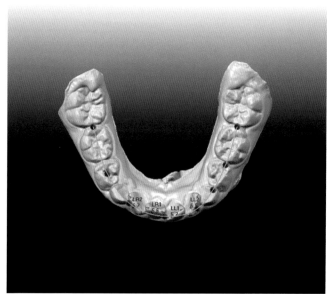
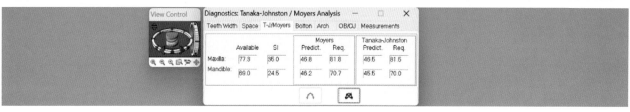

图5-8-2 替牙间隙分析

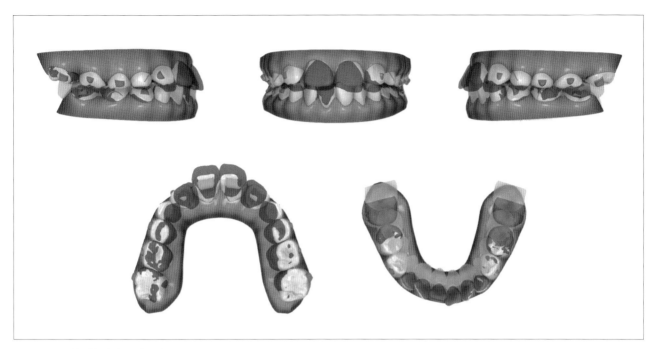

图5-8-3　第1轮矫治设计示意图

颌乳磨牙区的牵引钩开窗），但并不意味着戴用Ⅱ类牵引后下颌位置会出现如**图5-8-3**所示的移动。此处Ⅱ类牵引装置的放置主要目的是配合上颌切牙区大尺寸平导使用，帮助患儿向前咬在前牙区平导上。隐形矫治器配合Ⅱ类牵引并不会确定地得到下颌颌位前移的变化，这一时期如果出现下颌颌位的变化，来自患儿自身下颌向前生长发育变化的可能性更大。临床上需注意不能长时间（大于3个月）连续使用双侧Ⅱ类牵引以造成下颌切牙唇倾等不良牙齿移动。

切牙压低内收的实现度与附件设计相关（**图5-8-4**）。第1轮方案中侧切牙上放置了优化伸长附件，如果同期设计了上颌𬌗曲线整平变化，并且后牙段多处使用矩形附件的情况下，当出现后牙段矫治器相对伸长、前牙段矫治器相对压低的情况时，切牙段容易出现矫治器难以就位的情况，特别是在中切牙

添加转矩控制组件时，更容易出现切牙段矫治器就位困难的情况。临床复诊中可见矫治器切缘端有余隙，并且初戴矫治器时余隙明显大于矫治器即将戴用完毕时。第2轮方案中可见侧切牙更换成水平矩形附件，与优化伸长附件相比，该附件能增强切牙的固位，一般在设计切牙压低并内收，特别是配合平导时对侧切牙设计水平矩形附件有助于减少切牙段矫治器就位困难的情况。

此时上颌第一磨牙的近中扭转已纠正，上颌牙弓狭窄形态大部分改善，开始配合高位牵引口外弓，控制上颌后牙高度，以便设计以后牙为支抗的前牙压低治疗（**图5-8-5**）。临床操作中可先在上颌第一磨牙上粘接带环，然后进行口内扫描设计方案，在方案中设计添加上颌第一磨牙颊侧开窗以配合口外弓戴用（**图5-8-6**）。

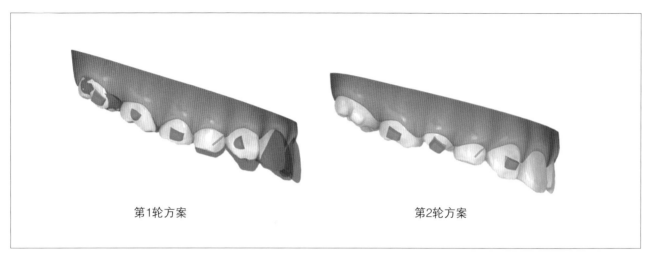

第1轮方案   第2轮方案

图5-8-4   优化附件与传统附件比较

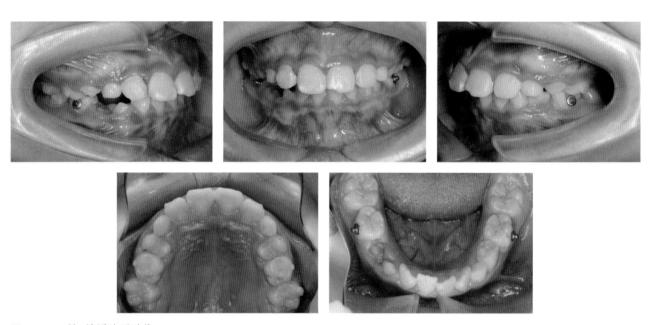

图5-8-5   第2轮矫治后𬌗像

在口外弓配合下，第3轮矫治开始设计内收并压低上颌切牙，上颌切牙段添加大尺寸平导，配合下颌反Spee曲线设计压低磨牙（图5-8-7）。此时下颌第二乳磨牙尚未替换，下颌仍暂缓排齐，仅做垂直向控制。此轮矫治设计34步，但由于上颌第二乳磨牙中途出现替换，该轮矫治器于第12步即实施重启，

按照相同的思路设计第4轮矫治，并戴用至今（图5-8-8）。

如果没有口外弓的配合，设计以磨牙为支抗压低切牙的情况下，磨牙难免会伸长，对于低角Ⅱ类患者而言，磨牙伸长有助于改善深覆𬌗，但是对于高角Ⅱ类患者而言，磨牙伸长可能会带来下颌顺时针旋

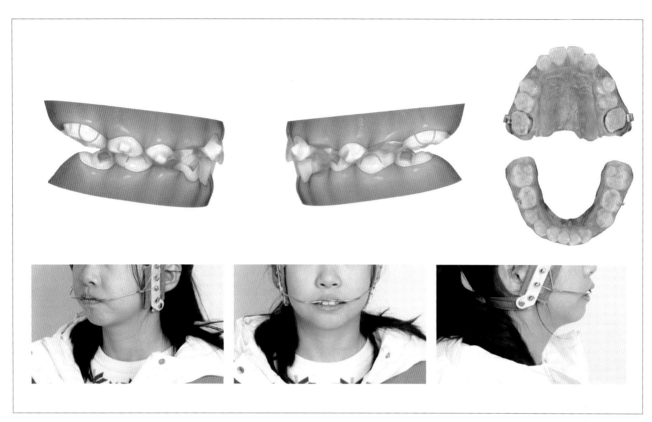

图5-8-6 口外弓配合隐形矫治器设计示意图及治疗情况

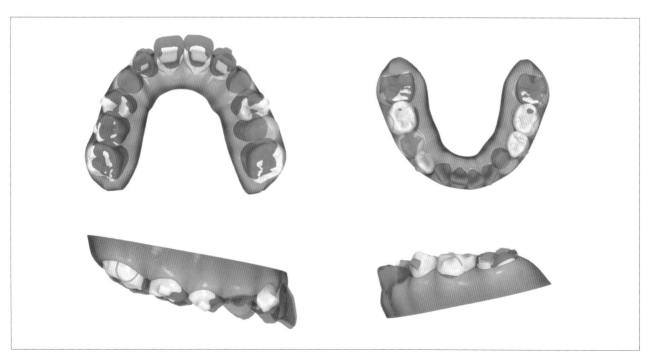

图5-8-7 第3轮矫治设计示意图

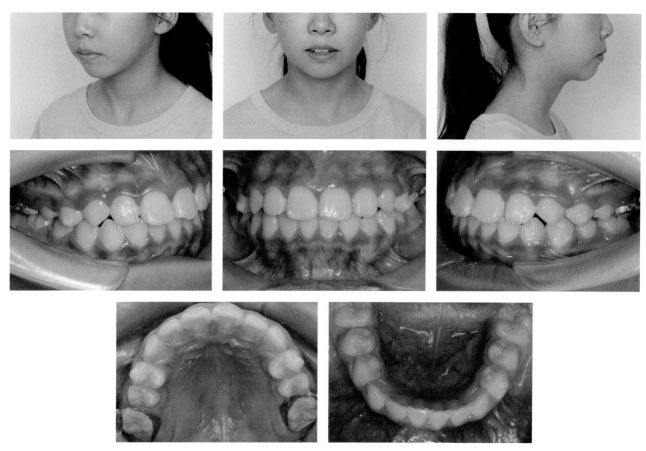

图5-8-8 第3轮矫治后面殆像

转，影响颏部向前旋转改建的效果。所以，针对这类患者，在进行上颌前牙压低内收的同时，佩戴口外弓有助于增强上颌后牙压低作用，减小切牙压低带来的磨牙伸长的副作用，换言之，能更有效地压低切牙。从设计模拟和牙齿移动量表上可见，上颌磨牙和切牙均设计了压低移动（**图5-8-9**）。这种前后牙齿同步压低移动的模式如果没有口外力的协助是不可能实现的。

虽然该病例前牙深覆盖的改善是主要的治疗目标之一，但是在方案设计的推进过程中，并未在治疗早期进行大量的上颌切牙舌倾内收移动设计（**图5-8-10**）。早期过量的上颌切牙内收和直立将对后续下颌

生长发育带来的位置调整产生不利影响。

在最后一轮矫治器设计的过程中上颌双侧尖牙、下颌左侧尖牙和右侧第二前磨牙处于萌出早期，完整牙冠仍未萌出到位。如果此时按照萌出部分的牙冠设计矫治器，矫治器大小仅能展现为目前牙冠大小形状，伴随牙齿进一步萌出，牙冠体积增加，但矫治器形态未能随之变化。并且，即使设计萌出中牙齿为伸长移动，矫治器的移动速度也难以与牙齿自然萌出的速度相匹配。出于这些考虑，该病例在这些牙位设计了假牙空泡，这些假牙空泡可以参考目标殆平面进行高度设计，以期继替恒牙利用自身萌长动力调整进入假牙空泡空隙（**图5-8-11**）。

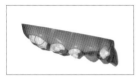

牙齿移动量表													
	1.8	1.7	1.6	1.5	1.4	1.3	1.2	1.1	2.1	2.2	2.3	2.4	2.5	2.6
伸长(E)/压低(I), mm	-	-	0.2 I	0.4 I	0	0.5 I	1.7 I	3.6 I	3.7 I	2.5 I	1.2 I	0	0.6 E	0.4 I

图5-8-9　牙齿压低移动量示意图

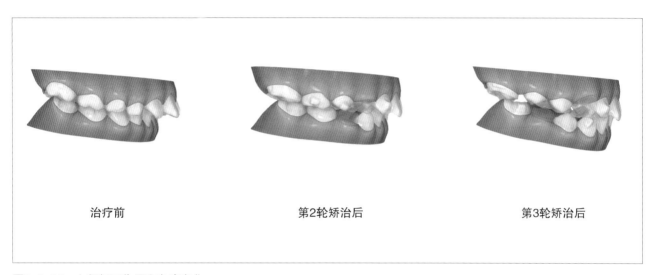

治疗前　　　　　　　　第2轮矫治后　　　　　　　　第3轮矫治后

图5-8-10　上颌切牙位置和角度变化

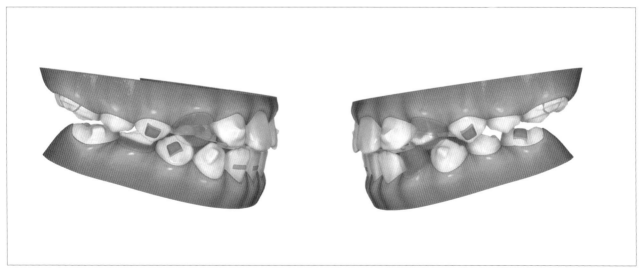

图5-8-11　假牙空泡设计示意图

病例5-9

病例概况

这是一名初诊年龄9岁的女孩，主诉嘴突，"龅牙"，小下巴。腺样体肥大史，具有张口呼吸不良习惯。正面观面部基本对称，侧面观凸面型；口内可见替牙列，第二过渡牙列期，双侧磨牙远中关系，前牙深覆𬌗Ⅱ度、深覆盖Ⅱ度；上中线基本对齐，下中线左偏2mm，上颌牙弓狭窄，中度拥挤，下颌牙弓轻度拥挤（图5-9-1）。替牙列间隙分析

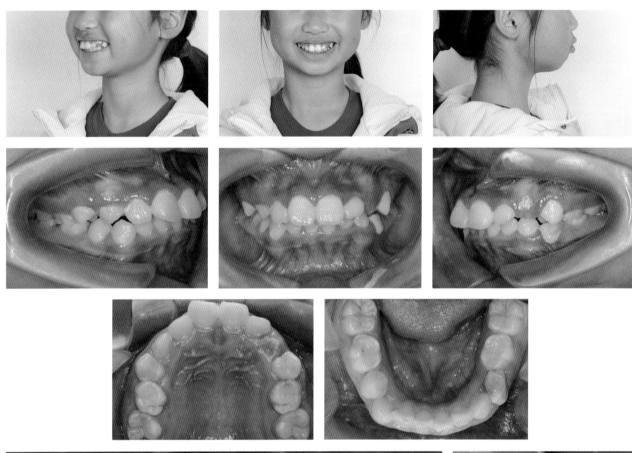

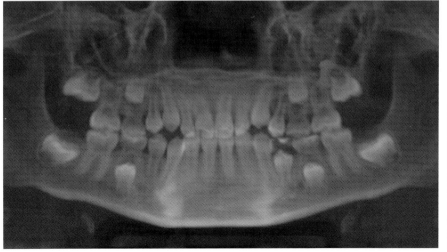

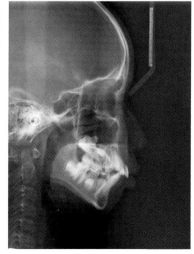

图5-9-1　治疗前病例概况

显示，上颌牙弓可用间隙（84.3mm）大于所需间隙（78.6mm）；下颌牙弓可用间隙（74.2mm）大于所需间隙（68.2mm），不存在牙量骨量不调。头影测量分析结果显示骨性Ⅱ类面型，高角，上颌切牙过度唇倾，下颌切牙直立。

病例诊断

- 安氏Ⅱ类
- 骨性Ⅱ类
- 毛氏Ⅱ类2分类、Ⅳ类1分类、Ⅰ类1分类

治疗过程

该病例的治疗过程与病例5-8类似，第1轮方案设计37副矫治器，主要进行上颌牙弓形态的改善和上下颌的垂直向控制，并未设计上颌切牙的内收移动（图5-9-2）。从重叠模拟图中可见，上颌设计以磨牙为支抗压低上颌切牙，此时配合高位牵引口外弓，可以加强磨牙支抗减少其伸长移动；下颌设计参照切牙的位置进行后段牙齿，特别是第一磨牙的远中倾斜和压低。

第1轮矫治后可见，上颌牙弓形态改善，下颌前牙暂缓排齐，中线改善。前牙覆盖减小，双侧后牙矢状向关系改善（图5-9-3）。

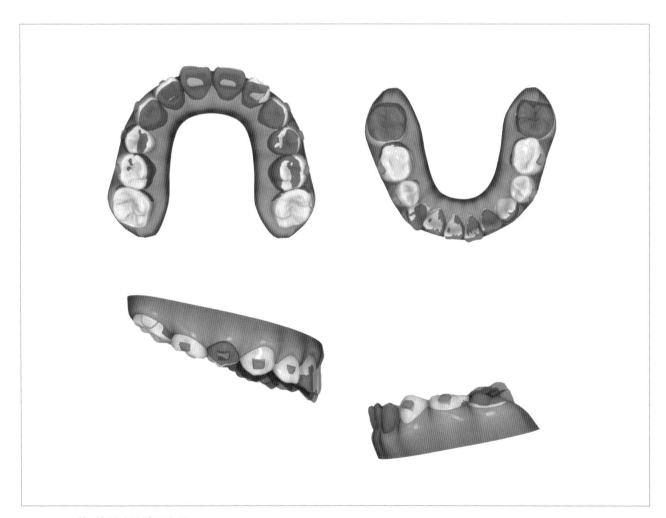

图5-9-2　第1轮矫治设计示意图

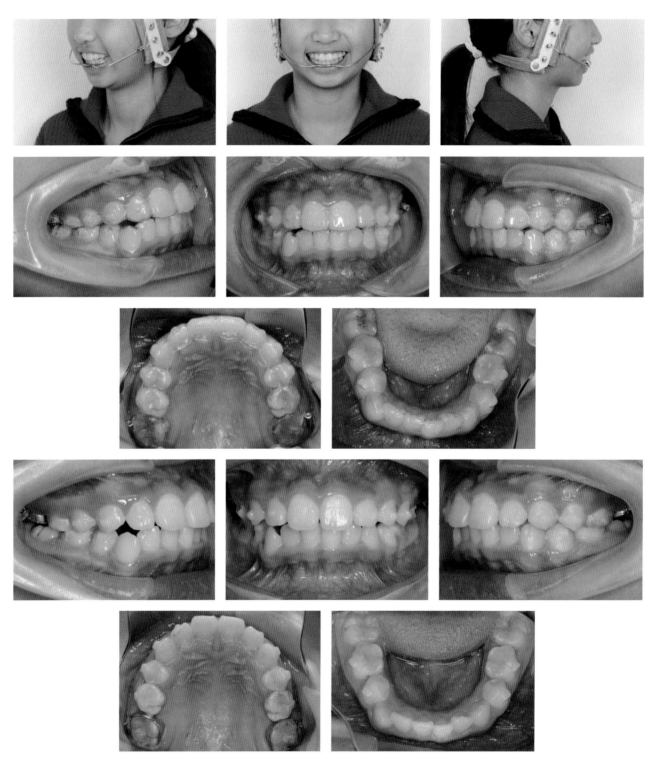

图5-9-3 第1轮矫治后面𬌗像

第2轮方案延续上一轮方案的设计，设计22副矫治器，继续对上下颌牙齿进行垂直向调控，并且开始配合下颌乳磨牙的邻面去釉，对下颌切牙进行压低和内收，去除下颌切牙之前出现的代偿性唇倾变化，为下颌向前生长改建准备充足的前牙覆盖余量。在下颌切牙内收直立变化的同时，此轮方案设计下颌颌位前移模拟下颌向前生长改建的状况（图5-9-4）。

第2轮方案治疗后下颌牙列排齐改善，除了右侧上颌以外，其他3个象限均开始第二前磨牙替换。上颌左侧第二前磨牙替换后近远中可见余隙，与牙弓右

侧尚未脱落的第二乳磨牙相比可见，如果上颌第一磨牙被控制无法近中倾斜或移动，在替换过程中，乳磨牙冠占位间隙即可用于排齐牙列或内收前牙。对比第2轮方案设计终末位和实际口内情况可见，下颌向前生长改建比预计更多，带来前牙覆盖的显著减小（图5-9-5）。

第3轮方案设计延续第2轮方案的设计思路设计33副矫治器（图5-9-6）。治疗后患儿的牙列基本排齐，双侧后牙中性咬合关系，前牙覆𬌗覆盖正常，面型改善（图5-9-7）。

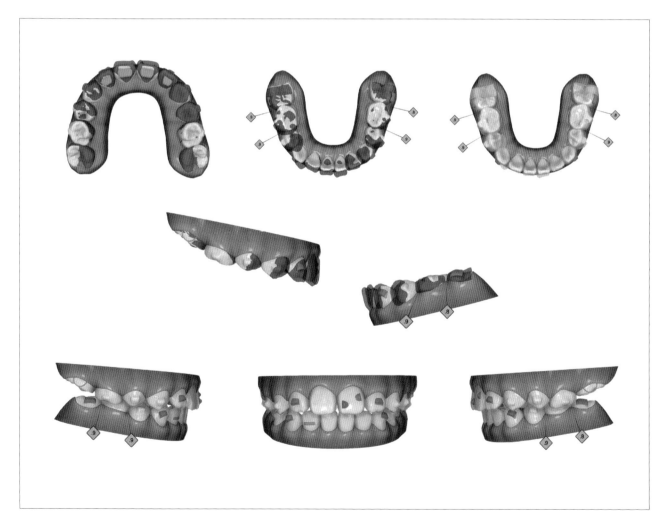

图5-9-4　第2轮矫治设计示意图

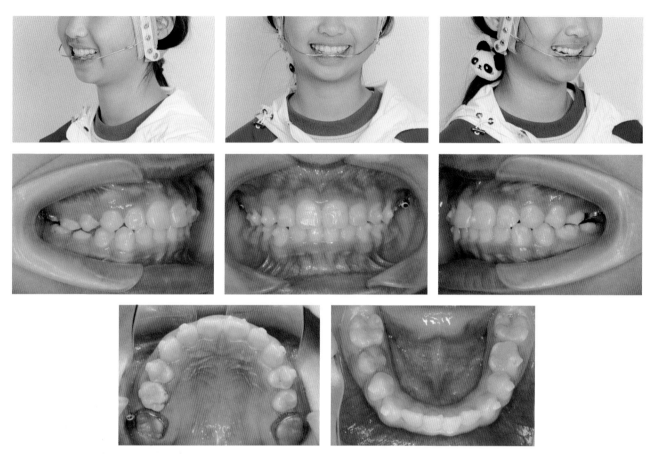

图5-9-5 第2轮矫治后面𬌗像

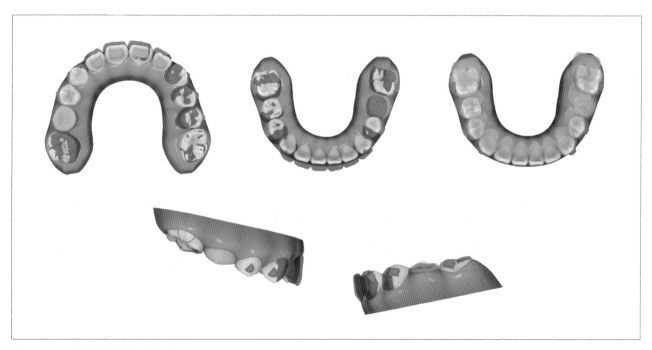

图5-9-6 第3轮矫治设计示意图

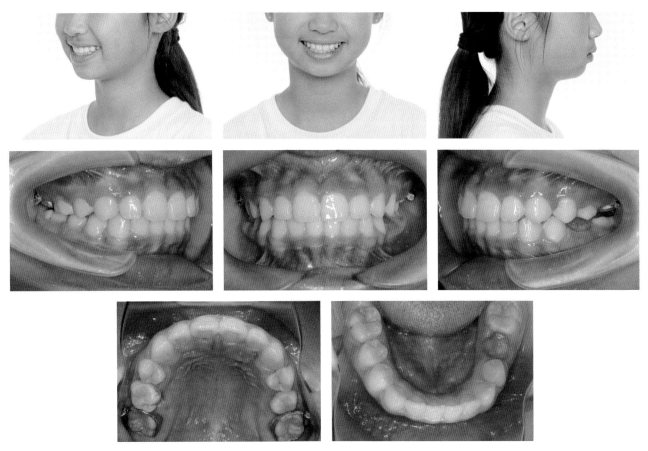

图5-9-7　第3轮矫治后面𬌗像

回顾分析

病例5-8间隔1年的治疗前与治疗中的重叠图和病例5-9间隔8个月的治疗前与治疗中的重叠图表现出相似的治疗及生长变化（**图5-9-8**）。下颌骨重叠情况下可见髁突均表现出显著的生长，这种生长变化成为前颅底重叠情况下下颌发生向前、向下位移的主要动力。这两例病例患儿均为女性，从8～9岁即开始治疗，与上述从11岁开始治疗的男性患儿相比可见，Ⅱ类患儿中女性经历下颌生长发育高峰的时机更早。在上颌重叠情况下，两例患儿的上颌磨牙均表现为远中倾斜变化，但与病例5-8相比，病例5-9在治疗之初即开始戴用高位牵引口外弓，其上颌第一磨牙的伸长量更小；在下颌重叠情况下，病例5-9的下颌第一磨牙表现为原地远中倾斜，而病例5-8的下颌第一磨牙则表现为近中倾斜和少量的伸长。两例病例的切牙垂直向变化也不同，病例5-8的上下颌切牙均表现出垂直向上伸长的变化，而病例5-9的上下颌切牙基本未发生任何垂直向上伸长的变化。从评估间隔时长和下颌前移变化量的比较来看，病例5-9在较短的时间内表现出与病例5-8近似的下颌前移量。虽然两例患儿的生长动力和生长速度各异，但是依据生长治疗变化可以推测，在配合高位牵引口外弓加强上颌后段垂直向支抗的情况下，戴用隐形矫治器调控上下颌前后牙的垂直向变化，有助于生长发育期高角Ⅱ类患儿获得更协调的面型改观。

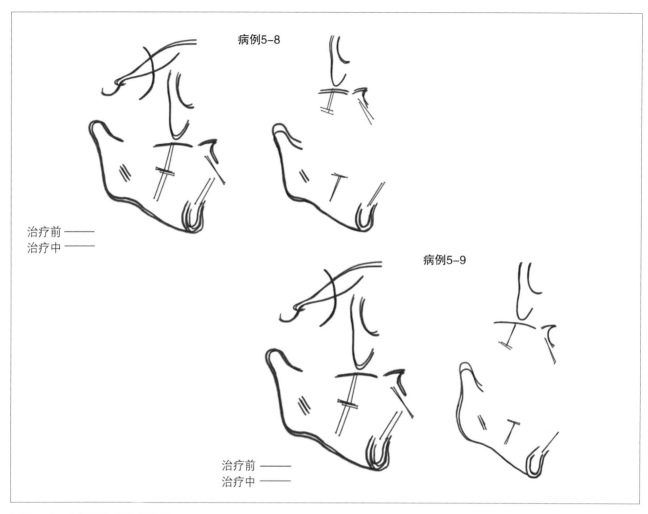

治疗前 ——
治疗中 ——

图5-9-8　头颅侧位重叠分析图

拓展资料

病例5-10

病例概况

　　这是一名初诊年龄10岁的女孩，主诉嘴突，小下巴。慢性鼻炎史，否认不良习惯。正面观面部基本对称，侧面观凸面型；口内可见替牙列，第二过渡牙列期，双侧磨牙远中关系，前牙深覆𬌗Ⅱ度、深覆盖Ⅱ度；上下中线基本对齐，上颌牙弓狭窄，轻度拥挤，下颌牙弓轻度拥挤。头影测量分析结果显示骨性Ⅱ类面型，低角，上颌切牙过度唇倾，下颌切牙直立（图5-10-1）。

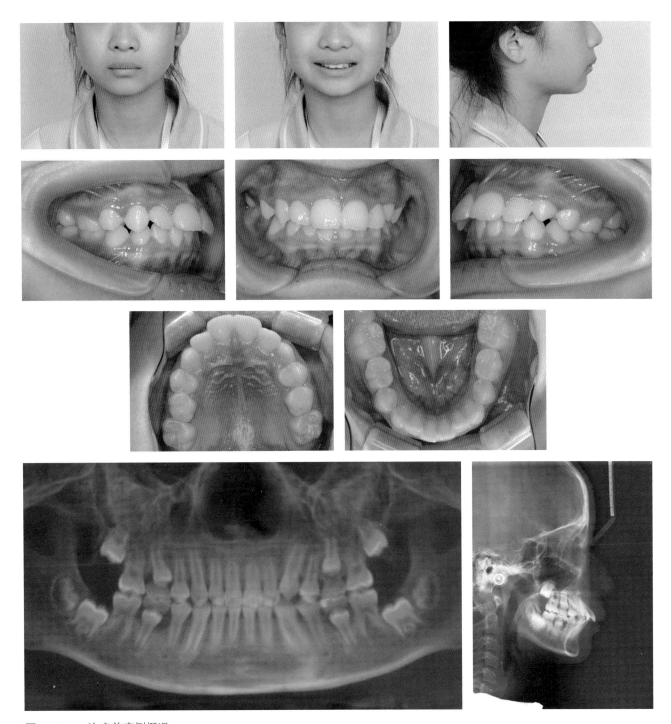

图5-10-1　治疗前病例概况

病例诊断

- 安氏Ⅱ类
- 骨性Ⅱ类
- 毛氏Ⅱ类2分类、Ⅳ类1分类、Ⅰ类1分类

治疗过程

虽然该患儿的错𬌗同样表现为前牙深覆𬌗、深覆盖，但是从头影测量值分析中可见，其骨性Ⅱ类关系主要由于上颌前突而非下颌后缩导致。在使用隐形矫治器内收上颌切牙减小前牙过大覆盖同时，戴用颈牵引口外弓限制上颌生长发育，并远中移动上颌磨牙，为后续内收上颌前牙提供间隙，同时设计隐形矫治器改善上颌牙弓形态，压低并内收上颌前牙，调整前牙深覆𬌗，改善颌间关系（**图5-10-2**）。该轮矫治器设计未纳入上颌第一恒磨牙，因此在方案模拟中显示为不可移动状态，但是，从阶段口内照片（**图5-10-3**）可见双侧磨牙关系改善为中性。

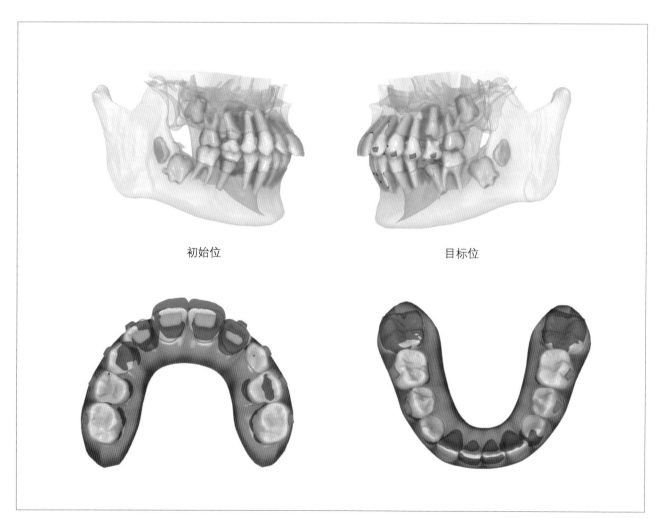

初始位　　　　　　　　目标位

图5-10-2 第1轮矫治设计示意图

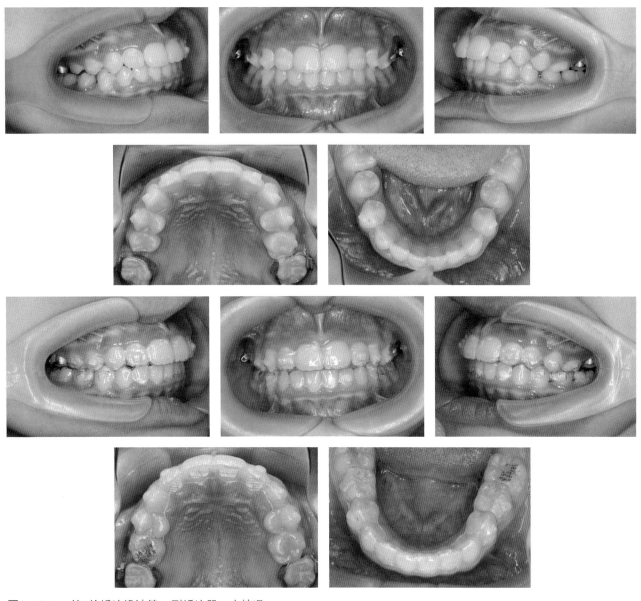

图5-10-3　第1轮矫治设计第17副矫治器口内情况

　　从第1轮治疗后面𬌗像变化情况可见，前牙覆𬌗减轻、覆盖减小（图5-10-4）。虽然第1轮矫治方案中设计了上颌切牙排齐内收，但是参考第1轮矫治前后上颌切牙内收设计量表可见（图5-10-5），上颌切牙在此轮设计中并非计划进行舌向倾斜内收，而是以根唇向移动为主的控根内收移动。由此推断前牙覆盖的改善（图5-10-6）不仅来自上颌切牙的内收变化，可能也来自下颌生长改建带来的下颌前移。

　　伴随第二乳磨牙替换成第二恒前磨牙的过程，上下颌牙弓内部均产生间隙，可用于排齐牙列，内收

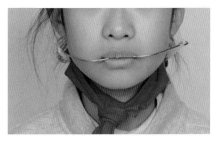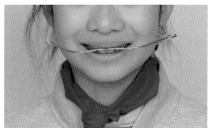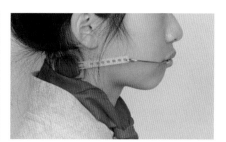

图5-10-4　第1轮矫治后面像

牙齿移动量表		牙冠				牙根			
		1.2	1.1	2.1	2.2	1.2	1.1	2.1	2.2
伸长(E)/压低(I), mm		0.4 I	2.0 I	2.0 I	1.0 I	0.4 I	2.0 I	2.0 I	1.0 I
相对伸长/压低, mm		0.4 I	1.0 I	1.2 I	1.4 I	-	-	-	-
整体移动, 颊(B)/舌(L)侧, mm		0.9 B	0.6 L	0.3 L	1.2 B	4.7 B	1.5 B	1.7 B	3.1 B
整体移动, 近(M)/远(D)中, mm		1.4 D	0.4 D	0.1 M	0.5 D	1.2 D	1.7 D	0.4 D	0.7 D
扭转, °		25.8 D	3.7 M	8.8 M	9.3 D	25.8 D	3.7 M	8.8 M	9.3 D
轴倾度, °		0.7 D	3.7 M	1.4 M	0.7 M	0.7 M	3.7 D	1.4 D	0.7 D
倾斜度, °		11.3 L	6.3 L	6.2 L	5.7 L	11.3 B	6.3 B	6.2 B	5.7 B

图5-10-5　第1轮矫治方案上颌切牙设计内收移动量

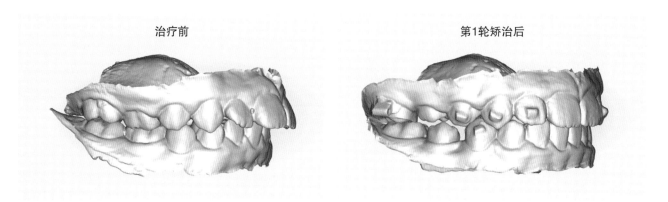

治疗前　　　　　　　　　　　　　　　第1轮矫治后

图5-10-6　第1轮矫治前后前牙覆盖和上颌切牙唇倾度变化

前牙。此时上颌左侧第二乳磨牙仍未替换，第2轮矫治方案设计中上颌并未急于利用余隙内收上颌前牙，而是维持现有切牙矢状向位置，观察下颌生长发育变化。下颌则设计利用牙弓现有余隙，内收下颌前牙，然后通过模拟下颌颌位变化建立前牙正常覆盖（图5-10-7～图5-10-9）。恢复前牙正常覆盖的途径多种多样，可以使用牙齿的相对移动，比如上颌前牙内收，下颌前牙唇倾；或者借助颌骨自身的生长动力，

维持上颌切牙现有位置，伴随下颌向前生长发育下颌前牙唇向位移而减小前牙覆盖；或者两者兼而有之。该患儿正处于下颌生长发育高峰期，首选下颌伴随生长发育变化而发生位移向前改建的变化，从而带动下颌牙齿前移的设计方案。此时，下颌切牙应利用牙弓现有间隙进行内收以准备充足的覆盖余量供下颌向前生长发育使用（图5-10-10）。

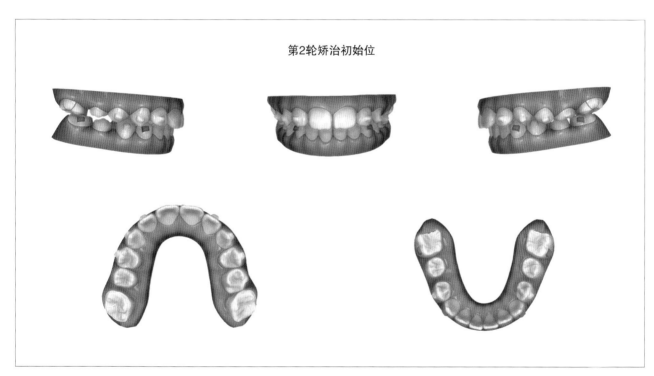

图5-10-7　第2轮矫治设计示意图-1

第2轮矫治目标位

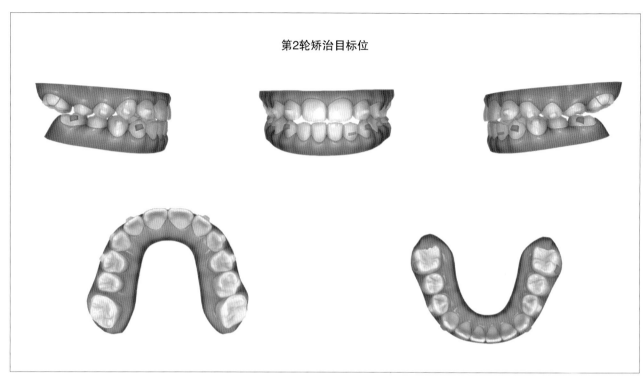

图5-10-8　第2轮矫治设计示意图-2

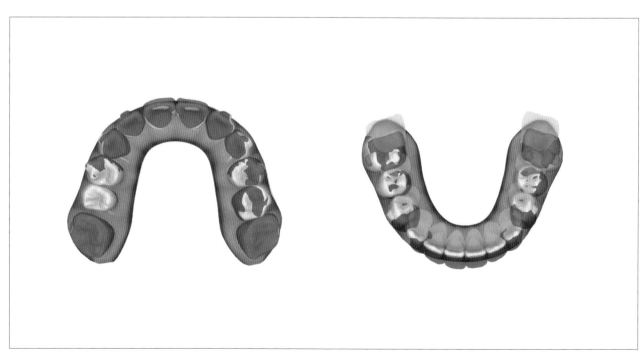

图5-10-9　第2轮矫治设计示意图-3

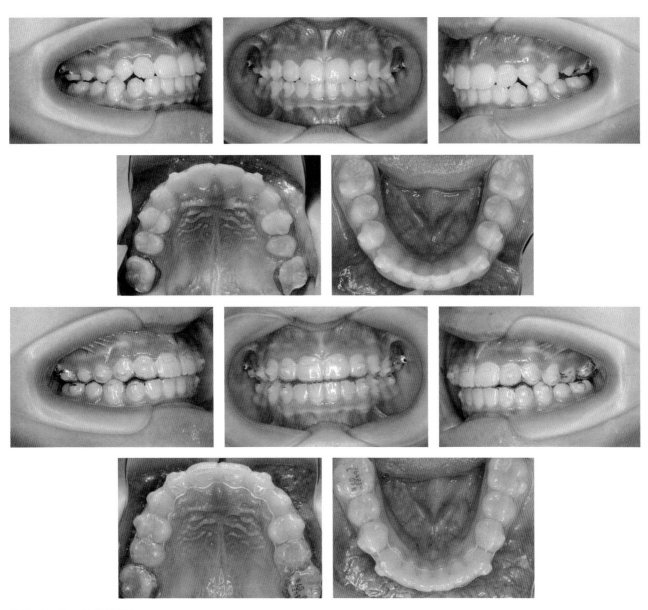

图5-10-10 现阶段殆像

▌回顾分析

从治疗前后间隔6个月的头颅侧位重叠图上可见，在前颅底重叠的条件下，下颌骨表现出向前、向下的位移变化；在上颌重叠的条件下，上颌切牙表现出内收变化，而上颌第一磨牙表现出向远中伸长的变化；在下颌重叠的条件下，下颌切牙位置基本维持不变，下颌磨牙表现出向远中倾斜的变化。在下颌重叠中可见髁突出现显著向上、向前的生长，这正是下颌骨发生向前、向下位移变化的主要动力。在下颌向前生长改建动力充足的前提下，上下第一磨牙向远中倾斜变化有助于控制后段牙齿垂直总高度，利于殆平面发生逆时针旋转，从而顺利地表现出下颌向前的位移改变，进而有助于减小前牙覆盖（**图5-10-11**）。

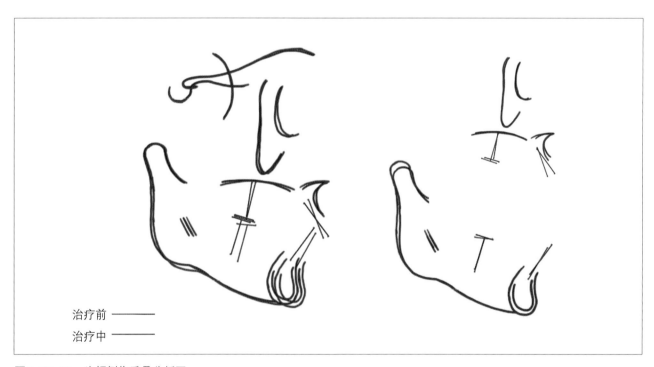

治疗前 ———
治疗中 ———

图5-10-11 头颅侧位重叠分析图

参考文献

[1] Tulloch JF, Phillips C, Koch G, et al. The effect of early intervention on skeletal pattern in Class II malocclusion: a randomized clinical trial[J]. Am J Orthod Dentofacial Ortho, 1997, 111(4):391-400.

[2] O'Brien K, Wright J, Conboy F, et al. Early treatment for Class II Division 1 malocclusion with the Twin-block appliance: a multi-center, randomized, controlled trial[J]. Am J Orthod Dentofacial Orthop, 2009, 135(5):573-579.

[3] Tulloch JF, Proffit WR, Phillips C. Outcomes in a 2-phase randomized clinical trial of early Class II treatment[J]. Am J Orthod Dentofacial Orthop, 2004, 125(6):657-667.

[4] Wheeler TT, McGorray SP, Dolce C, et al. Effectiveness of early treatment of Class II malocclusion[J]. Am J Orthod Dentofacial Orthop, 2002, 121(1):9-17.

[5] Kallunki J, Bondemark L, Paulsson L. Comparisons of costs and treatment effects-an RCT on headgear activator treatment of excessive overjet in the mixed and late mixed dentition[J]. Eur J Orthod, 2022, 44(1):86-94.

[6] Owens D, Watkinson S, Harrison JE, et al. Orthodontic treatment for prominent lower front teeth (Class III malocclusion) in children[J]. Cochrane Database Syst Rev, 2024, 4(4):CD003451.

[7] Kallunki J, Sollenius O, Paulsson L, et al. Oral health-related quality of life among children with excessive overjet or unilateral posterior crossbite with functional shift compared to children with no or mild orthodontic treatment need[J]. Eur J Orthod, 2019, 41:111-116.

[8] Seehra J, Fleming PS, Newton T, et al. Bullying in orthodontic patients and its relationship to malocclusion, self-esteem and oral health-related quality of life[J]. J Orthod, 2011, 38:247-256.

[9] Cobourne MT, DiBiase AT, Seehra J, et al. Should we recommend early overjet reduction to prevent dental trauma?[J]. Br Dent J, 2022, 233(5):387-390.

[10] Petti S, Glendor U, Andersson L. World traumatic dental injury prevalence and incidence, a meta-analysis—One billion living people have had traumatic dental injuries[J]. Dent Traumatol, 2018, 34:71-86.

[11] Petti S. Over two hundred million injuries to anterior teeth attributable to large overjet: a meta-analysis[J]. Dent Traumatol, 2015, 31(1):1-8.

[12] Zhang X, Baumrind S, Chen G, et al. Longitudinal eruptive and posteruptive tooth movements, studied on oblique and lateral cephalograms with implants[J]. Am J Orthod Dentofacial Orthop, 2018, 153(5):673-684.

[13] Al-Zoubi EM, Al-Nimri KS. A comparative study between the effect of reverse curve of Spee archwires and anterior bite turbos in the treatment of deep overbite cases[J]. Angle Orthod, 2022, 92(1):36-44.

CHAPTER ●

第6章

6

替牙列期前牙反殆
的治疗

TREATMENT OF
ANTERIOR CROSSBITE
CASES IN MIXED
DENTITION

　　前牙反𬌗，俗称"兜齿"，是广为大众所熟知的错𬌗畸形。从乳牙列、替牙列到恒牙列，各牙列阶段均可见"兜齿"患者前来求诊。遗传骨面型特征、婴儿喂养模式不当、鼻咽气道堵塞或口腔不良习惯等因素均有可能与"兜齿"相关。其中，鼻咽气道堵塞或口腔不良习惯等因素在进行早期矫治的过程中是可控的，但是，遗传骨面型特征无法通过早期矫治改变。在对生长发育期患儿制订前牙反𬌗的治疗策略时，首先应该明确病因，特别是准确判断患儿是否具有Ⅲ类骨面型（表现为上颌后缩和/或下颌前突）的遗传特征。

第1节　前牙反𬌗的治疗策略

　　如果患儿在前牙反𬌗的基础上，表现为Ⅲ类骨面型特征，并且具有相应的家族史，应谨慎开始早期矫治。具有遗传特征的患儿其骨面型异常不会因环境因素变化或接受生长发育期治疗而发生根本改变，生长发育序列研究结果提示，骨性Ⅲ类患儿其上下颌在矢状向上的差异，随着生长发育推进而加重，其中下颌过度逆时针旋转生长是主要原因。并且，与女孩相比，男孩的上下颌骨间关系不调的程度更重[1-2]。生长发育期骨性Ⅲ类的治疗可以在一定程度上缓解上下颌骨发育差异的严重程度，但是，无法改变其骨面型原本的生长发育趋势。在2022年发表于《中华口腔医学杂志》上的替牙期错𬌗畸形的早期矫治专家共识中即明确提出"对于部分严重的，特别是有先天遗传因素的骨性错𬌗，即便患儿按时戴用矫治器，也未必能取得良好的疗效，可能仍需成年后配合正颌手术治疗，从这个意义上讲，此类骨性畸形也可不进行早期干预[3]"。对具有遗传特征的颌骨间关系异常的患者，正颌手术是纠正颌骨间异常关系的根本手段。

　　然而，从维护患儿生长发育过程中的身心健康的角度出发，可以考虑早期矫治纠正前牙反𬌗，减轻颌骨间异常程度。对此类患儿进行早期矫治应该建立在与患儿及家长充分沟通的基础上，在治疗开始前应明确告知患儿及家长，早期矫治无法更改由遗传特征决定的颌间关系类型和生长发育趋势，仅可减轻颌骨关系的异常程度，但不排除成人后仍需进行正颌手术改善骨面型的可能性。在与患儿及家长达成共识的基础上，可对骨性Ⅲ类患儿分步进行系列治疗，主要包括乳牙列期𬌗垫舌簧治疗和/或功能矫治器治疗、替牙列期前方牵引治疗和恒牙列初期综合矫治或成人后的正畸-正颌联合治疗。其中，替牙列期前方牵引是生长发育期对骨性Ⅲ类患儿进行早期矫治的常见方式。

　　从生长发育变化的固定趋势来看，相对于激进地开始早期矫治，不如通过对患儿进行定期监测，拍摄固定间隔的头颅侧位片（常见以1年为间隔），评估患儿的上下颌之间的生长增速差异，对患儿接受早期矫治的预后进行大致的判断后，再选择恰当的时机和便捷的矫治手段。Ngan教授曾提出使用生长治疗反应指数（growth treatment response vector，GTRV）对个体下颌生长趋势和早期矫治的预后进行评估[4]。使用初始头颅侧位片的解剖殆平面（上颌磨牙的近中颊尖和上颌切牙切缘连线）作为参考平面，分别通过上颌骨A点和下颌骨B点向参考平面作垂线，将垂足分别记作A0和B0。对序列头颅侧位片做前颅底重叠，将后续阶段的上颌骨和下颌骨点按照上述方法也投射到同一个参考平面上，记作A1、A2……和B1、B2……，分别计算各阶段与初始阶段的A点和B点在参考平面上的距离，参照下述公式进行GTRV指数计算：

$$GTRV = \frac{\text{上颌水平生长变化量} An-A0 \text{（mm）}}{\text{下颌水平生长变化量} Bn-B0 \text{（mm）}}$$

通过对在替牙列期（平均年龄8.4~9.3岁）接受前方牵引治疗的患儿进行治疗3~4年之后的随访，如果随访时前牙仍可维持大于1mm的正覆盖，则视为治疗成功，否则视为治疗失败。回顾治疗成功和治疗失败的病例各20例，比较两组GTRV指数，结果显示：治疗成功组GTRV=0.49±0.14（0.33~0.88）；治疗失败组GTRV=0.22±0.10（0.06~0.38）。临床中可对患儿序列生长发育头颅侧位片进行测量，使用该指数对其生长趋势进行判断，如果GTRV指数在治疗成功的估算范围内，在替牙列期采用前方牵引治疗的预后较好。

如果患儿不具有家族史及遗传Ⅲ类骨面型特征，仅表现为单纯的前牙反殆，其致病因素可能更多地来自环境因素的改变，比如婴儿喂养模式不当、鼻咽气道堵塞、口腔不良习惯或替牙异常等因素。在这种情况下，可以在替牙列期对症治疗即可。此时治疗的成功实施不仅取决于正畸矫治器的戴用，更与口颌功能平衡控制密切相关。如果患儿由于扁桃体肥大导致气道堵塞无法得到有效的治疗改善，将不利于患儿进行张口呼吸或吐舌吞咽等不良口腔习惯的戒除。如果上述不良口腔习惯在戴用正畸矫治器的过程中一直反复发生，矫治效果将大打折扣，治疗后稳定性也无从谈起。

第2节　乳牙列期的治疗选择

乳牙列期前牙反𬌗患儿多见与喂养模式不当、吐舌吞咽不良习惯或做鬼脸等因素相关，此期患儿对治疗手段配合度较低，一般不建议采取复杂的治疗手段，进行主动肌功能训练的效果无法保证，建议密切关注患儿气道状况，及时发现并处理气道堵塞状况，比如扁桃体肥大等情况，避免出现因长期气道堵塞而伴发的张口呼吸或吐舌吞咽等不良口腔习惯。如果患儿的自主配合度较好，可考虑在本阶段戴用𬌗垫舌簧矫治器，解除前牙反𬌗状态。需要提醒家长注意，该矫治器必须在家长的监控下进行，由于舌簧钢丝存在折断脱落的风险，上幼儿园或者外出活动等社交场合不建议戴用此矫治器。另外，𬌗垫舌簧矫治器的治疗效果与乳切牙的稳定性密切相关，患儿从3.5~4.0岁开始治疗是较好的时机。如果患儿初诊时已满5.0~5.5岁，与恒切牙替换时机相距不远，可能在戴用矫治器的过程中出现恒切牙替换，或者在刚结束𬌗垫舌簧矫治器后就出现了恒切牙的替换。如果经

𬌗垫舌簧治疗后前牙覆𬌗覆盖在过矫治的状态下能保持至少6个月，将有助于提高治疗效果的稳定性，有利于解除吐舌吞咽等不良习惯。熟练使用功能矫治器的临床医生，也考虑在此时期尝试Frankle（FR）Ⅲ型功能矫治器进行前牙反𬌗治疗。如果此期已明确患儿具有骨性Ⅲ类家族史，乳牙列早期行𬌗垫舌簧矫治的必要性有所下降，即使戴用该矫治器解除了乳牙列期的前牙反𬌗问题，由于下颌骨的生长发育趋势无法改变，替牙列期也常见前牙反𬌗复发。

以往生长发育序列研究结果显示，具有骨性Ⅲ类面型的女童将在10~12岁经历下颌生长发育高速生长期，男童则在12~15岁期间，而上颌生长发育高峰比下颌生长发育高峰更早出现[1,5]。对于具有骨性Ⅲ类面型的女童而言，上颌生长发育高峰常见于乳牙列晚期至替牙列早期的阶段（6.5~8.0岁），此时可考虑进行第一期前方牵引治疗（配合Hass扩弓器），通过改变颌骨间位置关系改善前牙反𬌗。

第3节　替牙列期的治疗选择

替牙列期临床上常见的前牙反殆类型包括因替牙异常或牙弓拥挤带来的前牙个别牙反殆和具有骨性Ⅲ类特征的前牙反殆患儿。由于替牙异常，如乳切牙滞留导致上颌恒切牙腭向萌出，可表现为前牙个别牙反殆；或者在恒切牙替换的阶段，由于生理性前牙拥挤导致个别上颌切牙腭侧移位，表现为前牙个别牙反殆。如果这种个别前牙反殆未能得到及时的改善，异常的咬合接触关系后续可能会导致上颌反殆牙位的切牙根成角发育，或者对侧反殆牙位的唇侧牙龈部分退

缩。此时，我们可以考虑使用带扩弓器的殆垫舌簧矫治器或者隐形矫治器进行治疗。

使用隐形矫治器改善这种个别前牙反殆，下颌对侧反殆牙位出现唇侧牙龈退缩的情况（图6-1），需要谨慎处理上下颌排齐的顺序，第1轮方案设计仅进行上颌扩弓排齐设计，暂缓下颌牙列排齐移动（图6-2和图6-3）。

待下颌牙列开始出现牙齿替换产生间隙时，再设计第2轮方案行下颌牙列排齐。此时虽然下颌牙列

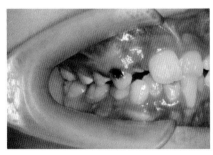
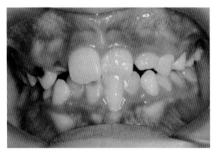
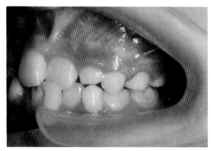
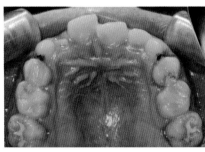
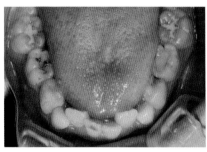

图6-1　替牙列期个别牙反殆伴有下颌前牙牙龈退缩病例-治疗前殆像

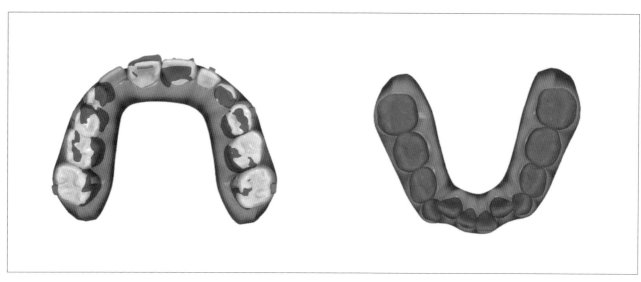

图6-2 第1轮矫治设计示意图

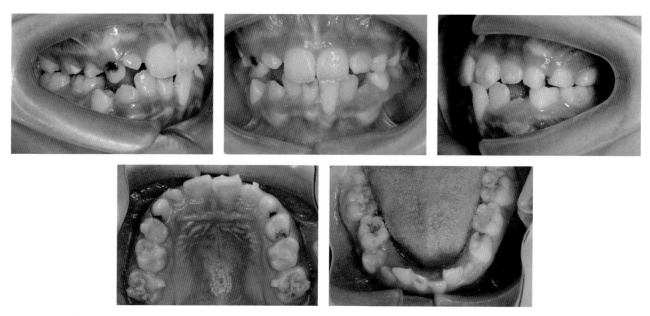

图6-3 第1轮矫治后𬌗像

进入第二过渡牙列期开始颊侧牙段的替换，但是第二乳磨牙仍未能在短期内脱落，此时可考虑设计第二乳磨牙邻面去釉模拟其替换时产生替牙间隙（leeway space）用于前牙排齐。与此同时，上颌设计乳尖牙远中保留间隙，避免切牙过度内收，同时也为后续恒牙替换准备间隙。待下颌唇侧异位切牙所需排齐间隙准备充足后，开始内收切牙，并同时添加根舌向转矩（**图6-4**）。

由此可见，在对替牙列期进行隐形矫治的过程中，上下颌牙列排齐依循不同的间隙调控策略，这与上下颌牙弓宽度发育以及牙齿发育替换间隙变化各异密切相关。第2轮矫治后，伴随下颌切牙内收排齐，左侧下颌中切牙唇侧牙龈退缩情况有所好转（**图6-5**）。

在后续的牙齿替换过程中，由于颊侧段牙齿的陆续替换，侧方咬合丧失支撑，此时易产生前牙干扰（**图6-6**）。

在这种情况下，隐形矫治器可起到稳定牙弓形态、支撑侧方咬合、缓解前牙早接触的作用。第3轮和第4轮矫治方案即设计牙列精细排齐与咬合关系调整（**图6-7和图6-8**）。

在经历26个月治疗后，患儿个别前牙反𬌗的情况得到改善，与治疗前相比，下颌左侧中切牙的唇侧牙龈退缩情况伴随牙齿的内收排齐得到显著改善（**图6-9**）。

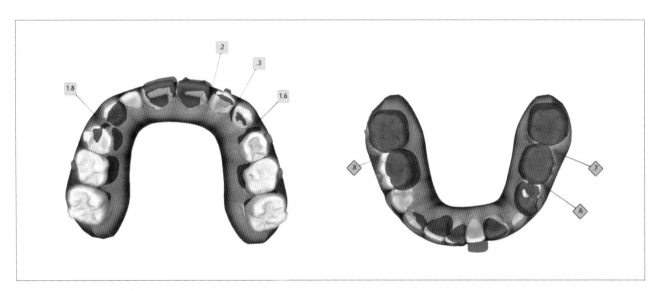

图6-4　第2轮矫治设计示意图

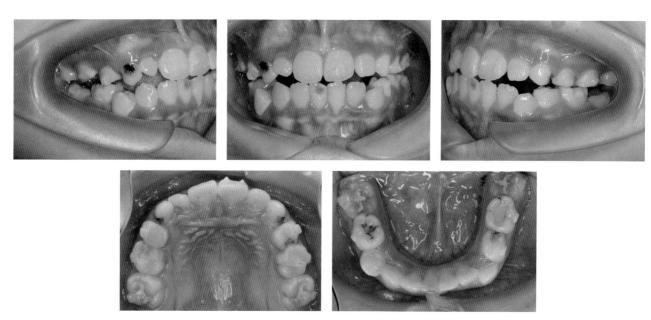

图6-5 第2轮矫治后殆像

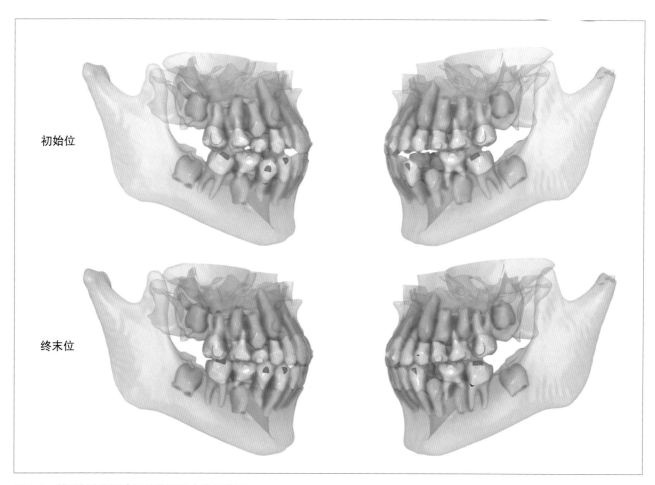

图6-6 第3轮矫治设计初始位和终末位示意图

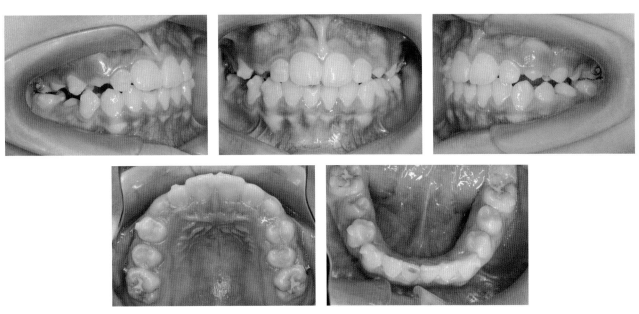

图6-7　第3轮矫治第11步阶段𬌗像

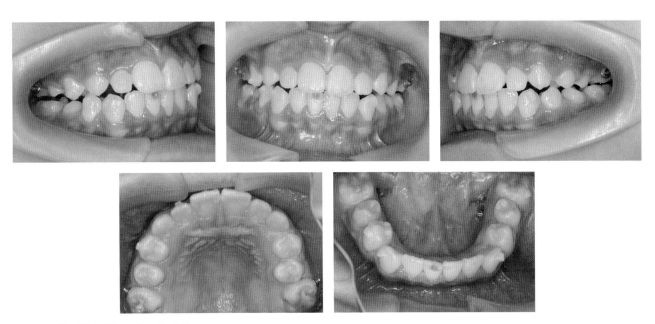

图6-8　第3轮矫治第22步阶段𬌗像

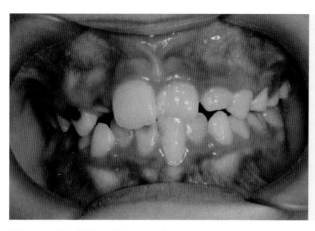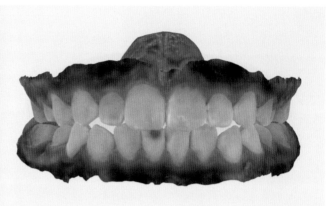

图6-9 治疗前与现阶段正𬌗像对比图

对于伴有骨性异常的前牙"兜齿"患儿而言，戴用前方牵引矫治器改善颌骨间关系异常是早期矫治中不可或缺的一步。处于替牙列期的患儿正值上颌骨生长发育高峰期，对于上颌存在发育不足的骨性Ⅲ类患儿而言，此期是促进上颌骨生长发育、改善颌骨间骨性Ⅲ类异常的较好治疗时机。如果同时伴有上颌牙弓狭窄和牙列拥挤的表现，我们可以进行上颌骨性扩弓和前方牵引治疗，但是牙列拥挤的解除并不急于从一开始就着手处理。如果此类患儿的治疗计划包含戴用隐形矫治器进行治疗，那么建议在完成前方牵引治疗，通过颌间关系变化解除前牙反𬌗后开始戴用隐形矫治器排齐牙列，调整咬合关系。

对戴用前方牵引治疗的患儿的头颅侧位片进行前后重叠可见，在前颅底重叠的状态下，上颌发生向前、向下位移变化，同时下颌表现为顺时针旋转变化，下颌位置向后调整（**图6-10**）。

序列生长发育研究的结果显示，在生长发育过程中，与上颌后部相比较而言，上颌前部在矢状向上向前的生长变化量较小，其更多地体现为垂直向上向下的生长变化[6]（**图6-11**）。由此可见，在替牙列期戴用前方牵引矫治器进行骨性Ⅲ类调整时，可期待的治疗变化应该是大量上颌向下、向前生长调整和下颌顺时针旋转生长，以及少量上颌在矢状向上向前绝对增长。以往系统综述也提示相似的治疗变化，仅有极弱的证据表明前方牵引治疗能绝对地改善骨性Ⅲ类异常，中等强度的证据表明该治疗能改善前牙反覆盖，与此同时，下颌基本均表现出顺时针旋转生长变化[7-8]。从这个治疗角度出发，此期患儿进行上下颌牙列排齐的咬合关系调整时，需要注意𬌗平面调控的方向宜设计𬌗平面顺时针旋转的方向，上颌前牙和下颌后牙均应采用伸长的设计模式。

对伴有偏斜的前牙反𬌗，应积极开展治疗，以防

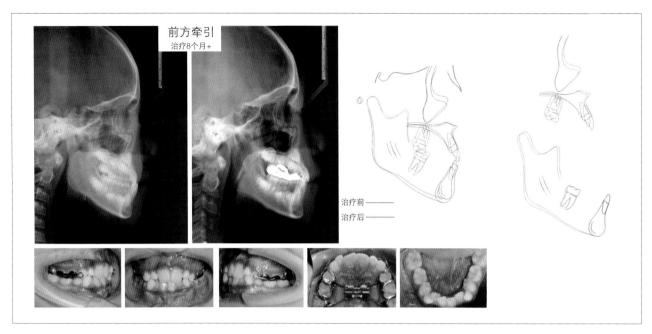

图6-10 前方牵引矫治变化

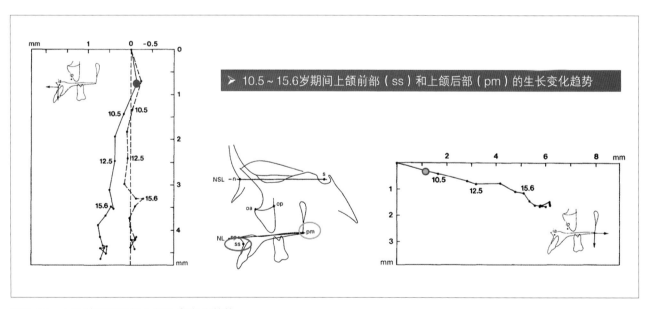

图6-11 上颌前部和后部生长发育变化趋势

面部偏斜程度伴随生长发育而加重。首先我们需要明确单侧后牙反𬌗是否伴有骨性偏斜问题，如果存在显著的颌骨双侧形态非对称，需要明确地告知患儿及家长，此时进行早期矫治解除单侧后牙反𬌗和/或前牙反𬌗可以阻止未来骨性面部偏斜进一步发展及加重，但是业已形成的骨性偏斜状态并不会在早期矫治过程中得以改正。除了通过后前位头颅正位片或者CBCT进行颌骨对称性检查以外，还需要通过临床检查明确患儿的单侧后牙反𬌗是否存在功能性的问题，是否在下颌功能移动的过程中存在𬌗干扰。此时我们可以先对患儿采集三维数字模型，在方案模拟中通过下颌颌位调整将上下颌中线对齐。并且可以设置将颌位调整放置在治疗初始阶段，从咬合背面进行观察，打开咬合接触指示功能，对侧方颌位移动过程中的牙列干扰点进行判断（**图6-12**），临床上常见上颌牙弓狭窄伴有上颌末端磨牙颊倾，此时腭尖下垂易成为下颌颌位调整的干扰点。在方案设计上颌扩弓的同时一般添加根颊向、冠腭向转矩，压低腭尖（**图6-13**）。

综上所述，对替牙列期前牙反𬌗进行治疗时，首先需要明确患儿是否具有骨性Ⅲ类家族史，并且在临床检查中确认患儿是否可后退至对刃位，如果患儿可后退至对刃位，建议加拍对刃位头颅侧位片存档。

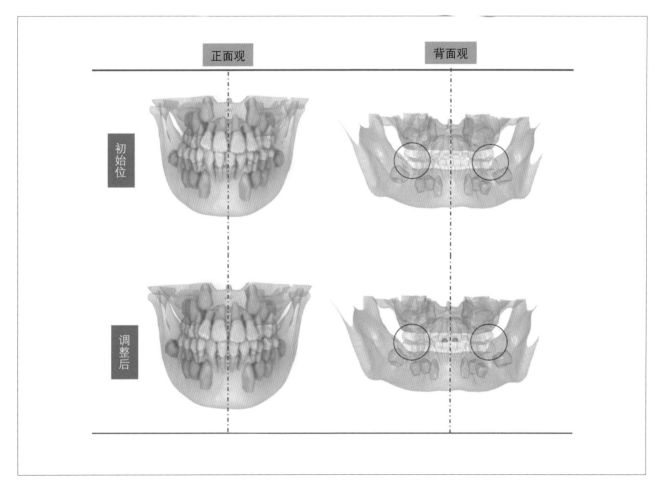

图6-12 偏斜病例颌位调整设计示意图

按照上述家族史和临床检查结果，无家族史并且可后退至对刃位的前牙反𬌗患儿方可考虑戴用隐形矫治器排齐牙列，配合颌间牵引调整咬合关系；在具有家族史的情况下，替牙列期可考虑早期矫形治疗（前方牵引治疗）或者观察随访，对于以上颌后缩为主的骨性Ⅲ类患儿，可充分考虑使用前方牵引进行早期矫形治疗，但是，对于以下颌前突为主的骨性Ⅲ类患儿，成年后行正畸-正颌联合治疗的可能性不容忽视（图6-14）。

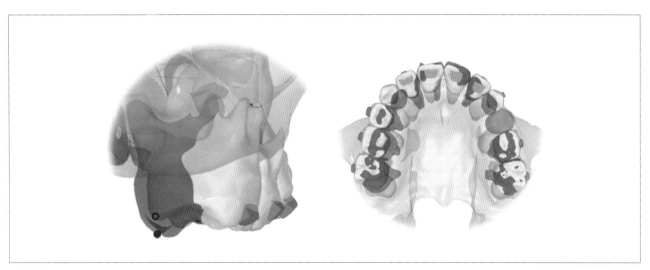

图6-13　上颌扩弓磨牙转矩示意图

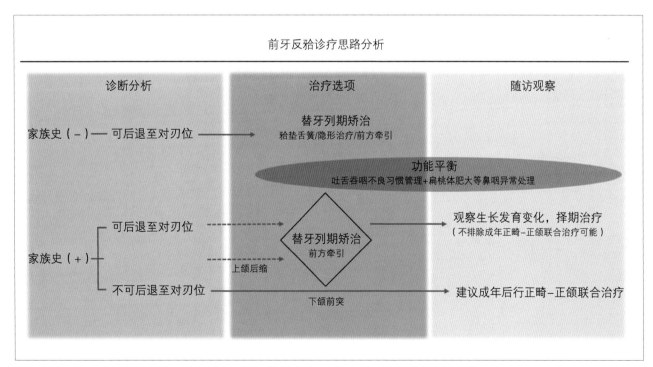

图6-14　前牙反𬌗诊疗思路分析

病例6-1

病例概况

这是一名初诊年龄8岁的女孩，主诉前牙对刃，牙不齐，否认反𬌗家族史，具有腺样体和扁桃体肥大、吐舌吞咽不良习惯；正面观面部基本对称，侧面观凹面型；口内可见替牙列，第二过渡牙列期，右侧磨牙中性关系，左侧磨牙近中关系，前牙对刃，上颌中线居中，下颌中线向左偏移3mm。上下颌牙列未见拥挤（图6-1-1）。头影测量分析显示Ⅲ类骨面型，

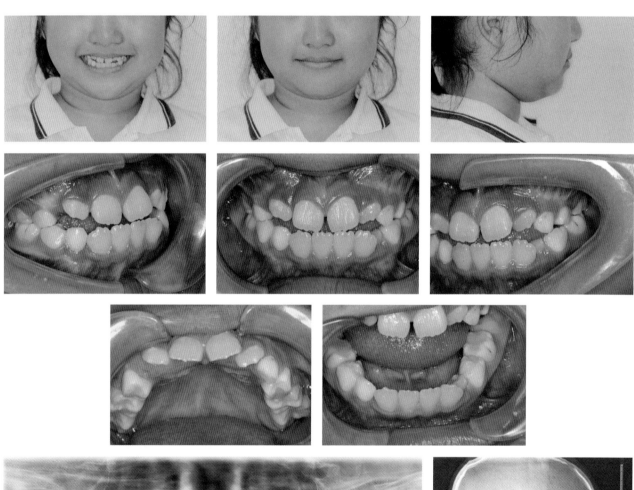

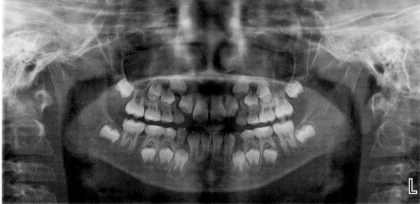

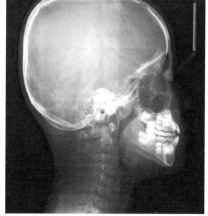

图6-1-1 治疗前病例概况

高角，上颌切牙唇倾，下颌切牙直立。

病例诊断

- 安氏Ⅲ类
- 骨性Ⅲ类
- 毛氏Ⅱ类1分类、毛氏Ⅰ类1分类

治疗过程

基于该患儿不具备反𬌗家族史，并且具有气道异常和吐舌吞咽不良习惯，考虑该病例更倾向于非骨性异常病例，采用全程隐形矫治治疗。到目前为止，治疗时长4年，共设计5轮矫治，分别设计52、33、32、44、34步矫治。在矫治过程中，首先行扩弓排齐，然后配合Ⅲ类牵引，通过压低后牙伸长前牙，改善前牙对刃，建立中性磨牙关系和正常前牙覆𬌗覆盖（**图6-1-2**）。

与Ⅱ类患者不同，对Ⅲ类患者上颌进行扩弓排齐时，设计上颌切牙唇向扩展排齐前牙。但是，这种唇向扩展的移动过程应该是控根移动，而非唇向倾斜移动。从上颌切牙的移动量表数值可见（**图6-1-3**）：

如果从牙齿倾斜度变化来看，牙冠舌向旋转移动、牙根颊向旋转移动；单纯从牙齿倾斜变化来看，貌似上颌切牙发生了冠舌向、根唇向旋转。但是，结合整体移动数值可见，牙根和牙冠均进行唇向位移移动，同时牙根唇向位移的幅度大于牙冠，这种差异将在牙齿实际移动过程中表现为唇向控根移动。同理，下颌切牙设计舌向控根移动。

在前一章Ⅱ类病例的讨论中，我们提到通过压低上颌切牙、伸长后牙调整𬌗平面按照逆时针旋转的方向变化，有利于下颌后缩的患儿在生长发育过程中更容易获得下颌向前生长发育变化。当我们对Ⅲ类患者进行垂直向调控时，实施与Ⅱ类患者相反的𬌗平面调整策略，通过压低后牙，伸长前牙调整𬌗平面按照顺时针旋转的方向变化，以尽可能地限制下颌向前生长发育变化。从第2轮和第3轮方案设计重叠变化中可见，下颌前牙舌向移动包括牙齿移动和颌位变化两部分内容（**图6-1-4和图6-1-5**）。在生长发育过程中，下颌发生向前的生长发育变化，这与Ⅲ类患者

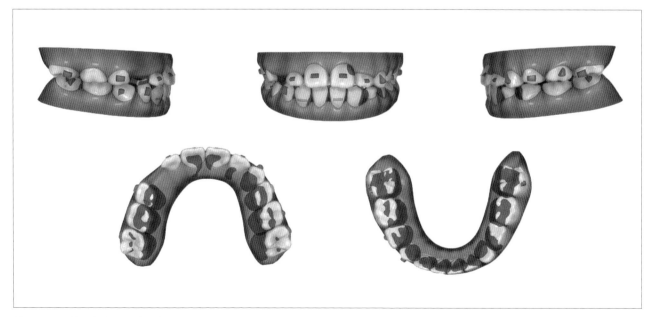

图6-1-2　第1轮矫治设计示意图

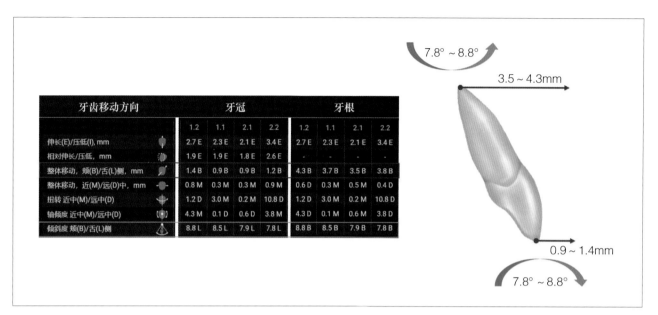

图6-1-3　上颌切牙控根移动示意图

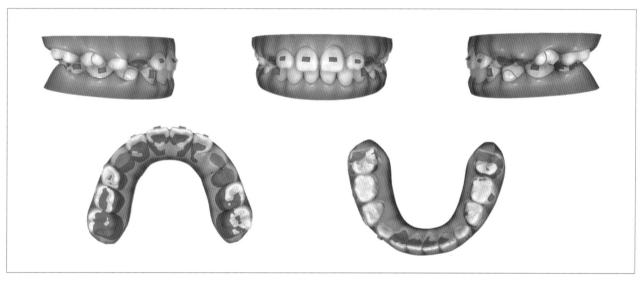

图6-1-4　第2轮矫治设计示意图

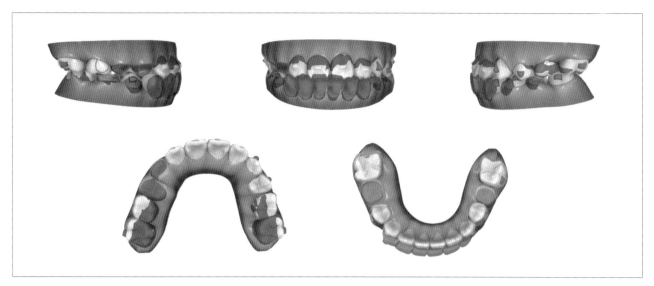

图6-1-5　第3轮矫治设计示意图

的治疗需求方向相反，这种通过颌位调整获得的矢状向变化的有效性值得质疑。在全天佩戴Ⅲ类牵引的同时，建议患儿积极进行舌肌功能训练，改善吐舌吞咽不良习惯，以便去除舌体对下颌产生的不良唇向影响作用。

从序列头颅侧位片比较中可见，患儿开始治疗时颈椎分期处于CS 2，患儿在接受第1轮～第3轮矫治的约2年半过程中正值下颌生长发育高峰，直到第3轮矫治完成后患儿的颈椎分期显示已经达到CS 3～CS 4的变化中间状态。在下颌高速生长的同时戴用隐形矫治器配合Ⅲ类牵引改善Ⅲ类错𬌗是极具挑战的治疗方式。虽然从第3轮矫治后口内𬌗像可见患儿的前牙覆𬌗覆盖已恢复近正常，磨牙关系利用现有牙弓余隙可调整为中性关系（**图6-1-6**），但是，从重叠线条图

可见，下颌矢状向生长量明显大于上颌矢状向生长量。即便在方案设计中考虑到上颌切牙控根移动，希望在唇向扩展切牙的同时获得根唇向转矩变化，但是从上颌重叠图可见，上颌切牙的牙轴仍然表现出唇向倾斜移动。猜想这与上颌唇侧骨增量不足有关，上颌唇侧在上颌向前生长发育过程表现为吸收改建，并且对于Ⅲ类患儿而言，相对于下颌的生长量而言，上颌向前生长发育不足（**图6-1-7**和**图6-1-8**）。

接下来的第4轮和第5轮矫治设计主要内容为配合Ⅲ类牵引近中移动上颌末端磨牙，建立中性磨牙关系。第5轮矫治设计中，在上颌第一磨牙𬌗面添加了水平矩形附件当作𬌗垫使用，协助上颌第一磨牙压低，从而调整𬌗平面向顺时针旋转方向变化（**图6-1-9**～**图6-1-11**）。

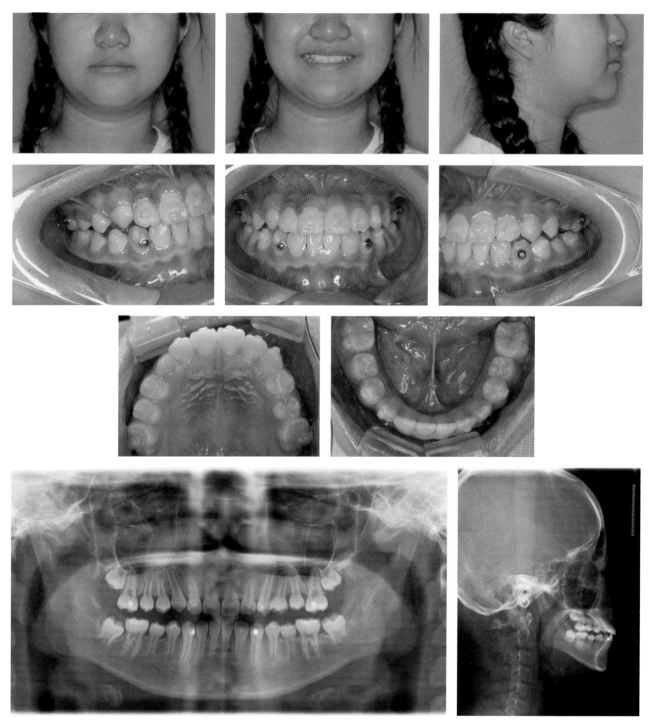

图6-1-6 第3轮矫治后病例概况

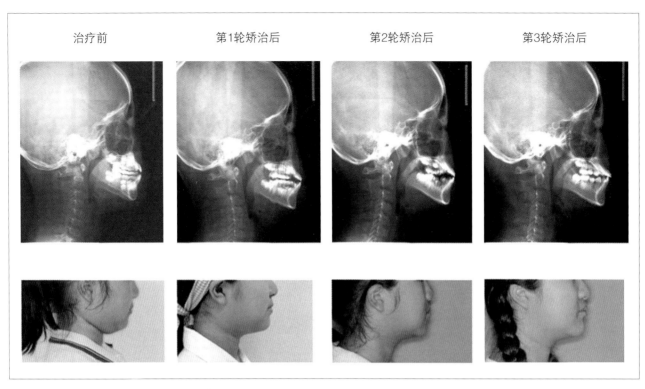

图6-1-7　序列头颅侧位片和侧面像比较

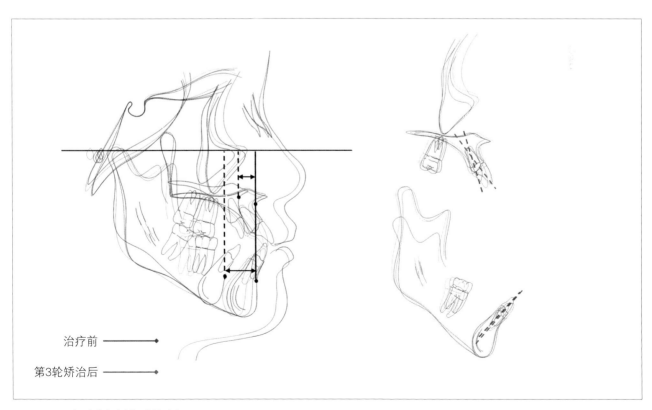

图6-1-8　序列头颅侧位重叠分析

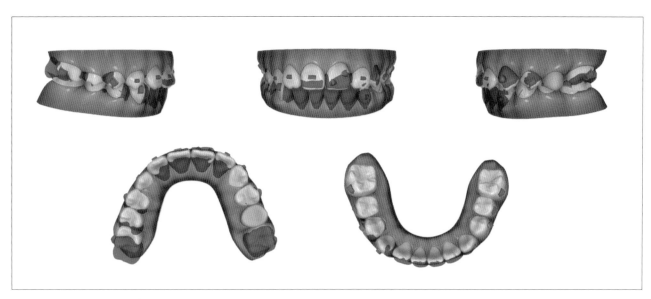

图6-1-9　第4轮矫治设计示意图

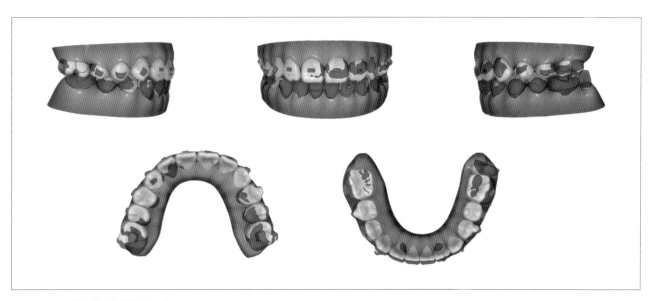

图6-1-10　第5轮矫治设计示意图

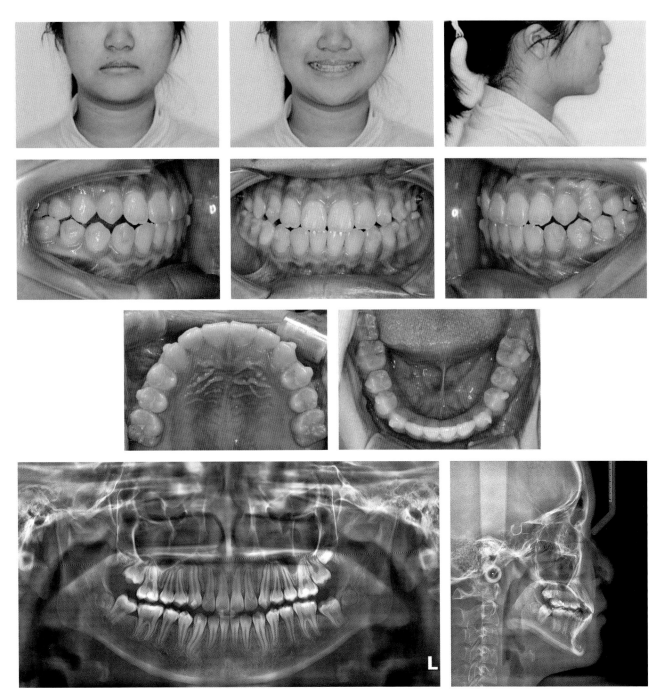

图6-1-11 第5轮矫治后病例概况

📋 病例6-2

▌病例概况

这是一名初诊9岁的男孩，主诉地包天，中缝偏斜；否认反𬌗家族病史，具有扁桃体肥大病史和吐舌吞咽不良习惯。正面观下颌左偏，侧面观直面型；口内可见替牙列，第二过渡牙列期，右侧磨牙近中关系，左侧磨牙中性关系，前牙反覆𬌗、反覆盖，可自行后退至对刃位，上中线与面中线对齐，下中线左偏4mm，双侧上下第二乳磨牙和第一磨牙区对刃；上颌牙弓轻度拥挤，下颌牙弓无拥挤（**图6-2-1**）。头影测量分析结果显示，Ⅲ类骨面型，高角，上下颌切牙直立。

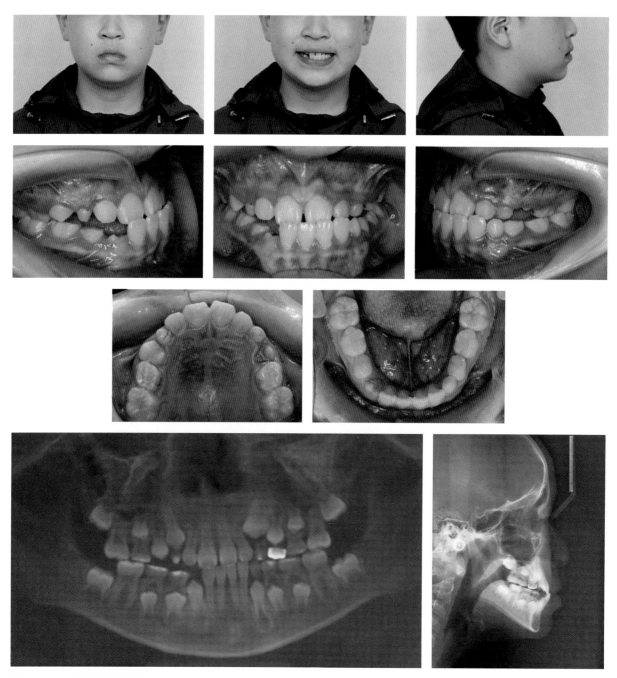

图6-2-1 治疗前病例概况

病例诊断

- 安氏Ⅲ类
- 骨性Ⅲ类
- 毛氏Ⅱ类1分类、Ⅲ类2分类

治疗过程

基于患儿否认反𬌗家族史，并且具有扁桃体肥大病史和吐舌吞咽不良习惯，临床检查中患儿可自行后退至对刃位，考虑该病例为非骨性反𬌗病例。使用隐形矫治器对其进行治疗，首先进行上颌牙弓形态调整，改善双侧磨牙段对刃状态，配合非对称Ⅲ类牵引过颌位调整对齐中线，建立磨牙中性关系和前牙正常覆𬌗覆盖；虽然该病例考虑为非骨性反𬌗病例，仍考虑配合前方牵引增加上颌唇侧骨量，为上颌切牙唇向扩弓移动和牙根唇向控制移动提供支持（**图6-2-2**和**图6-2-3**）。

第1轮和第2轮方案分别设计16步和25步，主要实施上颌后段牙弓扩弓移动，下颌通过颌位调整对齐上下中线。从下颌𬌗面的重叠中可见，蓝色的牙齿移动重叠部分并未显示左右移动，而黄色颌位移动重叠部分显示下颌中线向右调整（**图6-2-4**）。替牙列治疗当中涉及中线调整的情况时，根据病例的实际情况，优先考虑是否能通过颌位调整获得中线改善，通过去除颌位调整过程中的𬌗干扰因素获得中线调整效果。待第二过渡牙列期牙齿替换牙弓内产生替牙间隙（leeway space）时，方可设计进行牙弓内牙齿平移调整中线。

颌位变化视图在菜单栏"咬合"项目中可选隐藏或在治疗方案初始、全面治疗方案或主动矫治末阶段显示。该病例设计通过颌位调整改善中线偏移，可选将颌位变化在治疗方案初始显示，并可指示技师在方案设计过程中首先将下颌通过颌位调整至中线与上颌中线对齐，然后在此目标颌位下检查可能产生干扰的咬合因素，进行对应的牙齿位置调整。

另外，选择颌位变化视图于全面治疗方案中显示

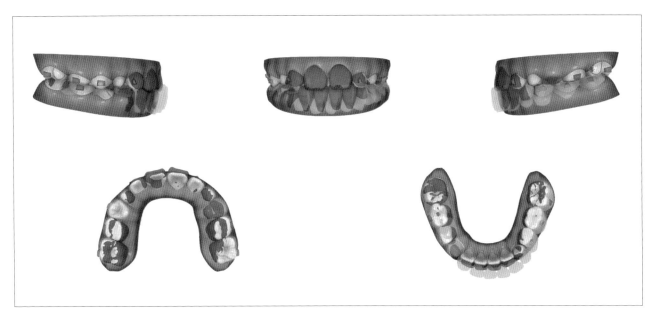

图6-2-2 第1轮矫治设计示意图

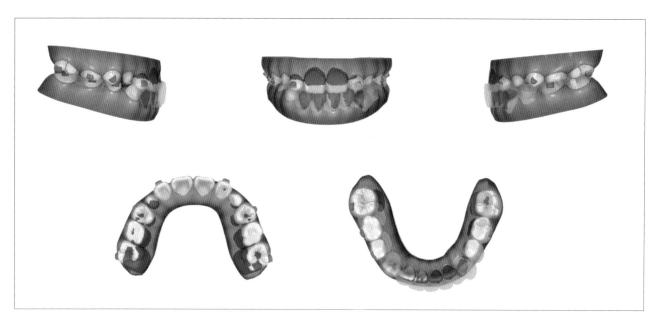

图6-2-3　第2轮矫治设计示意图

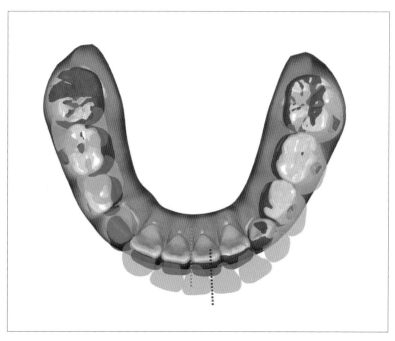

图6-2-4　下颌𬌗面观中线调整示意图

常见用于向患者介绍方案的过程中演示治疗变化，而将颌位变化视图放置于主动矫治末阶段，常见于医生希望在不考虑颌位变化的情况下检查方案设计中涉及的单纯牙齿移动情况。

第2轮矫治器戴用后，可见前牙反覆殆、反覆盖和磨牙关系均改善，但是上下中线仍未对齐（**图6-2-5**）。通过颌位调整改善咬合关系的操作效果一方面取决于牙齿接触关系调整是否恰当，另一个很重要的方面是患儿进行颌间牵引的配合度。该患儿在前两轮矫治的过程中一直无法做到全天戴用Ⅲ类牵引，临床观察发现大部分患者对戴用皮圈牵引的认识是"戴多久起多久作用"或者"只要牙套全天候戴用，皮圈想起来戴戴就行"。在戴用颌间牵引之前向患者演示牙齿移动方向，并向患者说明皮圈牵引方式对牙齿定向移动的必要性是非常重要的环节。

在第3轮矫治中，延续颌位调整改善中线的治疗方案，此时上颌前磨牙已萌出到位，上颌设计前方牵引增加上颌唇侧骨量，以便为上颌前牙唇侧位移和根唇向转矩控制提供骨量支持。此轮矫治仅戴用下颌隐形矫治器（**图6-2-6**）。

戴用前方牵引8个月后，上下颌牙列替换完成，重启开始第4轮矫治，设计上颌磨牙序列远中移动和扩弓排齐，下颌利用牙弓右侧余隙内收前牙并调整中线（**图6-2-7**）。

通过初始颌位调整观察可见右侧磨牙接触区存在殆干扰，从殆面观可见右侧上颌磨牙近中扭转，设计上颌扩弓和第一磨牙远中扭转（以腭尖为中心）去除殆干扰，以利于下颌向右调整（**图6-2-8和图6-2-9**）。

替牙列第二过渡牙列期常常与患儿的颅面生长

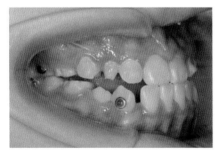
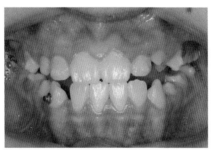
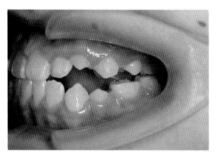
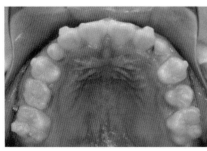
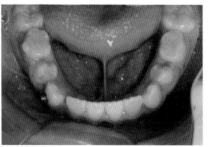

图6-2-5 第2轮矫治后殆像

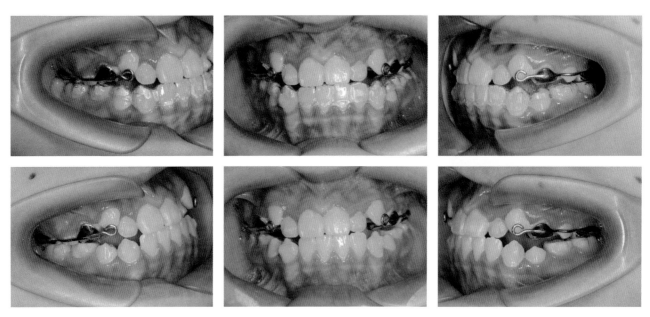

图6-2-6 第3轮矫治第15步阶段𬌗像

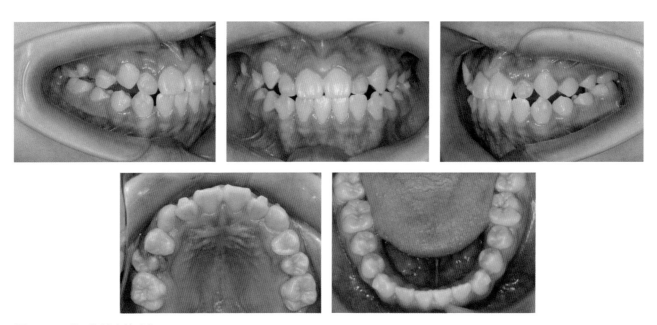

图6-2-7 第4轮矫治前𬌗像

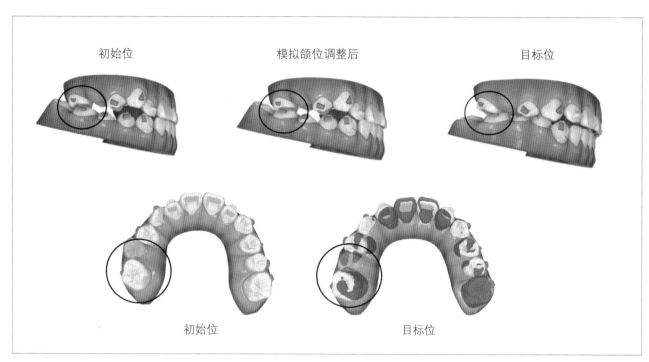

图6-2-8 第4轮矫治设计示意图

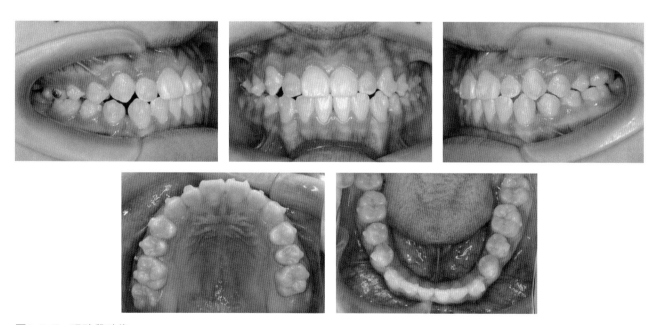

图6-2-9 现阶段𬌗像

发育高峰期重叠，此时使用隐形矫治器改善前牙反𬌗，不仅需要考虑牙齿的移动方向，并且需要考虑颌骨的生长方向对牙齿移动的影响。即便该患儿否认反𬌗家族史，也可以考虑戴用前方牵引增加上颌骨唇侧特别是牙槽嵴区的骨量，以便在设计上颌前牙唇倾排齐的过程中有效地实施切牙唇向位移和根唇向转矩。从两个病例的对比可见，女孩在治疗后期已经经历过颅面生长发育高峰，咬合稳定性能得到较好的保证，但是，该病例男孩的下颌生长发育高峰现阶段刚刚开始，目前口内可见的咬合状态并不是稳定不变的，伴随着下颌向前快速生长，治疗中需积极配合颌间牵引

和舌肌训练，不排除仍需上颌戴用前方牵引协助改善前牙反𬌗的可能性。

早期矫治的成功需集齐天时地利人和，对患儿的生长发育模式和趋势进行准确判断是制订治疗方案的前提，在选择合适的治疗手段实施治疗方案的过程中，颅颌功能平衡是保证治疗顺利进展的关键因素。在对前牙反𬌗患儿进行早期治疗的过程中，我们需要监控患儿的鼻咽气道状态、及时发现气道堵塞等问题，尽量避免长期气道堵塞带来的口颌功能变化，积极进行肌功能训练，戒除吐舌吞咽不良习惯，方可通过戴用正畸矫治器获得计划治疗效果。

参考文献

[1] Alexander AE, McNamara JA Jr, Franchi L, et al. Semilongitudinal cephalometric study of craniofacial growth in untreated Class III malocclusion[J]. Am J Orthod Dentofacial Orthop, 2009, 135(6):700. e1-e14.

[2] Baccetti T, Franchi L, McNamara JJ. Growth in the untreated Class III subjects[J]. Semin Orthod, 2007, 13:130-142.

[3] 谢贤聚, 厉松, 白玉兴. 替牙期错𬌗畸形的早期矫治[J]. 中华口腔医学杂志, 2022, 57(8):805-810.

[4] Ngan P. Early Timely Treatment of Class III Malocclusion[J].Semin Orthod, 2005, 11(3):140-145.

[5] Chen F, Terada K, Wu L, et al. Longitudinal evaluation of the intermaxillary relationship in Class III malocclusions[J]. Angle Orthod, 2006, 76(6):955-961.

[6] Iseri H, Solow B. Average surface remodeling of the maxillary base and the orbital floor in female subjects from 8 to 25 years. An implant study[J]. Am J Orthod Dentofacial Orthop, 1995, 107(1):48-57.

[7] Rongo R, D'Antò V, Bucci R, et al. Skeletal and dental effects of Class III orthopaedic treatment: a systematic review and meta-analysis[J]. J Oral Rehabil, 2017, 44(7):545-562.

[8] Woon SC, Thiruvenkatachari B. Early orthodontic treatment for Class III malocclusion: A systematic review and meta-analysis[J]. Am J Orthod Dentofacial Orthop, 2017, 151(1):28-52.

CHAPTER ●

第7章

7 总结与展望

SUMMARY AND
OUTLOOK

对处于生长发育期的患儿进行矫治的过程中，始终贯穿于诊断、设计和治疗全过程的关键要点是"求同存异"和"动态变化"。"求同"意为遵循一般颅颌生长发育规律，在基本规律的基础上，明辨性别之异，洞察不同面型特征的生长发育特点是为"存异"。与成人矫治仅需考虑相对静止状态下的牙齿颌骨关系不同，对生长发育期的患儿进行矫治时我们面对的是尺寸和相对位置关系均处于变化中的上下颌骨以及牙齿。此一时彼一时，如果对颅颌牙列在生长发育过程中的动态变化方向和进程一无所知，那么替牙列期矫治无从谈起！

1. 替牙列期准确高效的矫治基于对生长发育规律和进程的理解及应用

目前临床上常见对"地包天"的早期矫治，通过在乳牙列或替牙列早期戴用𬌗垫舌簧矫治器或者前方牵引矫治器改善前牙反𬌗和Ⅲ类骨面型（图7-1）。经过18个月的前方牵引治疗，在治疗结束当时，前牙覆盖可达到过矫治状态，并且面型协调度也得到显著改善（图7-2）。如果仅以此时期的治疗变化来判断治疗效果，那可以说该患儿通过早期矫治获得良好的咬合和面型改善。但是，在治疗完成后18个月的随访中，我们可以看到，患儿的骨性Ⅲ类面型特征以及前牙反𬌗均全面复发（图7-2）。如果在早期治疗之初就对该患儿的生长发育趋势进行了科学的判断和预测，是否还会选择相同的治疗时机对其进行治疗呢？从前方牵引治疗前后的头颅重叠分析图中可见（图7-3），戴用前方牵引矫治器后上颌表现出少量的向前改建变化，下颌则表现出大量的垂直改建和顺时针旋转变化；在结束治疗后18个月的复查时，可见上颌在此期间仅发生了少量的向前生长变化，然后下颌

同时发生了大量的向前生长改建以及逆时针旋转变化（图7-4）。生长发育随访期间的下颌生长变化与早期矫治期间的下颌改建和旋转方向相反，完全抵消了早期的治疗变化，换言之，早期矫治因患儿自身生长变化而变得无效。如果我们熟知颅颌生长发育规律和该类型患儿的生长发育特点，可能就会重新考虑"地包天"的最佳矫治时机了。从另一个角度来看，如果不加分辨地对"地包天"予以纠正，虽然能得到前牙反𬌗的暂时解除，但是远期疗效是否稳定是一个值得我们谨慎考虑的问题。古语云"三岁看大"，我们在幼儿乳牙列时期或儿童替牙列时期对前牙反𬌗进行治疗，不仅可以通过当下的临床检查对错𬌗进行诊断分析，而且需遵循家族史、颅颌生长发育评估和预测对患儿未来的生长进程进行评估，从而制订自始而终的治疗计划。

在前面的章节中我们讨论了许多关于Ⅱ类患者的矫治，在改善了上颌牙弓狭窄和前牙深覆𬌗阻挡因素后，下颌自身向前生长改建的动力成为获得矢状向改善的主要途径。然而，这名11岁的男孩，戴用隐形矫治器治疗1年后（图7-5），虽然牙列排齐，上颌牙弓形态改善，并从头颅侧位片对比可见上颌切牙突度减小，上下颌牙列整平。但是，从头颅侧位片上并未见上下颌骨间关系表现出显著的改善。如果仔细分析这两个阶段的颈椎片可见，治疗开始后1年颈椎成熟度才达到CS 2期，也就是说患儿将会在1年后才经历下颌生长发育高峰。此可谓"万事俱备，只欠东风！"对于Ⅱ类患儿而言，下颌生长发育动力是获得成功疗效的关键因素，而治疗成功的前提是把握住最佳下颌生长发育改建的时机。该时机因男女性各异，也因个体而异。对治疗时机的"神机妙算"是建立在对患儿的长期随访评估的过程中，而非对患儿某一次的就诊评估。通过对患儿的身高增速变化、牙齿替换变化和颅颌结构之间的相互关系变化的定期评估，可以得到

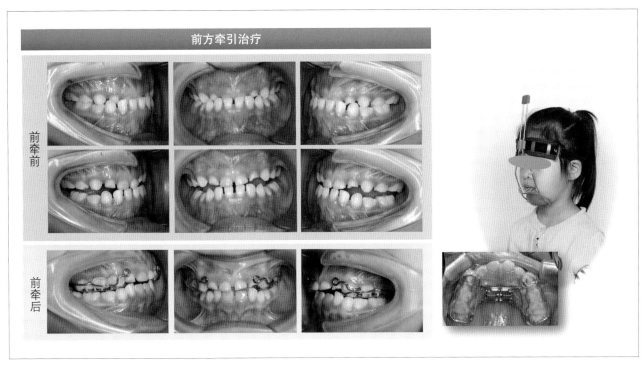

图7-1　前方牵引矫治器以及治疗前后牙𬌗变化对比

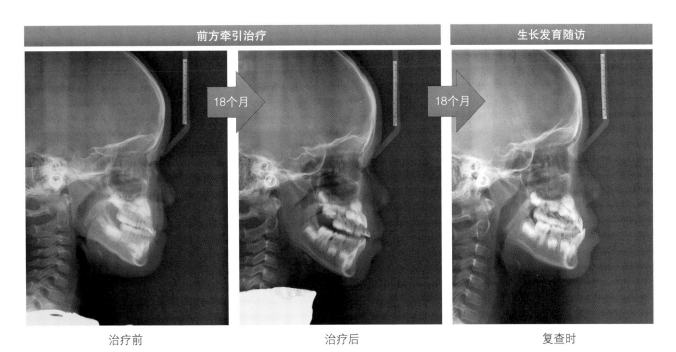

图7-2　前方牵引矫治前后以及复查阶段头颅侧位片对比

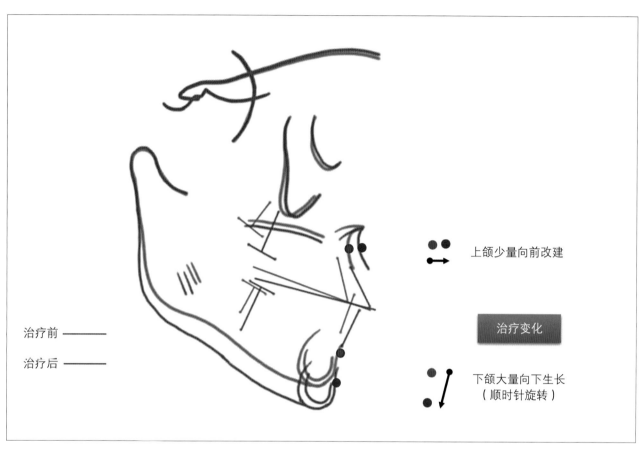

图7-3　前方牵引治疗前后头颅结构重叠图对比

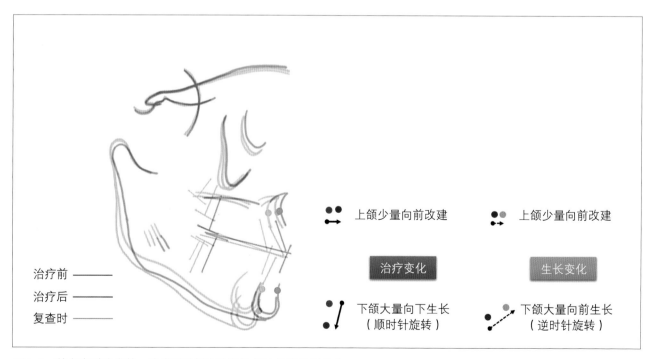

图7-4　前方牵引治疗前、治疗后及复查阶段头颅结构重叠图变化

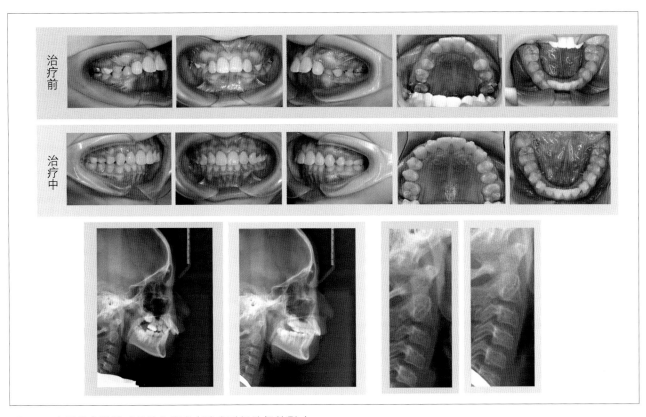

图7-5　生长发育阶段对骨性Ⅱ类患者治疗时机选择的影响

患者的动态生长发育变化信息，为选择最佳生长发育增速期提供依据。

2. 替牙列期准确高效的矫治基于动态完整的诊断分析

古语云"工欲善其事，必先利其器"，我们常常理所当然地认为正畸医生开展矫治的"利器"就是矫治器，但是，如果没有基于准确诊断分析的治疗策略，"利器"的杀伤力可能不容小觑。头影测量是正畸医生必备的诊断分析测量手段之一，如果将其应用于完成生长发育的个体进行治疗前后变化分析，可以通过测量角度线距的变化反映治疗变化；但是对于生长发育期患儿，构成参考平面的解剖结构本身就有生长变化。如果治疗前后的参考平面并非稳定不变，那其线距角度的变化程度就无从衡量了。因此，在对具有生长发育变化的个体进行生长发育变化或治疗疗效评估时，头影测量重叠分析是不可或缺的"利器"。

自从1925年Broadbent教授首次使用头颅定位仪拍摄活人的头颅，头颅侧位片拍摄及其测量逐渐走入正畸领域[1]。多个国家地区曾经使用生长发育序列样本的头颅侧位片进行生长发育相关研究。20世纪50年代Arne Björk教授曾使用植入种植钉标记点的序列样本研究上下颌骨和牙列的生长发育变化，揭示了一系列在生长发育过程中前颅底、上颌骨和下颌骨中的相对稳定的解剖结构[2-3]。对生长发育期患儿使用这些稳定的解剖结构进行不同观察点之间或者治疗前后的头颅侧位片进行描画重叠，可以得到颌骨牙齿的生长变化和/或治疗变化。以一例骨性Ⅱ类患儿的生长发育描记图为例（图7-6），可以看到伴随髁突的生长，下颌发生向下、向前的位移变化。与此同时，上颌后牙表现出近中倾斜并伸长的变化，下颌后牙则表现为近中倾斜并伸长的变化。与下颌切牙基本维持不变相比，上颌切牙表现出少量的伸长变化。如果采用相同的方式对具有相似面型并接受隐形矫治的患儿进行序列头颅侧位片重叠可见（图7-7），下颌骨也发生向前、向下的位移变化，但是与未经治疗的样本相比，上下颌切牙和磨牙的移动方式各异。

在对患儿的生长发育进程建立纵向动态诊断的基础上，对于阶段颅颌牙列特征我们需要进行全面的分析，从牙齿的排列，到根骨关系，再到颅颌比例关系需要面面俱到。在传统正畸诊断分析过程中，我们使用从患者口内采集的石膏模型进行牙齿拥挤度、前牙覆𬌗覆盖、尖牙和磨牙关系等内容进行测量分析。当数字模型广泛应用于正畸临床后，我们可以通过人工辅助定点在数字模型上完成上述测量。当我们对替牙列患者进行间隙分析时，以往仅能应用牙𬌗模型通过替牙列拥挤度测量法预测未萌出的恒尖牙和前磨牙牙冠的宽度。当在诊断分析系统中实现了CBCT数据与数字模型的整合后，其实未萌出的恒前磨牙或尖牙的牙冠宽度是直视下可测量的（图7-8），这无疑有助于提高替牙列间隙分析中牙弓所需间隙的预测准确度。与单纯使用模型估算牙弓现有间隙相比，CBCT数据的整合也有助于提高牙弓现有间隙测量的准确度。特别是在横截面视图下，可以直视牙槽嵴的形态辅助测算牙弓现有间隙的大小（图7-9）。可见与

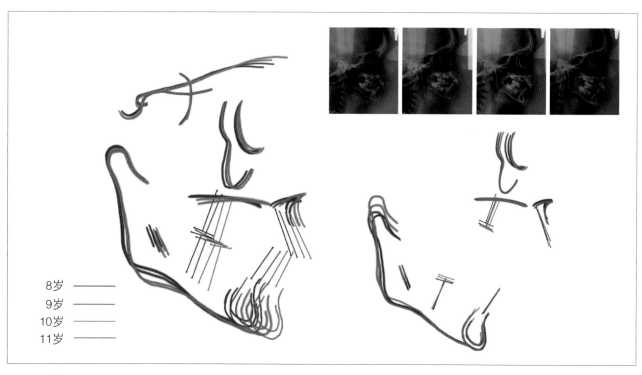

8岁 ——
9岁 ——
10岁 ——
11岁 ——

图7-6 未经治疗的骨性Ⅱ类面型个体伴随年龄增长的头颅结构重叠变化

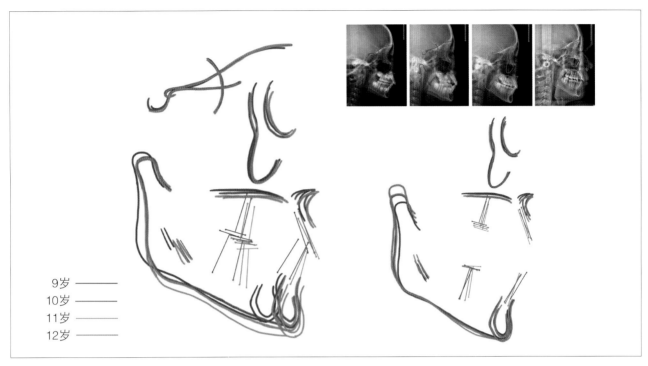

图7-7 接受治疗的骨性Ⅱ类面型个体伴随年龄增长的头颅结构重叠变化

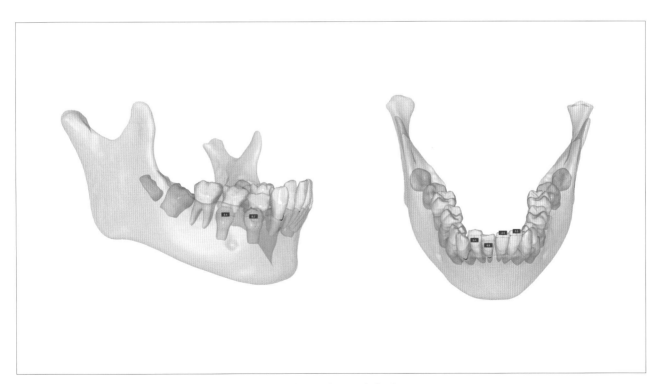

图7-8 在数字模型与头颅CBCT数据整合模式下进行替牙列期牙冠宽度测量

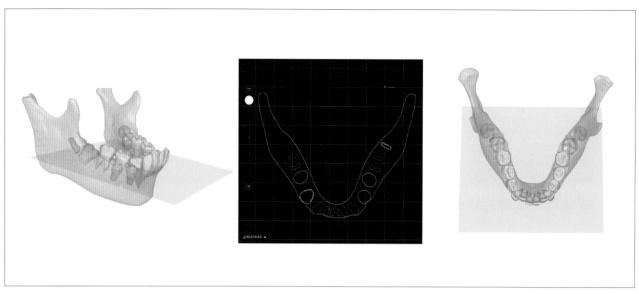

图7-9 在数字模型与头颅CBCT数据整合模式下用横断面视角观察牙弓形态

传统手工测量相比,数字化手段大大提升了测量准确度。随着CBCT在临床中的广泛应用,对颅颌比例关系或者牙骨关系的分析也不仅限于二维的头颅侧位片,通过对CBCT数据与数字模型的整合,可以实现统一测量体系下的颅颌三维方向上的结构分析,将以往头颅侧位片上反映的矢状向和垂直向的特征与头颅后前位片以及牙𬌗模型上反映的横向问题综合地展现出来。

数字化流程不仅有助于提高治疗前诊断分析的准确度,也为治疗进展的记录和评估提供了有效的手段(图7-10)。任何时候对变化方向和程度的评估我们都需要问一个问题:变化是相对于什么参考系而发生的变化?数字化手段为我们戴上了一副炫酷的眼镜,通过这副眼镜我们可以看到牙齿在治疗过程中发生的神奇变化。但是,这些神奇的变化是相对于什么结构而变化的呢?以往可见大量研究对数字模型重叠结构的准确性进行评价,系统综述结果提示上颌可用于重叠的稳定结构主要集中在腭皱区域,而下颌暂时未见报告有充分依据的重叠区域[4]。

3. 替牙列期准确高效的矫治寄望于颅颌三维测量体系和生长变化模拟

回首当年研究生期间使用胶片和硫酸纸进行头颅结构描画和测量的时刻,当时的我肯定没有想到当下头颅侧位片已经实现了计算机自动点识别和测量。近年系统综述和Meta分析结果显示与人工定点相比,自动识别定点的差异均值为2.05mm(95% CI:1.41~2.69,I2=10%)。在容错范围设定为2mm的情况下,自动识别定点的一致性达到79%,而在容错范围设定为3mm的情况下,自动识别定点的一致性可达到90%[5-6]。当标记点实现自动识别后,相关角度和线距的测量即可自动生成输出,生成头影测量报告。然而,如果希望对序列头颅侧位片进行结构重叠从而评估生长发育变化,我们需要进一步探索颅颌稳定结构的自动识别与重叠。近年来,相关研究曾对人工辅助下的头颅侧位重叠手段进行评价,结果显示,如果将Björk重叠结果视作金标准,对平均间隔约2年的

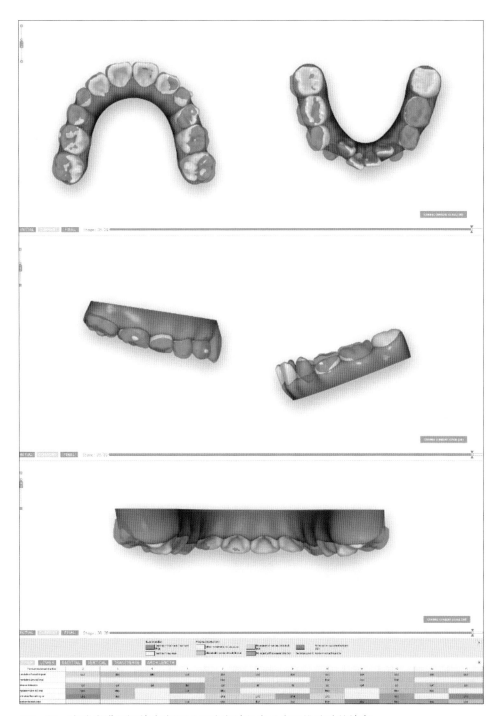

图7-10　在治疗进展评估中直观展示治疗过程中牙齿三维移动的效率

两个生长发育阶段（平均年龄T1=11.1；T2=13.7）的变化差异进行重叠分析的话，使用Porion、Orbitale、Basion和Pterygoid 4个点构成的曲线（ML）进行重叠的准确性高于单纯使用SN平面进行的重叠分析。以Pogonion点为例，前者的差异与Bjork重叠法比较相差2.12mm，而后者与Bjork重叠法相比差异为2.39mm[7-9]。回顾传统生长发育研究可见，在6～12岁期间，伴随生长发育变化，Pogonion点向前移动约6mm，平均每年1mm[10]。也就是说，目前在人工辅助下的头颅侧位重叠手段的误差范围与实际生长变化幅度近似，在这种情况下，目前使用自动化程序进行头颅侧位重叠对生长发育个体进行评估尚未具备临床可行性，但在人工智能迅猛发展的形式下，未来可期[11]。

伴随着数字化诊断分析的推广和应用，对头颅相关结构进行重叠评估的对象也从二维的头颅侧位片转变为三维的CBCT。许天民教授团队通过使用CBCT数据进行上颌骨重叠分析，将生长发育序列样本的二维变化扩展到了三维维度上。其研究结果提示眼眶下缘、梨状孔周围的上颌骨体、颧牙槽嵴和硬腭（腭中缝除外的切牙孔远中1mm以外的腭穹隆区域）部位是生长发育过程中维持相对稳定不变的区域。使用上述区域对CBCT数据进行上颌骨重叠分析，可以获得与传统二维头颅侧位片上进行Bjork结构重叠相同的评价效力[12]。

对生长发育期患儿开展治疗，首当不失天时，熟知颅颌生长发育规律，其应不失地利，此处地利不仅能理解为高效便利的矫治器，更应理解为准确全面的颅颌骀四维诊断系统。在建立颅颌三维测量体系的基础上，希望能在不远的将来，能将颅颌生长发育的动态变化整合到数字方案设计的流程中，实现生长发育期患儿诊治的动态诊断分析体系。

参考文献

[1] Broadbent BH. A new x-ray technique and its application to orthodontia[J]. Angle Orthod 1931; 1 (2): 45–66.

[2] Björk A, Skieller V. Growth of the maxilla in three dimensions as revealed radiographically by the implant method[J]. Br J Orthod, 1977, 4(2):53–64.

[3] Björk A, Skieller V. Normal and abnormal growth of the mandible. A synthesis of longitudinal cephalometric implant studies over a period of 25 years[J]. Eur J Orthod, 1983, 5(1):1–46.

[4] Stucki S, Gkantidis N. Assessment of techniques used for superimposition of maxillary and mandibular 3D surface models to evaluate tooth movement: a systematic review[J]. Eur J Orthod, 2020, 42(5):559–570.

[5] Serafin M, Baldini B, Cabitza F, et al. Accuracy of automated 3D cephalometric landmarks by deep learning algorithms: systematic review and meta-analysis[J]. Radiol Med, 2023, 128(5):544–555.

[6] de Queiroz Tavares Borges Mesquita G, Vieira WA, Vidigal MTC, et al. Artificial Intelligence for Detecting Cephalometric Landmarks: A Systematic Review and Meta-analysis[J]. J Digit Imaging, 2023, 36(3):1158–1179.

[7] Moon JH, Hwang HW, Lee SJ. Evaluation of an automated superimposition method for computer-aided cephalometrics[J]. Angle Orthod, 2020, 90(3):390–396.

[8] Moon JH, Shin HK, Lee JM, et al. Comparison of individualized facial growth prediction models based on the partial least squares and artificial intelligence[J]. Angle Orthod, 2024, 94(2):207–215.

[9] Kim MG, Moon JH, Hwang HW, et al. Evaluation of an automated superimposition method based on multiple landmarks for growing patients[J]. Angle Orthod, 2022, 92(2):226–232.

[10] Nanda RS, Ghosh J. Longitudinal growth changes in the sagittal relationship of maxilla and mandible[J]. Am J Orthod Dentofacial Orthop, 1995, 107(1):79–90.

[11] Monill-González A, Rovira-Calatayud L, d'Oliveira NG, et al. Artificial intelligence in orthodontics: Where are we now? A scoping review[J]. Orthod Craniofac Res, 2021, 24(Suppl 2):6–15.

[12] Fan Y, Han B, Zhang Y, et al. Natural reference structures for three-dimensional maxillary regional superimposition in growing patients[J]. BMC Oral Health, 2023, 23(1):655–666.

附录

APPENDIX

病例5-1 头影测量分析参考结果

测量项目	正常值				测量值	
	替牙列期		恒牙列期		治疗前	治疗后
Y Axis（°）	65.5±2.9		66.3±7.1		60.7	63.4
FH–NPo（°）	83.1±3.0		84.4±2.7		87.3	87.0
SNA（°）	82.3±3.5		82.8±4.0		83.4	81.7
SNB（°）	77.6±2.9		80.1±3.9		79.1	77.8
ANB（°）	4.7±1.4		2.7±2.0		4.3	3.9
Wits（mm）	−1.4±2.6*	−1.4±2.8	−0.8±2.8*	−1.5±2.1	−1.0	−2.5
S–Go/N–Me（P–A Face Height）（%）	64.0±2.0				67.1	66.2
ANS–Me/Na–Me（%）	55.4±1.3*	55.0±1.1	54.4±2.1*	55.4±2.2	50.7	53.7
GoGn/SN（°）	35.8±3.6		32.5±5.2		31.6	35.9
MP/FH（°）	31.8±4.4		31.1±5.6		25.1	27.2
SN/OP（°）	21.0±3.6		16.1±5.0		21.0	22.9
U1–NA（mm）	3.1±1.6		5.1±2.4		8.7	4.4
U1/NA（°）	22.4±5.2		22.8±5.7		35.8	24.1
L1–NB（mm）	6.0±1.5		6.7±2.1		2.6	5.7
L1/NB（°）	32.7±5.0		30.3±5.8		21.8	27.3
U1/PP（°）	116.0±7.0				127.1	112.9
L1/MP（°）	96.3±5.1		96.9±6.0		89.7	93.7
Overbite（mm）	0~3.0				4.6	1.2
Overjet（mm）	0~3.0				13.6	3.7

Wits和ANS–Me/Na–Me两个项目区分男女个体，其中*标记代表男性个体正常参考值（此处后同，不再赘述）

病例5-2 头影测量分析参考结果

测量项目	正常值				测量值	
	替牙列期		恒牙列期		治疗前	阶段中
Y Axis（°）	65.5±2.9		66.3±7.1		60.4	58.7
FH-NPo（°）	83.1±3.0		84.4±2.7		87.0	89.6
SNA（°）	82.3±3.5		82.8±4.0		75.6	75.6
SNB（°）	77.6±2.9		80.1±3.9		72.1	73.2
ANB（°）	4.7±1.4		2.7±2.0		3.5	2.4
Wits（mm）	−1.4±2.6*	−1.4±2.8	−0.8±2.8*	−1.5±2.1	−0.3	−2.8
S-Go/N-Me（P-A Face Height）（%）	64.0±2.0				63.8	60.8
ANS-Me/Na-Me（%）	55.4±1.3*	55.0±1.1	54.4±2.1*	55.4±2.2	56.3	56.4
GoGn/SN（°）	35.8±3.6		32.5±5.2		35.4	38.6
MP/FH（°）	31.8±4.4		31.1±5.6		19.2	17.1
SN/OP（°）	21.0±3.6		16.1±5.0		23.8	24.3
U1-NA（mm）	3.1±1.6		5.1±2.4		6.8	5.3
U1/NA（°）	22.4±5.2		22.8±5.7		30.8	19.8
L1-NB（mm）	6.0±1.5		6.7±2.1		5.1	6.2
L1/NB（°）	32.7±5.0		30.3±5.8		24.5	32.2
U1/PP（°）	116.0±7.0				117.1	105.9
L1/MP（°）	96.3±5.1		96.9±6.0		99.0	106.2
Overbite（mm）	0～3.0				3.6	2.2
Overjet（mm）	0～3.0				6.5	2.7

病例5-3 头影测量分析参考结果

测量项目	正常值				测量值	
	替牙列期		恒牙列期		治疗前	阶段中
Y Axis（°）	65.5±2.9		66.3±7.1		61.7	59.2
FH–NPo（°）	83.1±3.0		84.4±2.7		85.9	89.1
SNA（°）	82.3±3.5		82.8±4.0		76.6	81.2
SNB（°）	77.6±2.9		80.1±3.9		73.9	77.1
ANB（°）	4.7±1.4		2.7±2.0		2.7	4.0
Wits（mm）	−1.4±2.6*	−1.4±2.8	−0.8±2.8*	−1.5±2.1	−1.2	−3.4
S–Go/N–Me（P–A Face Height）（%）	64.0±2.0				68.2	61.1
ANS–Me/Na–Me（%）	55.4±1.3*	55.0±1.1	54.4±2.1*	55.4±2.2	50.4	50.4
GoGn/SN（°）	35.8±3.6		32.5±5.2		32.5	35.7
MP/FH（°）	31.8±4.4		31.1±5.6		16.9	22.8
SN/OP（°）	21.0±3.6		16.1±5.0		23.2	25.4
U1–NA（mm）	3.1±1.6		5.1±2.4		7.0	1.0
U1/NA（°）	22.4±5.2		22.8±5.7		34.0	12.0
L1–NB（mm）	6.0±1.5		6.7±2.1		6.5	5.1
L1/NB（°）	32.7±5.0		30.3±5.8		29.5	19.9
U1/PP（°）	116.0±7.0				125.1	107.5
L1/MP（°）	96.3±5.1		96.9±6.0		106.0	86.5
Overbite（mm）	0~3.0				2.4	1.8
Overjet（mm）	0~3.0				4.2	2.0

病例5-4 头影测量分析参考结果

测量项目	正常值				测量值	
	替牙列期		恒牙列期		治疗前	阶段中
Y Axis（°）	65.5±2.9		66.3±7.1		63.0	61.9
FH–NPo（°）	83.1±3.0		84.4±2.7		85.1	86.0
SNA（°）	82.3±3.5		82.8±4.0		86.7	85.8
SNB（°）	77.6±2.9		80.1±3.9		81.2	81.5
ANB（°）	4.7±1.4		2.7±2.0		5.5	4.3
Wits（mm）	−1.4±2.6*	−1.4±2.8	−0.8±2.8*	−1.5±2.1	1.6	−0.7
S–Go/N–Me（P–A Face Height）（%）	64.0±2.0				66.3	67.7
ANS–Me/Na–Me（%）	55.4±1.3*	55.0±1.1	54.4±2.1*	55.4±2.2	52.8	51.8
GoGn/SN（°）	35.8±3.6		32.5±5.2		30.6	28.6
MP/FH（°）	31.8±4.4		31.1±5.6		27.8	29.1
SN/OP（°）	21.0±3.6		16.1±5.0		15.2	16.4
U1–NA（mm）	3.1±1.6		5.1±2.4		3.5	2.2
U1/NA（°）	22.4±5.2		22.8±5.7		21.3	14.3
L1–NB（mm）	6.0±1.5		6.7±2.1		6.3	4.2
L1/NB（°）	32.7±5.0		30.3±5.8		32.1	25.1
U1/PP（°）	116.0±7.0				116.5	107.9
L1/MP（°）	96.3±5.1		96.9±6.0		98.7	89.9
Overbite（mm）	0~3.0				3.5	4.2
Overjet（mm）	0~3.0				4.5	4.1

病例5-5　头影测量分析参考结果

测量项目	正常值				测量值	
	替牙列期		恒牙列期		治疗前	阶段中
Y Axis（°）	65.5±2.9		66.3±7.1		64.3	66.6
FH-NPo（°）	83.1±3.0		84.4±2.7		84.0	83.5
SNA（°）	82.3±3.5		82.8±4.0		77.3	77.1
SNB（°）	77.6±2.9		80.1±3.9		70.3	70.4
ANB（°）	4.7±1.4		2.7±2.0		7.0	6.8
Wits（mm）	−1.4±2.6*	−1.4±2.8	−0.8±2.8*	−1.5±2.1	2.0	0.6
S-Go/N-Me（P-A Face Height）（%）	64.0±2.0				58.2	59.0
ANS-Me/Na-Me（%）	55.4±1.3*	55.0±1.1	54.4±2.1*	55.4±2.2	53.5	54.2
GoGn/SN（°）	35.8±3.6		32.5±5.2		41.9	42.7
MP/FH（°）	31.8±4.4		31.1±5.6		29.2	31.7
SN/OP（°）	21.0±3.6		16.1±5.0		27.3	28.4
U1-NA（mm）	3.1±1.6		5.1±2.4		1.7	2.3
U1/NA（°）	22.4±5.2		22.8±5.7		12.2	10.8
L1-NB（mm）	6.0±1.5		6.7±2.1		7.9	7.4
L1/NB（°）	32.7±5.0		30.3±5.8		33.0	32.9
U1/PP（°）	116.0±7.0				101.8	100.2
L1/MP（°）	96.3±5.1		96.9±6.0		100.2	98.3
Overbite（mm）	0~3.0				4.9	0.7
Overjet（mm）	0~3.0				4.4	4.8

病例5-6 头影测量分析参考结果

测量项目	正常值				测量值	
	替牙列期		恒牙列期		治疗前	阶段中
Y Axis（°）	65.5±2.9		66.3±7.1		64.5	61.9
FH-NPo（°）	83.1±3.0		84.4±2.7		83.3	87.3
SNA（°）	82.3±3.5		82.8±4.0		82.0	83.1
SNB（°）	77.6±2.9		80.1±3.9		76.3	78.4
ANB（°）	4.7±1.4		2.7±2.0		5.7	4.7
Wits（mm）	−1.4±2.6*	−1.4±2.8	−0.8±2.8*	−1.5±2.1	2.1	−1.8
S-Go/N-Me（P-A Face Height）（%）	64.0±2.0				66.8	67.4
ANS-Me/Na-Me（%）	55.4±1.3*	55.0±1.1	54.4±2.1*	55.4±2.2	53.8	52.8
GoGn/SN（°）	35.8±3.6		32.5±5.2		33.6	33.6
MP/FH（°）	31.8±4.4		31.1±5.6		28.8	26.8
SN/OP（°）	21.0±3.6		16.1±5.0		19.0	21.0
U1-NA（mm）	3.1±1.6		5.1±2.4		8.3	2.5
U1/NA（°）	22.4±5.2		22.8±5.7		36.4	16.7
L1-NB（mm）	6.0±1.5		6.7±2.1		7.1	7.3
L1/NB（°）	32.7±5.0		30.3±5.8		34.3	30.8
U1/PP（°）	116.0±7.0				127.3	110.4
L1/MP（°）	96.3±5.1		96.9±6.0		102.3	96.4
Overbite（mm）	0~3.0				1.9	1.2
Overjet（mm）	0~3.0				8.9	2.1

病例5-7 头影测量分析参考结果

测量项目	正常值				测量值	
	替牙列期		恒牙列期		治疗前	阶段中
Y Axis（°）	65.5±2.9		66.3±7.1		61.4	61.3
FH-NPo（°）	83.1±3.0		84.4±2.7		85.2	86.6
SNA（°）	82.3±3.5		82.8±4.0		80.6	82.2
SNB（°）	77.6±2.9		80.1±3.9		74.5	76.4
ANB（°）	4.7±1.4		2.7±2.0		6.1	5.9
Wits（mm）	−1.4±2.6*	−1.4±2.8	−0.8±2.8*	−1.5±2.1	4.6	2.6
S-Go/N-Me（P-A Face Height）（%）	64.0±2.0				65.7	70.1
ANS-Me/Na-Me（%）	55.4±1.3*	55.0±1.1	54.4±2.1*	55.4±2.2	54.5	54.1
GoGn/SN（°）	35.8±3.6		32.5±5.2		33.7	29.6
MP/FH（°）	31.8±4.4		31.1±5.6		24.6	30.3
SN/OP（°）	21.0±3.6		16.1±5.0		17.1	18.7
U1-NA（mm）	3.1±1.6		5.1±2.4		5.9	3.5
U1/NA（°）	22.4±5.2		22.8±5.7		30.8	23.2
L1-NB（mm）	6.0±1.5		6.7±2.1		6.4	7.9
L1-NB（°）	32.7±5.0		30.3±5.8		28.2	29.8
U1/PP（°）	116.0±7.0				118.7	115.3
L1/MP（°）	96.3±5.1		96.9±6.0		98.9	94.0
Overbite（mm）	0~3.0				3.4	1.6
Overjet（mm）	0~3.0				7.0	5.2

病例5-8　头影测量分析参考结果

测量项目	正常值				测量值	
	替牙列期		恒牙列期		治疗前	阶段中
Y Axis（°）	65.5±2.9		66.3±7.1		63.8	66.3
FH–NPo（°）	83.1±3.0		84.4±2.7		83.0	81.1
SNA（°）	82.3±3.5		82.8±4.0		79.0	78.3
SNB（°）	77.6±2.9		80.1±3.9		72.3	72.2
ANB（°）	4.7±1.4		2.7±2.0		6.7	6.1
Wits（mm）	−1.4±2.6*	−1.4±2.8	−0.8±2.8*	−1.5±2.1	0	−0.6
S–Go/N–Me（P–A Face Height）（%）	64.0±2.0				63.3	63.7
ANS–Me/Na–Me（%）	55.4±1.3*	55.0±1.1	54.4±2.1*	55.4±2.2	53.4	52.3
GoGn/SN（°）	35.8±3.6		32.5±5.2		38.8	39.3
MP/FH（°）	31.8±4.4		31.1±5.6		29.9	32.7
SN/OP（°）	21.0±3.6		16.1±5.0		27.5	28.0
U1–NA（mm）	3.1±1.6		5.1±2.4		6.2	4.7
U1/NA（°）	22.4±5.2		22.8±5.7		27.7	23.1
L1–NB（mm）	6.0±1.5		6.7±2.1		7.9	7.1
L1/NB（°）	32.7±5.0		30.3±5.8		31.5	28.4
U1/PP（°）	116.0±7.0				117.9	113.0
L1/MP（°）	96.3±5.1		96.9±6.0		98.7	94.4
Overbite（mm）	0~3.0				1.8	3.6
Overjet（mm）	0~3.0				7.5	6.5

病例5-9　头影测量分析参考结果

测量项目	正常值				测量值	
	替牙列期		恒牙列期		治疗前	阶段中
Y Axis（°）	65.5±2.9		66.3±7.1		62.4	61.5
FH-NPo（°）	83.1±3.0		84.4±2.7		83.9	85.3
SNA（°）	82.3±3.5		82.8±4.0		80.4	80.4
SNB（°）	77.6±2.9		80.1±3.9		74.5	75.2
ANB（°）	4.7±1.4		2.7±2.0		5.9	5.2
Wits（mm）	−1.4±2.6*	−1.4±2.8	−0.8±2.8*	−1.5±2.1	1.1	−0.6
S-Go/N-Me（P-A Face Height）（%）	64.0±2.0				62.6	64.5
ANS-Me/Na-Me（%）	55.4±1.3*	55.0±1.1	54.4±2.1*	55.4±2.2	53.3	53.2
GoGn/SN（°）	35.8±3.6		32.5±5.2		36.4	33.8
MP/FH（°）	31.8±4.4		31.1±5.6		30.7	28.6
SN/OP（°）	21.0±3.6		16.1±5.0		23.3	23.4
U1-NA（mm）	3.1±1.6		5.1±2.4		5.7	4.5
U1/NA（°）	22.4±5.2		22.8±5.7		26.2	20.6
L1-NB（mm）	6.0±1.5		6.7±2.1		7.2	7.4
L1/NB（°）	32.7±5.0		30.3±5.8		32.6	33.4
U1/PP（°）	116.0±7.0				116	110.9
L1/MP（°）	96.3±5.1		96.9±6.0		97.8	99.6
Overbite（mm）	0~3.0				3.2	1.6
Overjet（mm）	0~3.0				6.6	3.8

病例5-10　头影测量分析参考结果

测量项目	正常值				测量值	
	替牙列期		恒牙列期		治疗前	阶段中
Y Axis（°）	65.5±2.9		66.3±7.1		59.2	58.2
FH-NPo（°）	83.1±3.0		84.4±2.7		86.7	88.3
SNA（°）	82.3±3.5		82.8±4.0		82.6	82.2
SNB（°）	77.6±2.9		80.1±3.9		77.2	77.3
ANB（°）	4.7±1.4		2.7±2.0		5.4	4.9
Wits（mm）	−1.4±2.6*	−1.4±2.8	−0.8±2.8*	−1.5±2.1	2.1	0.1
S-Go/N-Me（P-A Face Height）（%）	64.0±2.0				69.0	68.6
ANS-Me/Na-Me（%）	55.4±1.3*	55.0±1.1	54.4±2.1*	55.4±2.2	54.0	54.2
GoGn/SN（°）	35.8±3.6		32.5±5.2		27.5	27.6
MP/FH（°）	31.8±4.4		31.1±5.6		16.8	20.1
SN/OP（°）	21.0±3.6		16.1±5.0		17.9	20.3
U1-NA（mm）	3.1±1.6		5.1±2.4		6.3	2.0
U1/NA（°）	22.4±5.2		22.8±5.7		32.2	13.4
L1-NB（mm）	6.0±1.5		6.7±2.1		6.9	5.5
L1/NB（°）	32.7±5.0		30.3±5.8		33.4	27.6
U1/PP（°）	116.0±7.0				122.2	103.2
L1/MP（°）	96.3±5.1		96.9±6.0		110.8	100.4
Overbite（mm）	0～3.0				3.0	2.8
Overjet（mm）	0～3.0				6.4	3.3

病例6-1 头影测量分析参考结果

测量项目	正常值				测量值	
	替牙列期		恒牙列期		治疗前	阶段中
Y Axis（°）	65.5±2.9		66.3±7.1		62.3	60.3
FH-NPo（°）	83.1±3.0		84.4±2.7		86.1	90.2
SNA（°）	82.3±3.5		82.8±4.0		76.9	84.6
SNB（°）	77.6±2.9		80.1±3.9		75.0	83.0
ANB（°）	4.7±1.4		2.7±2.0		2.0	1.6
Wits（mm）	−1.4±2.6*	−1.4±2.8	−0.8±2.8*	−1.5±2.1	−0.9	−5.9
S-Go/N-Me（P-A Face Height）（%）	64.0±2.0				61.2	67.9
ANS-Me/Na-Me（%）	55.4±1.3*	55.0±1.1	54.4±2.1*	55.4±2.2	56.0	54.6
GoGn/SN（°）	35.8±3.6		32.5±5.2		38.9	30.0
MP/FH（°）	31.8±4.4		31.1±5.6		29.6	23.5
SN/OP（°）	21.0±3.6		16.1±5.0		19.0	16.6
U1-NA（mm）	3.1±1.6		5.1±2.4		3.2	5.0
U1/NA（°）	22.4±5.2		22.8±5.7		21.5	19.1
L1-NB（mm）	6.0±1.5		6.7±2.1		5.6	6.6
L1/NB（°）	32.7±5.0		30.3±5.8		28.4	30.1
U1/PP（°）	116.0±7.0				108.0	113.0
L1/MP（°）	96.3±5.1		96.9±6.0		92.4	96.2
Overbite（mm）	0~3.0				1.9	1.0
Overjet（mm）	0~3.0				0.2	1.4

病例6-2 头影测量分析参考结果

测量项目	正常值				测量值	
	替牙列期		恒牙列期		治疗前	阶段中
Y Axis（°）	65.5±2.9		66.3±7.1		57.7	57.7
FH–NPo（°）	83.1±3.0		84.4±2.7		91.8	93.1
SNA（°）	82.3±3.5		82.8±4.0		80.2	83.2
SNB（°）	77.6±2.9		80.1±3.9		79.5	81.9
ANB（°）	4.7±1.4		2.7±2.0		0.7	1.4
Wits（mm）	−1.4±2.6*	−1.4±2.8	−0.8±2.8*	−1.5±2.1	−8.0	−7.8
S–Go/N–Me（P–A Face Height）（%）	64.0±2.0				61.5	61.5
ANS–Me/Na–Me（%）	55.4±1.3*	55.0±1.1	54.4±2.1*	55.4±2.2	55.2	55.6
GoGn/SN（°）	35.8±3.6		32.5±5.2		34.7	33.3
MP/FH（°）	31.8±4.4		31.1±5.6		27.1	27.7
SN/OP（°）	21.0±3.6		16.1±5.0		23.0	21.1
U1–NA（mm）	3.1±1.6		5.1±2.4		4.2	6.0
U1/NA（°）	22.4±5.2		22.8±5.7		20.2	21.9
L1–NB（mm）	6.0±1.5		6.7±2.1		7.3	6.5
L1/NB（°）	32.7±5.0		30.3±5.8		28.3	26.7
U1/PP（°）	116.0±7.0				111.2	116.8
L1/MP（°）	96.3±5.1		96.9±6.0		90.5	86.6
Overbite（mm）	0～3.0				1.9	0.9
Overjet（mm）	0～3.0				1.7	1.5

推荐读物 Recommended Readings

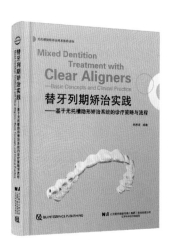

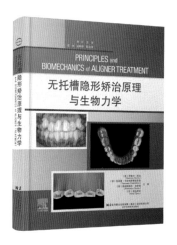

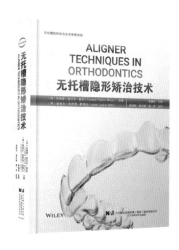

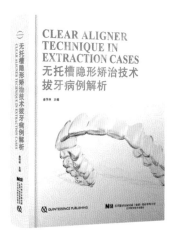

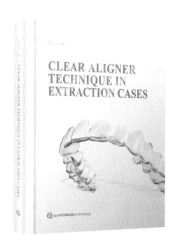

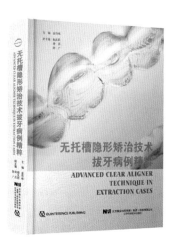

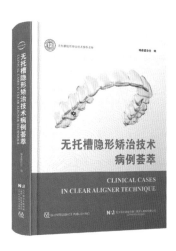

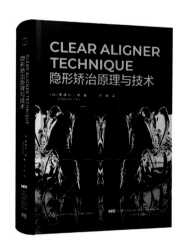